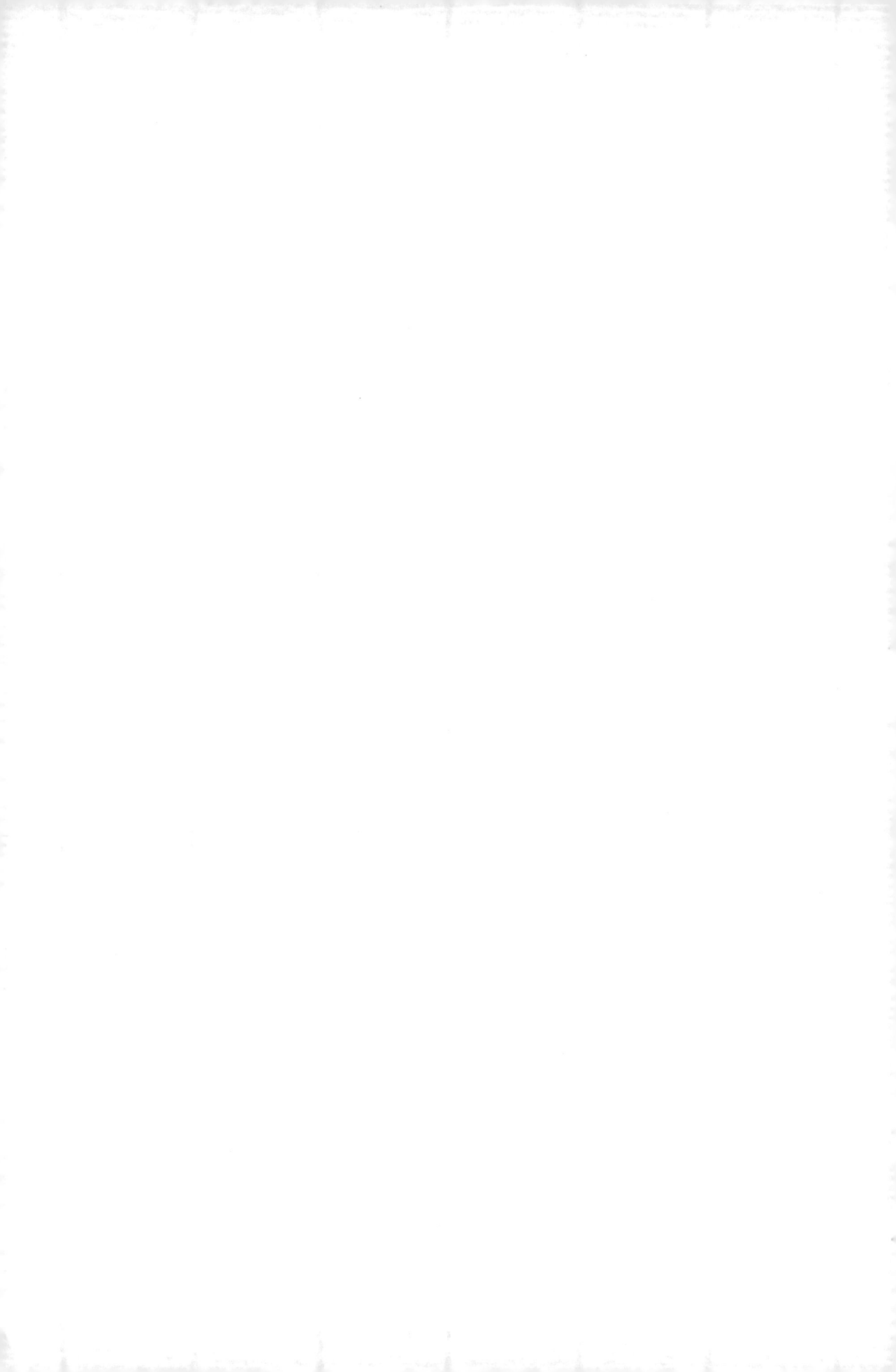

医学病例集系列丛书

LINCHUANG SHIYONG HULI JISHU JI
BINGLI JINGXUAN

临床实用护理技术及病例精选

主编 许凤云 鲁 静 姜 凤
　　　孟 燕 蔺彤彤 周琪钰

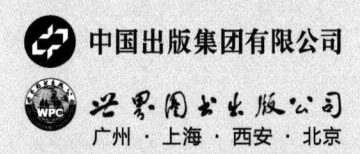

中国出版集团有限公司
世界图书出版公司
广州·上海·西安·北京

图书在版编目（CIP）数据

临床实用护理技术及病例精选/许凤云等主编.
广州：世界图书出版广东有限公司，2025.6. -- ISBN 978-7-5232-2273-7

Ⅰ. R47

中国国家版本馆CIP数据核字第20254X9Q93号

书　　名	临床实用护理技术及病例精选
	LINCHUANG SHIYONG HULI JISHU JI BINGLI JINGXUAN
主　　编	许凤云　鲁　静　姜　凤　孟　燕　蔺彤彤　周琪钰
策划编辑	刘　旭
责任编辑	曾跃香
责任技编	刘上锦
装帧设计	米非米
出版发行	世界图书出版有限公司　世界图书出版广东有限公司
地　　址	广州市海珠区新港西路大江冲25号
邮　　编	510300
电　　话	（020）84460408
网　　址	http://www.gdst.com.cn
邮　　箱	wpc_gdst@163.com
经　　销	新华书店
印　　刷	广州小明数码印刷有限公司
开　　本	787 mm×1 092 mm　1/16
印　　张	17.75
字　　数	400千字
版　　次	2025年6月第1版　2025年6月第1次印刷
国际书号	ISBN 978-7-5232-2273-7
定　　价	148.00元

版权所有　翻印必究

（如有印装错误，请与出版社联系）

咨询、投稿：（020）84460408　451765832@qq.com

编 委 会

主　编　许凤云　鲁　静　姜　凤　孟　燕　蔺彤彤　周琪钰

副主编　何宝玲　盛　玉　张　宇　况红梅　展颖颖
　　　　　孙桂贤　吴凤霞　陈丹丹　李鑫磊　李相萱

编　委　(按姓氏笔画排序)
　　　　　王艳艳　中国人民解放军中部战区空军医院
　　　　　付明霞　十堰市人民医院东院区
　　　　　吕红莉　中国人民解放军东部战区总医院
　　　　　刘　芳　沈阳市骨科医院
　　　　　刘冰冰　吉林省中医药科学院第一临床医院
　　　　　许凤云　山东省曹县人民医院
　　　　　孙　英　山东中医药大学附属医院
　　　　　孙亚超　吉林省中医药科学院
　　　　　孙桂贤　吉林省中医药科学院第一临床医院
　　　　　李相萱　宜昌市中心人民医院
　　　　　李鑫磊　中国人民解放军北部战区总医院
　　　　　杨　洁　空军特色医学中心
　　　　　杨文静　山东中医药大学附属医院
　　　　　吴凤霞　中国人民解放军中部战区空军医院
　　　　　吴晓芳　十堰经济技术开发区人民医院
　　　　　何宝玲　菏泽市立医院
　　　　　况红梅　南昌大学第一附属医院
　　　　　汪　丽　江汉大学附属湖北省第三人民医院

张　宇　吉林医药学院附属医院
张　美　陆军军医大学第一附属医院江北院区
　　　　（陆军第九五八医院）
张　静　陆军军医大学第一附属医院江北院区
　　　　（陆军第九五八医院）
张　霞　山东中医药大学附属医院
陈丹丹　河南中医药大学第一附属医院
欧阳志萍　十堰市人民医院（湖北医药学院附属人民医院）
周琪钰　江汉大学附属湖北省第三人民医院
郑泽钰　广州医科大学附属肿瘤医院
孟　燕　长江大学附属第一医院 荆州市第一人民医院
赵云娥　山东中医药大学附属医院
姜　凤　佳木斯大学附属第一医院
耿丽娟　中国人民解放军联勤保障部队第九八〇医院
　　　　（白求恩国际和平医院）
聂丹丹　中国人民解放军联勤保障部队第九八九医院
展颖颖　中国人民解放军东部战区总医院
盛　玉　南京医科大学附属儿童医院
盖海洋　吉林省中医药科学院
鲁　静　枣庄市妇幼保健院
蔺彤彤　江苏省人民医院宿迁医院
魏秀丽　十堰市人民医院东院区

前 言

现代医疗技术的快速发展势必会带动护理学的不断革新，各科护理学的新理论、新技术和新方法也不断运用于临床。为使广大护理人员尽快适应现代医学及护理学的更新与发展，在临床护理行为过程中切实保障患者安全，我们特组织了一批资深的临床护理专家和高水平的护理管理者，在参考多部相关专业书籍的基础上，认真编写了本书，旨在向临床一线的护理人员提供一部具有实用性、指导性和可操作性的临床护理指南。

全文内容丰富，覆盖面广，介绍了护理基础，以及各系统常见疾病的护理内容，最后还完善了护理基础案例分析和疑难案例分析的内容。本书侧重介绍了各科常见疾病的护理要点，尤其是对患者的健康指导方面，科学性与实用性强，贴近临床护理工作实际的同时，又紧密结合了国家医疗卫生事业的最新进展和护理学的发展趋势。希望本书的出版对促进临床护理工作的规范化、系统化及科学化起到一定作用。

在编写过程中，由于作者较多，写作方式和文笔风格不一，可能存在疏漏和不足之处，望广大读者提出宝贵的意见和建议，谢谢。

编 者
2025 年 3 月

目　录

第一章　常见诊疗护理技术操作

第一节　胸腔穿刺术 ………………………………………………………… 3

第二节　人工心脏起搏器术后 ……………………………………………… 4

第三节　冠状动脉造影术 …………………………………………………… 6

第四节　体外冲击波碎石术 ………………………………………………… 8

第五节　排痰训练 …………………………………………………………… 10

第六节　呼吸功能训练 ……………………………………………………… 12

第二章　呼吸系统疾病的护理

第一节　急性呼吸道感染 …………………………………………………… 17

第二节　慢性阻塞性肺疾病 ………………………………………………… 21

第三节　肺源性心脏病 ……………………………………………………… 28

第四节　呼吸衰竭 …………………………………………………………… 30

第五节　肺血栓栓塞症 ……………………………………………………… 35

第六节　急性呼吸窘迫综合征 ……………………………………………… 40

第三章 心血管系统疾病的护理

- 第一节　心力衰竭 ··· 47
- 第二节　心律失常 ··· 59
- 第三节　冠状动脉硬化性心脏病 ·· 70
- 第四节　原发性高血压 ·· 80

第四章 消化系统疾病的护理

- 第一节　胃食管反流病 ·· 93
- 第二节　急性胃炎 ·· 101
- 第三节　慢性胃炎 ·· 104
- 第四节　功能性消化不良 ·· 108
- 第五节　胃癌 ··· 110
- 第六节　非酒精性脂肪性肝病 ··· 115
- 第七节　酒精性肝病 ··· 118

第五章 泌尿系统疾病的护理

- 第一节　肾内科常见症状 ·· 123
- 第二节　急性肾小球肾炎 ·· 131
- 第三节　急进性肾小球肾炎 ·· 133
- 第四节　慢性肾小球肾炎 ·· 135
- 第五节　肾病综合征 ··· 138
- 第六节　急性肾衰竭 ··· 141
- 第七节　慢性肾衰竭 ··· 146
- 第八节　糖尿病肾病 ··· 153
- 第九节　IgA 肾病 ··· 158
- 第十节　狼疮性肾炎 ··· 162
- 第十一节　过敏性紫癜性肾炎 ··· 165

第六章 内分泌系统疾病的护理

第一节　甲状腺功能亢进症 ………………………………………… 169
第二节　甲状腺功能减退症 ………………………………………… 178
第三节　糖尿病 ……………………………………………………… 181
第四节　皮质醇增多症 ……………………………………………… 196
第五节　垂体前叶功能减退 ………………………………………… 200

第七章 神经系统疾病的护理

第一节　短暂性脑缺血发作 ………………………………………… 205
第二节　脑梗死 ……………………………………………………… 209
第三节　脑出血 ……………………………………………………… 220
第四节　蛛网膜下隙出血 …………………………………………… 227

第八章 基础护理案例

第一节　卫生洗手 …………………………………………………… 235
第二节　铺麻醉床 …………………………………………………… 236
第三节　搬运法 ……………………………………………………… 238
第四节　无菌技术 …………………………………………………… 240
第五节　穿、脱隔离衣 ……………………………………………… 243
第六节　口腔护理 …………………………………………………… 245
第七节　乙醇拭浴 …………………………………………………… 247
第八节　生命体征的测量 …………………………………………… 249
第九节　吸痰法 ……………………………………………………… 251
第十节　吸氧法 ……………………………………………………… 253

第九章　临床常见疑难护理案例

第一节　慢性阻塞性肺疾病伴Ⅱ型呼吸衰竭 …………………………………………… 259

第二节　乳腺癌术后化学治疗 …………………………………………………………… 265

第三节　突发意识丧失 …………………………………………………………………… 269

第四节　青霉素过敏性休克 ……………………………………………………………… 271

参考文献 ………………………………………………………………………………………… 274

第一章

常见诊疗护理技术操作

第一节 胸腔穿刺术

一、概述

经过胸腔穿刺来抽取积液或积气,可解除肺组织的压力,改善呼吸,也可将抽取出的液体行细胞学或细菌学检查,用来查找癌细胞或抗酸杆菌,以明确诊断。通过胸腔穿刺,抽出胸腔内脓液并辅以胸膜腔冲洗、注药,从而达到治疗的目的。

二、适应证

1. 怀疑患胸壁肿瘤及胸壁结核者。
2. 胸膜腔内有大量积液或积气者。
3. 单纯性脓胸/化脓性脓胸膜炎或局限性脓胸患者。

三、禁忌证

1. 有严重出血倾向者。
2. 肺气肿者。
3. 活动性肺结核及支气管胸膜瘘患者。

四、术前准备

1. **患者告知** 向患者介绍穿刺目的、配合要求、注意事项,疏导其紧张情绪,以取得合作。
2. **物品准备** 胸腔穿刺包(包内备有弯盘、直钳、弯钳、方纱、纱球、针头、胸穿针、孔巾等),2%碘酒,75%乙醇,无菌手套2副,无菌纱布、棉签若干,50mL、5mL注射器各1副,无菌试管4个(留送常规、生化、病理及细菌培养),胶布,1 000mL量杯1个,治疗巾1包,2%利多卡因注射液10mL。
3. **患者准备** 有频繁咳嗽者,术前30分钟给予口服止咳药,以免穿刺中因咳嗽而使针头移动,刺破肺组织造成出血或气胸。

五、检查配合

1. 协助患者面朝椅背,骑坐在靠背椅上,双肩平放靠于椅背上缘。病重不能下床者,可取斜坡卧位,患侧手抱头,以张开肋间。
2. 术者确定穿刺部位并标记,配合者打开胸穿包铺无菌盘。穿刺部位一般在肩胛角下第7~8肋间或腋中线第5~6肋间处。包裹性积液者,以X线片或超声诊断指示部位定穿刺点。

3. 术者戴无菌手套，配合者揭开无菌盘盖巾及倒入碘酒、乙醇。术者以碘酒、乙醇消毒穿刺部位，在穿刺处铺以孔巾，显露穿刺点后，取 5mL 注射器抽取麻药，在穿刺点的肋骨上缘从皮内、皮下直至胸膜注射麻药。

4. 穿刺成功后，配合者应立即以止血钳固定穿刺针，防止空气进入胸膜腔。术者可取 50mL 注射器抽出积气或积液。

5. 抽液或注药完毕后，术者拔出穿刺针，以无菌纱布覆盖针眼处压迫 15 秒，再以碘酒消毒穿刺点，盖以无菌纱布，胶布固定，协助患者卧床休息。

六、护理

1. 穿刺后嘱患者卧床休息，必要时给予解痉镇痛药以缓解患者的疼痛。
2. 监测患者体温的变化，可遵医嘱给予患者抗感染药物。
3. 观察患者穿刺处出血情况，伤口敷料固定好。

七、注意事项

1. 严格无菌操作，以防胸腔感染。
2. 抽液者，若以诊断为目的，抽取 50～100mL 即可；若以减压为目的，首次不超过 600mL，以后每次不超过 1 000mL；若以治疗为目的，应尽量抽吸干净（张力性气胸除外）。
3. 穿刺中应嘱患者避免咳嗽及转动身体，密切观察其反应；若患者感到呼吸困难、疼痛剧烈、心悸、出冷汗或出现连续咳嗽等，应立即停止操作，协助平卧，必要时皮下注射 1∶1 000 肾上腺素。
4. 抽液完毕需向胸腔注射药物时，应先回抽少许积液，以确保药液注入胸腔。注药后嘱患者稍转动身体，使药液在胸腔混匀。密切观察注药后反应，如胸痛、发热等，及时对症处理。
5. 留取的胸液标本，仔细观察其性状后立即送检。

（许凤云）

第二节　人工心脏起搏器术后

一、概述

心脏起搏器是一种医用电子仪器，它通过发放一定形式的电脉冲，刺激心脏，使之激动和收缩，即模拟正常心脏的冲动形成和传导，以治疗由于某些心律失常所致的心脏功能障碍。心脏起搏器简称起搏器，由脉冲发生器和起搏电极导线组成。

二、评估

1. 一般评估　精神状态，生命体征，皮肤状况等。
2. 专科评估　心率，脉率，伤口有无出血、血肿、感染等情况。

三、护理

1. 一般护理

（1）环境：保持环境安静、空气流通，限制探视人员，保持适当的温湿度，温度以 18～22℃为宜，空气相对湿度以 40%～50% 为宜。

（2）休息与活动：卧床休息是预防电极脱位最有效的方法之一。装置埋藏式起搏器的患者卧床 1～3 天，取平卧位或略向左侧卧位，如患者平卧不适，可抬高床头 30°～60°。术侧肢体不宜过度活动，勿用力咳嗽，咳嗽时应用手按压伤口。

（3）饮食护理：卧床期间应给予低脂、易消化、清淡、高营养食品，少食多餐。避免产气类食物，如牛奶、豆浆，以免引起腹胀、腹痛，应协助患者顺利排便。

2. 病情观察

（1）心电监护：向手术医生了解手术情况及起搏频率，持续 24 小时心电监护，观察脉搏、心率和心律的变化。

（2）伤口护理：伤口局部沙袋压迫 6 小时，观察伤口有无渗血情况，周围皮肤有无红肿，按无菌原则每日更换敷料，一般术后 7 天拆线。

（3）预防感染：术后常规应用抗生素，并观察体温变化，术后连续 7 日测体温，每天 4 次测量体温。

3. 并发症　切口出血、感染及囊袋皮肤坏死，严密观察伤口处变化，切口有无出血、渗血，是否有剧烈疼痛及红肿，囊袋处皮肤有无化脓及破溃等。

4. 心理护理　安装起搏器后患者主诉有异物感，夜间入睡困难。应给予适当的心理疏导，必要时给予镇静药，向其解释安装起搏器后患者因心率加快而感到不适属正常现象，安慰患者不必担心。

四、健康教育

1. 对安装埋藏式起搏器的患者，教会其自测脉搏，每日 2 次，每次测量时间为 1 分钟。
2. 日常生活中要远离电辐射较高的场所，如微波炉、高压电场等，不做各种电疗，以免电磁场使起搏器失灵。外出时随身携带起搏器卡，便于出现意外时为诊治提供信息。
3. 告知 3 个月或半年进行随访，必要时拍胸片及做动态心电图。在起搏器电池耗尽之前及时更换起搏器。

（许凤云）

第三节 冠状动脉造影术

一、概述

冠状动脉造影是指经桡动脉或股动脉放置一根导管至冠状动脉，选择性地向左或右冠状动脉内注入造影剂，从而显示冠状动脉走行和病变的一种方法。冠状动脉造影术的目的：可检查心脏和大血管的形态和缺损情况；检查冠状动脉分支有无畸形、狭窄以及交通支分布情况，是诊断冠心病及明确有无手术指征的重要检查方法。

二、适应证

1. 胸痛不典型，临床上难以确诊。老年人出现心力衰竭、心律失常和心电图异常，而无创检查（如超声心动图或放射性核素检查）不能确诊。

2. 患者无症状但运动试验阳性，或有症状而运动试验阴性者，均可行冠状动脉造影和左心室造影检查来确诊冠状动脉是否有病变。

3. 指导治疗，在考虑对患者进行经皮冠状动脉腔内成形术或冠状动脉旁路移植术时，必须先进行冠状动脉造影和左心室造影，以明确病变的部位、程度以及左心室的功能情况，以便进一步选择手术方式。

（1）劳力性心绞痛：对于那些药物治疗控制症状不满意、运动耐量较低的患者，应行冠状动脉造影，以争取治疗。

（2）不稳定型心绞痛：此类患者极易出现急性心肌梗死或猝死，当内科治疗症状控制不满意时，应急诊行冠状动脉造影，以便进一步选择手术方式。

（3）急性心肌梗死：6小时以内的急性心肌梗死，拟行冠状动脉腔内成形术或冠状动脉旁路移植术时；急性心肌梗死并发心源性休克，应在主动脉内球囊反搏支持下，急诊行冠状动脉造影，以期选择手术方式；急性心肌梗死静脉溶栓治疗不成功，拟行冠状动脉腔内成形术时；顽固的梗死后心绞痛，药物治疗难以控制，急诊行冠状动脉造影，以期选择手术方式。

（4）既往曾患心肌梗死，在手术前行冠状动脉造影，以期选择手术方式。手术后心绞痛复发，怀疑再狭窄，拟进行手术治疗者。非冠心病患者，在行心脏外科手术前常规冠状动脉造影检查，如：≥50岁的瓣膜病患者；先天性心脏病，可疑合并冠状动脉畸形；肥厚性梗阻型心肌病。

三、禁忌证

1. 碘过敏者。
2. 严重肝、肾功能障碍及不能控制的全身性疾病。

3. 各种原因引起的发热，感染性心内膜炎治愈未满 3 个月者。

4. 近期有心肌梗死、肺梗死或动脉栓塞。

5. 不能控制的严重充血性心力衰竭。

6. 反复发作较重心律失常，现有较明显的心律失常。

7. 有明显发绀的先天性心脏病。

四、检查前准备

1. 患者告知　检查目的、意义，开始禁食、水时间。

2. 患者准备

(1) 检查前一晚保证充足睡眠，必要时可以药物辅助帮助睡眠。

(2) 检查前 1 天皮肤准备，剃净双上肢、会阴部及腹股沟处毛发，洗净皮肤。

(3) 检查前 6 小时禁食水，糖尿病患者注意停用降糖药物。

(4) 核对血清四项化验单，以防缺漏。

3. 物品准备　静脉切开包，无菌心导管，穿刺针、导引钢丝、扩张管及其外鞘，测压管或压力监测及描记器，消毒巾，血氧分析器材及药品，心血管造影剂，监护仪，急救器材（氧气、除颤仪、人工心脏起搏器、急救药物），沙袋。

4. 检查（治疗）配合

(1) 患者进入造影室，上造影床，同时将切口部位准备好。

(2) 建立静脉通路，并进行心电血压监测。

(3) 患者取仰卧位，双手放于身体两侧，进行皮肤消毒。

(4) 造影穿刺前给予局部麻醉，以减轻穿刺时的疼痛。

(5) 造影进行中请密切观察患者生命体征变化，并重视患者主诉。

(6) 完成操作后，退出导管，结扎静脉，缝合皮肤。

(7) 局部压迫止血 15 分钟，并加压包扎。

五、护理

1. 造影当日由导管室人员到病房接患者，并做好排便。

2. 造影进行中询问患者感觉，有情况及时处理。

3. 造影结束返回病房后的护理：

(1) 经股动脉穿刺的患者，术侧腿应伸直，不要打弯，1 000g 左右沙袋局部压迫 6 小时，平卧 24 小时，以防止穿刺部位出血，同时注意观察足背动脉搏动情况及术侧肢体皮肤颜色、温度及足趾知觉。

(2) 经桡动脉穿刺的患者，术侧腕部用可调式加压包扎装置止血，患者返回病房后护士应注意观察术侧手臂有无肿胀、手掌颜色及手指知觉，询问患者自觉症状，与导管室医生做好交班，一般2小时松解1次，视患者自觉症状及有无出血而定，6小时后，取下加压装置，并将伤口用纱布包扎。

4. 患者造影术后应视患者心功能状况决定患者饮水量范围，以将造影剂排出体外。

六、注意事项

1. 严格进行无菌操作。
2. 术中随时保证导管内输液通畅，避免凝血。
3. 送导管手法宜柔和，尽量避免刺激静脉，以降低静脉发生痉挛的可能性。
4. 导管进入心腔时，应密切监护。
5. 心导管在心腔内不可打圈，以免导管在心腔内扭结。
6. 预防并发症（静脉炎、静脉血栓形成、肺梗死、心力衰竭及感染）。

（许凤云）

第四节　体外冲击波碎石术

一、概述

体外冲击波碎石术（ESWL）是利用高能聚集冲击波，在体外非接触性裂解结石的一种治疗技术，安全有效。通过X线、B型超声对结石定位，将震波聚焦后作用于结石，促使结石裂解、粉碎。碎石适应证广泛，多数结石患者可免除手术之苦。

二、适应证

适用于肾、输尿管上段结石，输尿管下段结石治疗的成功率比输尿管镜取石低。

三、禁忌证

尿路结石、远端输尿管有器质性梗阻、结石粉碎后不能顺利排出体外的患者；全身出血性疾病患者；妊娠妇女；严重心血管病变，心功能不全且不能有效控制者；安装心脏起搏器者；急性尿路感染者；血肌酐≥265μmol/L者；患侧肾无功能，不能产生足够尿流使结石排出体外；育龄妇女输尿管下段结石等；过于肥胖、肾位置过高、骨关节严重畸形、结石定位不清等，出于技术性原因而不适宜采用此法。

四、检查前准备

1. 患者告知　向患者讲解体外冲击波碎石术的基本过程，检查中可能的不适如疼痛，检查后可能的并发症，如泌尿系统感染、血尿、疼痛等，以取得患者的配合。

2. 患者准备

（1）术前准备常规检查：血常规、尿常规、心电图、腹部 X 线平片、静脉肾盂造影、B 超等检查。

（2）备皮：膀胱结石治疗前要将耻骨上阴毛剃去。

（3）胃肠道准备：术前 3 天忌进易产气食物，必要时术前 1 天给予缓泻药；术晨禁食、水。

（4）麻醉镇痛：现在体外碎石机多为低能量碎石机，绝大多数患者不需要麻醉镇痛，少数紧张的患者可肌内注射地西泮，必要时可用哌替啶镇痛，效果能满足绝大多数患者要求。

（5）术中体位：根据 B 超或 X 线定位，嘱患者定位后勿动。例如：输尿管上段结石或输尿管中上段结石可以采取两种体位碎石，即仰卧位或俯卧位。

五、检查配合

1. 患者放置于体位支架上，应安全、舒适、准确，上下支架时注意不要撞伤或跌伤。

2. 在碎石治疗过程中，密切注意观察机器各系统是否正常工作，若有异常，立即关机，排除故障。

3. 碎石过程中告诉患者尽量不要咳嗽，保持身体放松，呼吸均匀，不要随意移动身体。

4. 在碎石治疗过程中，严密观察患者血压、脉搏、呼吸和心电图等，若有异常情况发生，立即停止治疗，配合医生处理。

5. 用水槽机治疗时，应注意水温调节，一般水温保持在 35.5～37℃，每次治疗结束后，应更换并定时消毒水槽。

6. 输尿管插管者，注意保持尿管通畅，防止脱落。

六、护理

1. 观察患者血尿情况，碎石后出现血尿，属正常现象，一般抗感染治疗后很快会消失。在排石过程中也会有血尿或疼痛出现。

2. 多饮水，每日不少于 2 000～3 000mL。

3. 多运动，如跳跃、跳绳、上下楼梯等。如果是肾下极结石要做倒立运动，2～3 次/天，每次 5～10 分钟，或者进行理疗，这样有利于结石进入肾盂、输尿管而排出体外。

4. 术后使用消炎药物 3～5 天，以防感染。

5. 忌饮酒，少食辛辣食物，保持心情舒畅，避免过度劳累。

6. 碎石后 10 天左右来院复查，以确定结石是否完全排出，有少数患者由于结石太大或过多，一次治疗不能彻底，需要数次碎石治疗，每次需间隔至少 1 周。

7. 碎石后可遵医嘱口服排石药物，以便促进结石排出体外。

8. 体外超声碎石多在门诊进行，如有不适，应及时就诊。

七、注意事项

1. 术中震波碎石时，机器会发出轰击声，有些患者会感到轻微不适，嘱咐不要惊慌，不要变动体位，避免定位不准确，造成碎石不理想。

2. 碎石术后患者应多饮水，增加尿量，能降低尿内盐类的浓度，减少沉淀，起冲刷作用，以利于结石排出，尽可能每天维持尿量在 2～3L。为了维持夜间尿量，除睡前饮水外，夜间起床排尿后应再饮水。

3. 观察尿色、尿量及排石情况，在碎石后会出现肉眼血尿，1～2 天后自行消失，它主要是由于震波碎石时损伤了黏膜所致，鼓励患者多饮水，必要时静脉输液，使其增加血容量，通过多排尿达到内冲洗的目的。

4. 并发症的处理：

（1）肾绞痛：少数患者在结石碎片下移过程中会出现疼痛甚至绞痛，应向患者说明，嘱多饮水；轻者无需处理，重者可给予解痉镇痛药。

（2）石街：因石街阻塞尿路可引起肾积水、感染、衰竭等，故早期发现应及时处理并做好告知。

（许凤云）

第五节 排痰训练

一、概述

慢性呼吸系统疾病的患者由于气道内的炎症渗出，其痰液长期堵塞气道，加重呼吸道内感染。排痰训练是教会患者正确的排痰方法，能够学会有效的咳嗽，排出呼吸道分泌物，减轻感染，保持气道通畅，减轻患者呼吸困难等症状，进行正常的生活和活动。

二、操作方法

1. 操作前准备

（1）物品准备：痰盒、面巾纸、漱口水和污物桶等。

（2）患者准备：检查患者的生命体征，评估患者呼吸道痰阻塞状态；评估患者术前术后身体状况。

2. 操作步骤

（1）向患者及家属说明排痰训练的目的、意义及操作过程，消除顾虑，配合训练。

（2）痰液黏稠而不易咳出者，常用超声雾化吸入法湿化气道，其湿化剂有蒸馏水、0.45％盐水、生理盐水，在湿化剂中可加入痰液溶解剂和抗生素等。

（3）神志清醒、能配合咳嗽的患者，根据病情正确指导其有效地咳嗽、咳痰。①患者取坐位，双脚着地，身体稍前倾。②让患者先进行5～6次深呼吸，深吸气未屏气，继而咳嗽，连续咳嗽数次使痰到咽部附近，再用力咳嗽将痰排出。③如果患者取坐位，可在两腿上放置一枕头，顶住腹部（促进膈肌上升）。④咳嗽时身体前倾，头颈屈曲，张口咳嗽将痰液排出。⑤亦可嘱患者取俯卧屈膝位，利用膈肌、腹肌的收缩，增加腹压，且经常交换体位有利于痰液排出。

（4）采用胸部震荡法（图1-1）协助患者排痰：①操作者双手重叠，肘部伸直，将手掌放置于欲引流的部位。②患者吸气时双手掌随胸廓扩张慢慢抬起，不施加任何压力。③从吸气最高点开始，手掌紧贴胸壁，施加适当的压力并轻柔地上下抖动，此动作贯穿于整个呼气期。④胸壁震荡5～7次，每个部位重复3～4个呼吸周期。

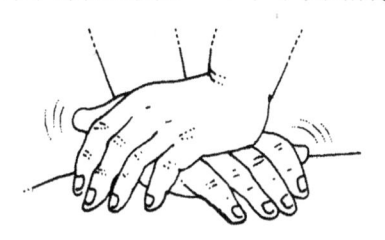

图1-1 胸部震荡法

（5）久病体弱、长期卧床或排痰无力者，可采用胸部叩击法（图1-2）排痰：①患者取立位，体弱者取坐位或侧卧位。②操作者手指并拢，手背隆起，指关节微屈，使手掌侧呈杯状，利用手腕力量，迅速而有节律地叩击胸壁，震动气道。③叩击时应发出一种空而深的拍击音，边叩击边鼓励患者咳嗽，以进一步促进痰液排出。④叩击部位应从肺底自下而上，由外向内叩击胸壁。⑤每侧肺部反复叩击1～3分钟，每分钟120～180次。⑥操作时指导患者双侧前臂屈曲，两手掌置于锁骨下，咳嗽时前臂用力，同时叩击前胸及患侧胸壁，振动分泌物，以提高咳嗽排痰效率。

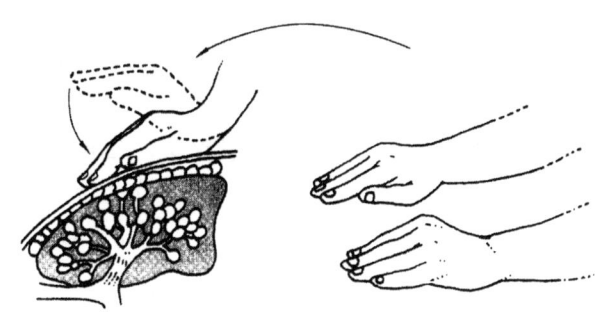

图1-2 胸部叩击法

（6）排痰训练结束后嘱患者漱口，必要时为患者做口腔护理。记录操作时间、痰量和颜色等。

三、注意事项

1. 操作过程中随时测量患者的生命体征。

2. 湿化气道时，应防止分泌物湿化后膨胀阻塞支气管，引起窒息；湿化液温度控制在 35～37℃，防止温度过高引起呼吸道灼伤；湿化时间以 10～20 分钟为宜，防止过度湿化引起黏膜水肿，体内水潴留，加重心脏负担。

3. 胸部叩击部位应避开乳房、心脏及骨突起部位；叩击力量要适中，以患者不感到疼痛为宜。胸部叩击法宜在餐前进行，并在餐前 30 分钟结束，每次叩击时间以 15～20 分钟为宜。

4. 若患者胸部有伤口，应用双手轻轻按压或扶住伤口，也可用枕头按住伤口，起固定伤口作用以减轻疼痛。身体极度虚弱者或有咯血、心血管状况不稳定、肋骨骨折者禁做叩击。

（鲁　静）

第六节　呼吸功能训练

一、概述

慢性阻塞性肺气肿的患者通过呼吸功能训练，能够减轻呼吸困难的程度，提高活动的耐受力。

二、操作方法

1. 操作前准备

（1）物品准备：小枕头、蜡烛等。

（2）患者准备：评估患者生命体征是否平稳；检查肺气肿患者呼吸状况及呼吸形态。

2. 操作步骤

（1）向患者说明呼吸训练的目的、意义及操作过程，取得患者的合作。

（2）腹式呼吸训练（图 1-3）：①帮助患者采取舒适体位，常取立位，若身体虚弱者可取半卧位或坐位，全身肌肉放松，平静呼吸。②嘱患者一手放在胸部，一手放在腹部，以感受自己的呼吸状况。③吸气时用鼻吸入，尽力挺胸，胸部不动，同时扩张腹部，吸气末自然且短暂地屏气，造成一个平顺的呼吸形态，使进入肺的空气均匀分布。④呼气时用口呼出，同时收缩腹部，胸廓保持最小活动幅度，缓呼深呼，以增加肺泡通气量。⑤吸与呼之比为 1：2 或 1：3，每分钟呼吸 7～8 次。每次训练 10～20 分钟，每日 2 次，反复训练。⑥操作熟练后，逐渐增加训练次数，延长训练时间，使之成为不自觉的呼吸习惯。

（3）缩唇呼吸训练（图1-4）：①患者的准备同腹式呼吸训练。②嘱患者用鼻吸气，用口呼气（用鼻深吸气，用口缓慢呼气）。③呼气时口唇缩拢似吹口哨状，持续缓慢，同时收缩腹部。④吸气与呼气之比为1∶2或1∶3，每分钟训练7～8次。每次训练10～20分钟，每日2次。⑤缩唇的程度与呼气流量由患者自行调整，以能使距离口唇15～20cm处并与口唇等高水平的蜡烛火焰随气流倾斜又不致熄灭为宜。⑥缩唇呼气可使呼出的气体流速减慢，延缓呼气气流，防止小气道因塌陷而过早闭合，改善通气和换气功能。

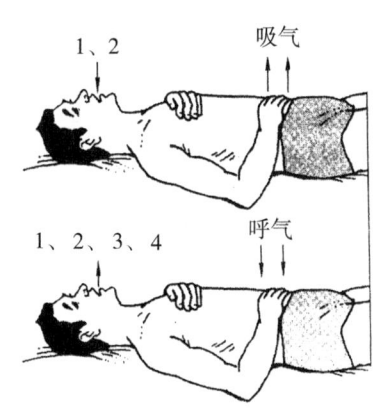

图1-3　腹式呼吸训练

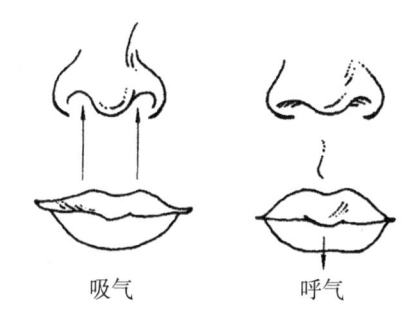

图1-4　缩唇呼吸训练

（4）也可采取吹气球、吹蜡烛等方法做呼吸功能训练。操作后安置患者于舒适体位；记录呼吸训练的日期和时间，并做效果评价。

三、注意事项

1. 呼吸功能训练要根据患者的呼吸功能状况制订有效的训练计划。

2. 训练过程应循序渐进，逐渐增加训练强度和训练时间，每次训练的时间应<30分钟，避免患者疲劳。

3. 训练方法正确、规范，随时观察患者是否处于舒适状态，如训练过程中患者有不适感应停止训练。

（鲁　静）

第二章

呼吸系统疾病的护理

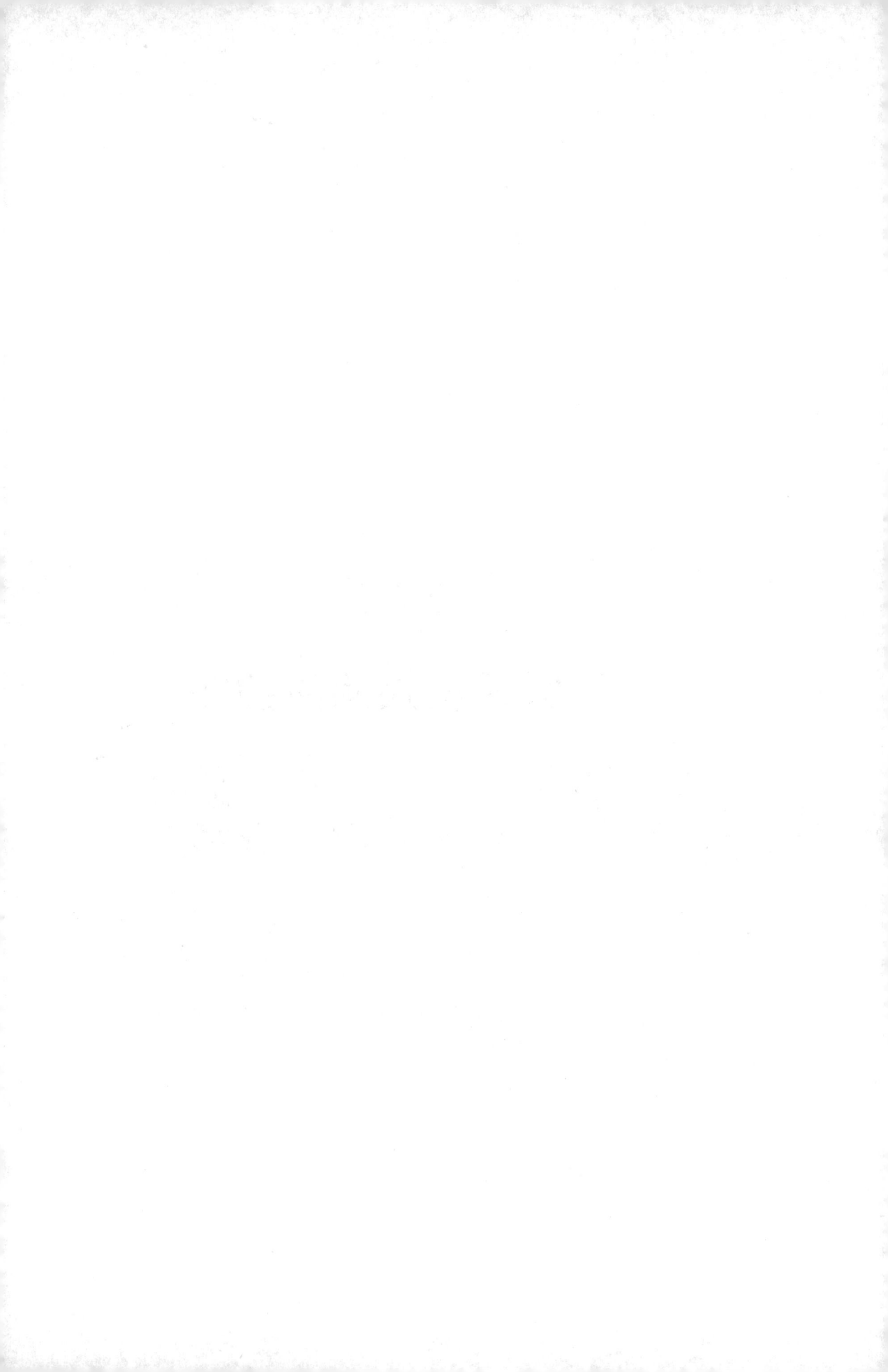

第一节 急性呼吸道感染

一、急性上呼吸道感染

急性上呼吸道感染简称上感，为外鼻孔至环状软骨下缘包括鼻腔、咽或喉部急性炎症的概称。其特点是起病急、病情轻、病程短、可自愈，预后好，但发病率高，并具有一定的传染性。本病是呼吸道最常见的一种感染性疾病，发病不分年龄、性别、职业和地区，免疫功能低下者易感。全年皆可发病，以冬春季节多见，多为散发，但在气候突变时可小规模流行。

主要病原体是病毒，少数是细菌。人体在病毒感染后产生的免疫力较弱、短暂，病毒间也无交叉免疫，故可反复发病。

（一）病因与发病机制

1. 病因　常见病因为病毒，少数由细菌引起，可单纯发生或于病毒感染之后发生。病毒包括鼻病毒、冠状病毒、腺病毒、流感和副流感病毒，以及呼吸道合胞病毒、埃可病毒和柯萨奇病毒等。细菌以口腔定植菌、溶血性链球菌为多见，其次为流感嗜血杆菌、肺炎链球菌和葡萄球菌等，偶见革兰阴性杆菌。

2. 发病机制　正常情况下健康人的鼻咽部有病毒、细菌存在，一般不会发病。接触病原体后是否发病，取决于传播途径和人群易感性。淋雨、受凉、气候突变、过度劳累等可降低呼吸道局部防御功能，致使原存的病毒或细菌迅速繁殖引起发病。老幼体弱，免疫功能低下或有慢性呼吸道疾病如鼻窦炎、扁桃体炎者更易发病。病原体主要通过飞沫传播，也可由于接触患者污染的手和用具而传染。

（二）临床表现

1. 临床类型

（1）普通感冒：俗称"伤风"，又称急性鼻炎或上呼吸道卡他。以冠状病毒和鼻病毒为主要致病病毒。起病较急，主要表现为鼻部症状，如打喷嚏、鼻塞、流清水样鼻涕，早期有咽部干痒或烧灼感。2～3天后鼻涕变稠，可伴咽痛、流泪、味觉迟钝、呼吸不畅、声嘶、咳嗽等，有时由于咽鼓管炎致听力减退。严重者有发热、轻度畏寒和头痛等症状。体检可见鼻腔黏膜充血、水肿、有分泌物，咽部可轻度充血。若无并发症，一般经5～7天痊愈。

（2）急性病毒性咽炎和喉炎：急性病毒性咽炎常由鼻病毒、腺病毒、流感病毒、副流感病毒以及肠病毒、呼吸道合胞病毒等引起。临床表现为咽痒和灼热感，咽痛不明显，但合并链球菌感染时常有咽痛。体检可见咽部明显充血、水肿。急性病毒性喉炎多为流感病毒、副流感病毒及腺病毒等引起，临床表现为明显声嘶、讲话困难，可有发热、咽痛或咳嗽，咳嗽时咽喉疼痛加重。体检可见喉部充血、水肿，颌下淋巴结轻度肿大和触痛，有时可闻及喉部的喘息声。

（3）急性疱疹性咽峡炎：多由柯萨奇病毒A组引起，表现为明显咽痛、发热，病程约为1周。查体可见咽部充血，软腭、腭垂、咽及扁桃体表面有灰白色疱疹及浅表溃疡，周围伴红晕。多发于夏季，儿童多见，成人偶见。

（4）急性咽结膜炎：主要由腺病毒、柯萨奇病毒等引起。表现为发热、咽痛、畏光、流泪、咽及结膜明显充血。病程4～6天，多发于夏季，由游泳传播，儿童多见。

（5）急性咽扁桃体炎：病原体多为溶血性链球菌，其次为流感嗜血杆菌、肺炎链球菌、葡萄球菌等。起病急，以咽、扁桃体炎症为主，咽痛明显，伴发热、畏寒症状，体温可达39℃以上。查体可发现咽部明显充血，扁桃体肿大、充血，表面有黄色脓性分泌物。有时伴有颌下淋巴结肿大、压痛，而肺部查体无异常体征。

2. 并发症　一般预后良好，病程常在1周左右。少数患者可并发急性鼻窦炎、中耳炎、气管-支气管炎。以咽炎为表现的上呼吸道感染，部分患者可继发溶血性链球菌引起的风湿热、肾小球肾炎等，少数患者可并发病毒性心肌炎。

（三）辅助检查

1. 血液检查　病毒感染者，白细胞计数常正常或偏低，伴淋巴细胞比例升高。细菌感染者可有白细胞计数与中性粒细胞增多和核左移现象。

2. 病原学检查　因病毒类型繁多，一般无须进行此检查。需要时可用免疫荧光法、酶联免疫吸附法、血清学诊断或病毒分离鉴定等方法确定病毒的类型。细菌培养可判断细菌类型并做药物敏感试验以指导临床用药。

（四）诊断

根据鼻咽部的症状和体征，结合周围血象和阴性胸部X线检查可做出临床诊断。一般无须病因诊断，特殊情况下可进行细菌培养和病毒分离，或病毒血清学检查等确定病原体。但须与初期表现为感冒样症状的其他疾病鉴别，如过敏性鼻炎、流行性感冒、急性气管-支气管炎、急性传染病前驱症状等。

（五）治疗

治疗原则以对症处理为主，以减轻症状、缩短病程和预防并发症。

1. 对症治疗　病情较重或发热者或年老体弱者应卧床休息，忌烟，多饮水，室内保持空气流通。如有发热、头痛症状，可选用解热镇痛药如复方阿司匹林、索米痛片等口服。咽痛可用消炎喉片含服，局部雾化治疗。鼻塞、流鼻涕可用1%麻黄素滴鼻。

2. 抗菌药物治疗　一般不需用抗生素，除非有白细胞升高、咽部脓苔、咯黄痰和流鼻涕等细菌感染证据，可根据当地流行病学史和经验用药，可选口服青霉素、第一代头孢菌素、大环内酯类或喹诺酮类药物。

3. 抗病毒药物治疗　如无发热，免疫功能正常，发病超过2天一般无须用药。对于免疫缺陷患者，可早期常规使用广谱的抗病毒药，如利巴韦林和奥司他韦，可缩短病程。具有清热解毒和抗病毒作用的中药亦可选用，有助于改善症状，缩短病程，如板蓝根冲剂、银翘解毒片等。

（六）护理措施

1. 生活护理　症状轻者适当休息，避免过度疲劳；高热患者或年老体弱者应卧床休息。保持室内空气流通，温湿度适宜，定时空气消毒，进行呼吸道隔离，患者咳嗽或打喷嚏时应避免对着他人，防止交叉感染。饮食应给予高热量、高维生素的流质或半流质，鼓励患者多饮水及漱口，保持口腔湿润和舒适。患者使用的餐具、毛巾等可进行煮沸消毒。

2. 对症护理　高热者遵医嘱物理降温，如头部冷敷，冰袋置于大血管部位，温水或乙醇擦浴，4℃冷盐水灌肠等。注意30分钟后测量体温并记录。必要时遵医嘱药物降温。咽痛者可用淡盐水漱咽部或含服消炎喉片，声嘶者可行雾化疗法。

3. 病情观察　注意观察生命体征，尤其是体温变化及咽痛、咳嗽等症状的变化。警惕并发症，如中耳炎患者可有耳痛、耳鸣、听力减退、外耳道流脓；并发鼻窦炎者会出现发热、头痛加重、伴脓涕，鼻窦有压痛。

4. 用药护理　遵医嘱用药，注意观察药物不良反应。

5. 健康教育　积极进行体育锻炼，增强机体免疫力。生活饮食规律、改善营养。避免受凉、淋雨、过度疲劳等诱发因素，流行季节避免到公共场所。注意居住、工作环境的通风换气。年老体弱易感者应注意防护，上呼吸道感染流行时应戴口罩。

二、急性气管-支气管炎

急性气管-支气管炎是由生物、物理、化学刺激或过敏等因素引起的气管-支气管黏膜的急性炎症。临床症状主要为咳嗽和咳痰。常发生于寒冷季节或气候突变时，也可继发于上呼吸道感染，或为一些急性呼吸道传染病（麻疹、百日咳等）的一种临床表现。

（一）病因与发病机制

1. 感染　病毒或细菌感染是本病最常见的病因。常见的病毒有呼吸道合胞病毒、副流感病毒、腺病毒等。细菌以肺炎球菌、流感嗜血杆菌、链球菌和葡萄球菌较常见。

2. 理化因素　冷空气、粉尘、刺激性气体或烟雾对气管-支气管黏膜的急性刺激。

3. 过敏反应　花粉、有机粉尘、真菌孢子、动物毛皮及排泄物等的吸入，钩虫、蛔虫的幼虫在肺移行，或对细菌蛋白质的过敏均可引起本病。

感染是最主要的病因，过度劳累、受凉是常见诱因。

（二）临床表现

1. 症状　起病较急，通常全身症状较轻，可有发热，体温多于3～5天恢复正常。大多先有上呼吸道感染症状，以咳嗽为主，初为干咳，以后有痰，黏液或黏液脓性痰，偶伴血痰。气管受累时在深呼吸和咳嗽时感胸骨后疼痛；伴支气管痉挛，可有气急和喘鸣。咳嗽、咳痰可延续 2～3 周才消失，如迁延不愈，可演变成慢性支气管炎。

2. 体征　体检肺部呼吸音粗，可闻及不固定的散在干、湿啰音，咳嗽后可减少或消失。

（三）辅助检查

病毒感染者白细胞正常或偏低，细菌感染者可有白细胞总数和中性粒细胞增高。胸部 X 线检查多无异常改变或仅有肺纹理增粗。痰涂片或培养可发现致病菌。

（四）诊断

1. 肺部可闻及散在干、湿性啰音，咳嗽后可减轻。
2. 胸部 X 线检查无异常改变或仅有肺纹理增粗。
3. 排除流行性感冒及某些传染病早期呼吸道症状，即可做出临床诊断。
4. 痰涂片或培养有助于病因诊断。

（五）治疗

1. 病因治疗　有细菌感染证据时应及时应用抗生素。可首选青霉素、大环内酯类，亦可选用头孢菌素类或喹诺酮类等药物或根据细菌培养和药敏实验结果选择药物。多数口服抗菌药物即可，症状较重者可肌内注射或静脉滴注给药。

2. 对症治疗　咳嗽剧烈而无痰或少痰可用右美沙芬、喷托维林镇咳。咳嗽痰黏而不易咳出，可口服祛痰剂，如复方甘草合剂、盐酸氨溴索或溴己新等，也可行超声雾化吸入。支气管痉挛时可用平喘药，如茶碱类药物等。

（六）护理措施

1. 保持呼吸道通畅

（1）保持室内空气清新，温湿度适宜，减少对支气管黏膜的刺激，以利于排痰。

（2）注意休息，经常变换体位，叩击背部，指导并鼓励患者有效咳嗽，必要时行超声雾化吸入，以湿化呼吸道，利于排痰，促进炎症消散。

（3）遵医嘱使用抗生素、止咳祛痰剂、平喘剂，密切观察用药后的反应。

（4）哮喘性支气管炎的患者，注意观察有无缺氧症状，必要时给予吸氧。

2. 发热的护理

（1）密切观察体温变化，体温超过 39℃时采取物理降温或遵医嘱给予药物降温。

（2）保证充足的水分及营养的供给：多饮水，给营养丰富、易于消化的饮食。保持口腔清洁。

3. 健康教育

（1）增强体质，避免劳累，防治感冒。

（2）改善生活卫生环境，防止有害气体污染，避免烟雾刺激。

（3）清除鼻、咽、喉等部位的病灶。

（姜　凤）

第二节　慢性阻塞性肺疾病

一、概述

慢性阻塞性肺疾病（COPD）是一组以气流受限为特征的肺部疾病，气流受限不完全可逆，呈进行性发展。COPD是一种慢性气道阻塞性疾病的统称，主要指具有不可逆性气道阻塞的慢性支气管炎和肺气肿两种疾病。患者在急性发作期过后，临床症状虽有所缓解，但其肺功能仍在继续恶化，并且由于自身防御和免疫功能的降低，以及外界各种有害因素的影响，经常反复发作，而逐渐产生各种心肺并发症。

COPD是呼吸系统疾病中的常见病和多发病，患病率和病死率均居高不下。因肺功能进行性减退，严重影响患者的劳动力和生活质量，给家庭和社会造成巨大的负担，根据世界银行/世界卫生组织发表的研究，至2020年COPD将成为世界疾病经济负担的第五位。

二、病因与发病机制

确切的病因不清楚，但认为与肺部对香烟烟雾等有害气体或有害颗粒的异常炎症反应有关。这些反应存在个体易感因素和环境因素的互相作用。

1. 吸烟　吸烟为重要的发病因素，吸烟者慢性支气管炎的患病率比不吸烟者高2～8倍，烟龄越长，吸烟量越大，COPD患病率越高。烟草中含焦油、尼古丁和氢氰酸等化学物质，可损伤气道上皮细胞和纤毛运动，促使支气管黏液腺和杯状细胞增生肥大，黏液分泌增多，气道净化能力下降。还可使氧自由基产生增多，诱导中性粒细胞释放蛋白酶，破坏肺弹力纤维，诱发肺气肿形成。

2. 职业粉尘和化学物质　接触职业粉尘及化学物质，如烟雾、变应原、工业废气及室内空气污染等，浓度过高或时间过长时，均可能产生COPD。

3. 空气污染　大气中的有害气体如二氧化硫、二氧化氮、氯气等可损伤气道黏膜上皮，使纤毛清除功能下降，黏液分泌增加，为细菌感染增加条件。

4. 感染因素　感染亦是COPD发生、发展的重要因素之一。病毒感染以流感病毒、鼻病毒、腺病毒和呼吸道合胞病毒为常见。细菌感染常继发于病毒感染，常见病原体为肺炎链球菌、流感嗜血杆菌、卡他莫拉菌和葡萄球菌等。这些感染因素造成气管、支气管黏膜的损伤和慢性炎症。

5. 蛋白酶-抗蛋白酶失衡　蛋白水解酶对组织有损伤、破坏作用；抗蛋白酶对弹性蛋白酶等多种蛋白酶具有抑制功能，其中 α-抗胰蛋白酶是活性最强的一种。蛋白酶增多或抗蛋白酶不足均可导致组织结构破坏并产生肺气肿。吸入有害气体、有害物质可以导致蛋白酶产生增多或活性增强，而抗蛋白酶产生减少或灭活加快；同时氧化应激、吸烟等危险因素也可以降低抗蛋白酶的活性。先天性 α-抗胰蛋白酶缺乏，多见北欧血统的个体，我国尚未见正式报道。

6. 氧化应激　有许多研究表明 COPD 患者的氧化应激增加。氧化物主要有超氧阴离子（具有很强的氧化性和还原性，过量生成可致组织损伤，在体内主要通过超氧歧化酶清除）、羟根（OH$^-$）、次氯酸（HClO）和一氧化氮（NO）等。氧化物可直接作用并破坏许多生化大分子如蛋白质、脂质和核酸等，导致细胞功能障碍或细胞死亡，还可以破坏细胞外基质；引起蛋白酶-抗蛋白酶失衡；促进炎症反应，如激活转录因子，参与多种炎症因子的转录，如 IL-8、TNF-α、NO 诱导合成酶和环氧化物诱导酶等。

7. 炎症机制　气道、肺实质及肺血管的慢性炎症是 COPD 的特征性改变，中性粒细胞、巨噬细胞、T 淋巴细胞等炎症细胞均参与了 COPD 发病过程。中性粒细胞的活化和聚集是 COPD 炎症过程的一个重要环节，通过释放中性粒细胞弹性蛋白酶、中性粒细胞组织蛋白酶 G、中性粒细胞蛋白酶 3 和基质金属蛋白酶引起慢性黏液高分泌状态并破坏肺实质。

8. 其他　如自主神经功能失调、营养不良、气温变化等都有可能参与 COPD 的发生、发展。

三、临床表现

（一）症状

COPD 起病缓慢、病程较长。主要症状如下：

1. 慢性咳嗽　咳嗽时间持续在 3 周以上，随病程发展可终身不愈。常晨间咳嗽明显，夜间有阵咳或排痰。

2. 咳痰　一般为白色黏液或浆液性泡沫性痰，偶可带血丝，清晨排痰较多。急性发作期痰量增多，可有脓性痰。

3. 气短或呼吸困难　早期在劳动时出现，后逐渐加重，以致在日常活动甚至休息时也感到气短，是 COPD 的标志性症状。

4. 喘息和胸闷　部分患者特别是重度患者或急性加重时支气管痉挛而出现喘息。

5. 其他　晚期患者有体重下降、食欲减退等症状。

（二）体征

早期体征可无异常，随疾病进展出现以下体征。

1. 视诊　胸廓前后径增大，肋间隙增宽，剑突下胸骨下角增宽，称为桶状胸。部分患者呼吸变浅，频率增快，严重者可有缩唇呼吸等。

2. **触诊** 双侧语颤减弱。

3. **叩诊** 肺部过清音，心浊音界缩小，肺下界和肝浊音界下降。

4. **听诊** 两肺呼吸音减弱，呼气延长，部分患者可闻及湿性啰音和（或）干性啰音。

（三）并发症

1. **慢性呼吸衰竭** 常在COPD急性加重时发生，其症状明显加重，发生低氧血症和（或）高碳酸血症，可具有缺氧和二氧化碳潴留的临床表现。

2. **自发性气胸** 如有突然加重的呼吸困难，并伴有明显的发绀，患侧肺部叩诊为鼓音，听诊呼吸音减弱或消失，应考虑并发自发性气胸，通过X线检查可以确诊。

3. **慢性肺源性心脏病** 由于COPD肺病变引起肺血管床减少及缺氧致肺动脉痉挛、血管重塑，导致肺动脉高压，右心室肥厚扩大，最终发生右心功能不全。

四、辅助检查

1. **肺功能检查** 这是判断气流是否受限的主要客观指标，对COPD诊断、严重程度评价、疾病进展、预后及治疗反应等有重要意义。吸入支气管舒张药后第一秒用力呼气容积占用力肺活量百分比（FEV_1/FVC）<70%及FEV_1<80%预计值者，可确定为不能完全可逆的气流受限。肺总量（TLC）、功能残气量（FRC）和残气量（RV）增高，肺活量（VC）减低，表明肺过度充气，有参考价值。由于TLC增加不及RV增高程度明显，故RV/TLC增高大于40%有临床意义。

2. **胸部影像学检查** X线胸片改变对COPD诊断特异性不高，早期可无变化，以后可出现肺纹理增粗、紊乱等非特异性改变，也可出现肺气肿改变。高分辨胸部CT检查对有疑问病例的鉴别诊断有一定意义。

3. **血气检查** 对确定发生低氧血症、高碳酸血症、酸碱平衡失调以及判断呼吸衰竭的类型有重要价值。

4. **其他** COPD合并细菌感染时，外周血白细胞增高，核左移。痰培养可能查出病原菌，常见病原菌为肺炎链球菌、流感嗜血杆菌、卡他莫拉菌、肺炎克雷白杆菌等。

五、诊断

1. **诊断依据** 主要根据吸烟等高危因素史、临床症状、体征及肺功能检查等综合分析确定诊断。不完全可逆的气流受限是COPD诊断的必备条件。

2. **临床分级** 根据FEV_1/FVC、FEV_1%预计值和症状可对COPD的严重程度做出分级（表2-1）。

表 2-1 COPD 的临床严重程度分级

分级	临床特征
Ⅰ级（轻度）	$FEV_1/FVC<70\%$
	$FEV_1 \geq 80\%$ 预计值
	伴或不伴有慢性症状（咳嗽，咳痰）
Ⅱ级（中度）	$FEV_1/FVC<70\%$
	$50\% \leq FEV_1<80\%$ 预计值
	常伴有慢性症状（咳嗽，咳痰，活动后呼吸困难）
Ⅲ级（重度）	$FEV_1/FVC<70\%$
	$30\% \leq FEV_1<50\%$ 预计值
	多伴有慢性症状（咳嗽，咳痰，呼吸困难），反复出现急性加重
Ⅳ级（极重度）	$FEV_1/FVC<70\%$
	$FEV_1<30\%$ 预计值或 $FEV_1<50\%$ 预计值
	伴慢性呼吸衰竭，可合并肺心病及右心功能不全或衰竭

3. COPD 病程分期　①急性加重期：指在慢性阻塞性肺疾病过程中，短期内咳嗽、咳痰、气短和（或）喘息加重，痰量增多，呈脓性或黏液脓性，可伴发热等症状。②稳定期：指患者咳嗽、咳痰、气短等症状稳定或症状较轻。

六、治疗

（一）稳定期治疗

1. 祛除病因　教育患者抽烟危害，劝导患者戒烟；因职业或环境粉尘、刺激性气体所致者，应脱离污染环境。接种流感疫苗和肺炎疫苗可预防流感和呼吸道细菌感染，避免它们引发的急性加重。

2. 药物治疗　主要是支气管舒张药，如 β_2 肾上腺素受体激动剂、抗胆碱能药、茶碱类和祛痰药、糖皮质激素，以平喘、祛痰，改善呼吸困难症状，促进痰液排泄。某些中药具有调理机体状况的作用，可予辨证施治。

3. 非药物治疗

（1）长期家庭氧疗（LTOT）：长期氧疗对 COPD 合并慢性呼吸衰竭患者的血流动力学、呼吸生理、运动耐力和精神状态产生有益影响，可改善患者生活质量，提高生存率。

①氧疗指征（具有以下任何一项）：a. 静息时，$PaO_2 \leq 55mmHg$ 或 $SaO_2<88\%$，有或无高碳酸血症。b. $56mmHg \leq PaO_2<60mmHg$，$SaO_2<89\%$ 伴下述之一，继发红细胞增多（血细胞比容>55%）、肺动脉高压（平均肺动脉压 $\geq 25mmHg$）、右心功能不全导致水肿。

②氧疗方法：一般采用鼻导管吸氧，氧流量为 1.0～2.0L/min，吸氧时间>15 小时/天，使患者在静息状态下，达到 $PaO_2 \geq 60mmHg$ 和（或）使 SaO_2 升至 90% 以上。

（2）康复治疗：康复治疗适用于中度以上 COPD 患者。其中呼吸生理治疗包括正确咳嗽、排痰方法和缩唇呼吸等；肌肉训练包括全身性运动及呼吸肌锻炼，如步行、踏车、腹式呼吸锻炼等；科学的营养支持与加强健康教育亦为康复治疗的重要方面。

（二）急性加重期治疗

最多见的急性加重原因是细菌或病毒感染。根据病情严重程度决定门诊或住院治疗。治疗原则为抗感染、平喘、祛痰、低流量持续吸氧。

七、主要护理诊断/问题

1. 气体交换受损　与呼吸道阻塞、呼吸面积减少引起通气和换气功能受损有关。
2. 清理呼吸道无效　与呼吸道炎症、阻塞、痰液过多有关。
3. 营养失调：低于机体需要量　与长期咳痰、呼吸困难致食欲下降或感染机体代谢加快有关。
4. 焦虑　与日常活动时供氧不足、疲乏有关，或与经济支持不足有关。
5. 活动无耐力　与疲劳、呼吸困难有关。

八、护理措施

1. 气体交换受损　与呼吸道阻塞、呼吸面积减少引起通气和换气功能受损有关。

（1）休息与体位：保持病室内环境安静、舒适，温度 20～22℃，湿度 50%～60%。卧床休息，协助患者生活以减少患者氧耗。明显呼吸困难者摇高床头，协助身体处前倾位，以利于辅助呼吸肌参与呼吸。

（2）病情观察：监测患者的血压、呼吸、脉搏、意识状态、血氧饱和度，观察患者咳嗽、咳痰情况，痰液的量、颜色及形状，呼吸困难有无进行性加重等。

（3）有效氧疗：COPD 氧疗一般主张低流量低浓度持续吸氧。对患者加强正确的氧疗指导，避免出现氧浓度过高或过低的情况而影响氧疗效果。氧疗装置定期更换、清洁、消毒。急性加重期发生低氧血症者可用鼻导管吸氧，或通过文丘里面罩吸氧。鼻导管给氧时，吸入的氧浓度与给氧流量有关，估算公式为吸入氧浓度（%）= 21+4×氧流量（L/min）。一般吸入氧浓度为 28%～30%，应避免吸入氧浓度过高引起二氧化碳潴留。

（4）呼吸功能锻炼：在病情允许的情况下指导患者进行，以加强胸、膈呼吸肌肌力和耐力，改善呼吸功能。

①缩唇呼吸：目的是增加气道阻力，防止细支气管由于失去放射牵引和胸内高压引起的塌陷，以利于肺泡通气。方法：患者取端坐位，双手扶膝，舌尖放在下颌牙齿内底部，舌体略弓起靠近上颌硬腭、软腭交界处，以增加呼气时气流阻力，口唇缩成"吹口哨"的嘴形。吸气时闭嘴用鼻吸气，呼气时缩唇，慢慢轻轻呼出气体，吸气与呼气之比为 1∶2，慢慢呼

气达到1∶4。吸气时默数1、2，呼气时默数1、2、3、4。缩唇口型大小以能使距嘴唇15～20cm处蜡烛火焰随气流倾斜但不熄灭为度。呼气是腹式呼吸组成部分，应配合腹式呼吸锻炼。每天3～4次，每次15～30分钟。

②腹式呼吸：目的为锻炼膈肌，增加肺活量，提高呼吸耐力。方法：根据病情采取合适体位，初学者以半卧位为宜。

仰卧位的腹式呼吸。让患者髋关节、膝关节轻度屈曲，全身处于舒适的体位。患者一手放在腹部上，另一只手放在上胸部，此时治疗师的手与患者的手重叠放置，进行缩唇呼吸。精神集中，让患者在吸气和呼气时感觉手的变化，吸气时治疗师发出指令让患者放置于腹部的手轻轻上抬，治疗师在呼气的结束时，快速地徒手震动并对横膈膜进行伸张，以促进呼吸肌的收缩。此训练是呼吸系统物理治疗的基础，要对患者进行充分的指导，训练的时间为每次5～10分钟，训练的效果随次数增加显现。训练时注意：a. 把握患者的呼吸节律。顺应患者的呼吸节律进行呼吸指导可避免加重患者呼吸困难程度。b. 开始时不要进行深呼吸。腹式呼吸不是腹式深呼吸，在开始时期指导患者进行集中精力的深呼吸，可加重患者的呼吸困难。腹式呼吸的指导应在肺活量1/3～2/3通气量的程度上进行练习。应理解腹式深呼吸是充分的腹式呼吸。c. 应了解横膈的活动。横膈在吸气时向下方运动，腹部上升，了解横膈的运动，易理解腹式呼吸。

坐位的腹式呼吸。坐位的腹式呼吸的基础是仰卧位的腹式呼吸。患者采用的体位是坐在床上或椅子上，足跟着地，让患者的脊柱伸展并保持尽量前倾。患者一手放在膝外侧支撑体重，另一手放在腹部。治疗师一手放在患者的颈部，触及斜角肌的收缩；另一手放在患者的腹部，感受横膈的收缩。这样能够发现患者突然出现的意外和不应出现的胸式呼吸。正确的腹式呼吸是吸气时横膈膜开始收缩，然后斜角肌等呼吸辅助肌使收缩扩大，呼气时吸气肌放松处于迟缓状态。

立位的腹式呼吸。患者用单手扶床栏或扶手支撑体重，上半身取前倾位。治疗师按照坐位的腹式呼吸指导法指导患者训练。

（5）用药护理：按医嘱给予支气管舒张气雾剂、抗生素等药物，并注意用药后的反应。

2. 清理呼吸道无效　与呼吸道炎症、阻塞、痰液过多有关。

（1）减少尘埃与烟雾刺激，避免诱因，注意保暖。

（2）补充水分：饮水（保持每天饮水1.5～2L以上）、雾化吸入（每日2次，每次20分钟）及静脉输液，有利于痰液的稀释，便于咳出。

（3）遵医嘱用药，口服及静滴沐舒坦祛痰，静滴氨茶碱扩张支气管。

（4）注意无菌操作，加强口腔护理。

（5）定时巡视病房，加强翻身、叩背、吸痰。指导患者进行深呼吸和有效的咳嗽咳痰，定期（每2小时）进行数次随意的深呼吸（腹式呼吸），吸气末屏气片刻，然后进行咳嗽；

嘱患者经常变换体位以利于痰液咳出，保证呼吸道的通畅，防止肺不张等并发症。

3. 焦虑　与日常活动时供氧不足、疲乏有关，或与经济支持不足有关。

（1）入院时给予热情接待，注意保持病室的整洁、安静，为患者创造一个舒适的周围环境。

（2）鼓励家属陪伴，给患者心理上带来慰藉和亲切感，消除患者的焦虑。

（3）随时了解患者的心理状况，多与其沟通，讲解本病有关知识及预后情况，使患者对疾病有一定的了解，说明不良情绪对病情有害无利，积极配合会取得良好的效果。

（4）加强巡视病房，在患者夜间无法入睡时适当给予镇静治疗。

4. 营养失调：营养低于机体需要量　与长期咳痰、呼吸困难致食欲下降或感染机体代谢加快有关。

（1）评估营养状况并了解营养失调原因，宣传饮食治疗的意义和原则。

（2）制定适宜的饮食计划，呼吸困难可使热量和蛋白质消耗增加，因此，应制定高热量、高蛋白、高维生素的饮食计划，不能进食或输注过多的糖类，以免产生大量 CO_2，加重通气负担。改善患者进食环境，鼓励患者进食。少量多餐，进软食，细嚼慢咽，避免进食易产气食物。

（3）便秘者给予高纤维素食物，有心衰或水肿者应限制水钠的摄入。

（4）必要时静脉补充营养。

5. 健康教育

（1）COPD 的预防主要是避免发病的高危因素、急性加重的诱发因素以及增强机体免疫力。戒烟是预防 COPD 的重要措施，也是最简单易行的措施，在任何阶段戒烟都有益于防止 COPD 的发生和发展。

（2）控制职业和环境污染，减少有害气体或有害颗粒的吸入，可减轻气道和肺的异常炎症反应。

（3）积极防治婴幼儿和儿童期的呼吸系统感染，可能有助于减少以后 COPD 的发生。流感疫苗、肺炎链球菌疫苗、细菌溶解物、卡介菌多糖核酸等对防止 COPD 患者反复感染可能有益。

（4）指导患者呼吸功能锻炼，防寒保暖，锻炼身体，增强体质，提高机体免疫力。

（5）对于有 COPD 高危因素的人群，应定期进行肺功能监测，以尽可能早期发现 COPD 并及时予以干预。

（姜　凤）

第三节 肺源性心脏病

一、概述

慢性肺源性心脏病（简称肺心病）最常见者为慢性缺氧、缺血性肺源性心脏病，又称阻塞性肺气肿性心脏病，是指由肺部、胸廓或肺动脉的慢性病变引起的肺循环阻力增高，致肺动脉高压和右心室肥大，甚至发展为右心衰竭的心脏病。肺心病在我国是常见病、多发病。

二、护理评估

1. 一般评估　神志，生命体征，饮食、睡眠情况，大小便及皮肤状况等。
2. 专科评估　咳嗽、咳痰及呼吸困难情况，发绀情况，评估动脉血气分析结果以了解患者缺氧及二氧化碳潴留情况。

三、护理措施

1. 一般护理

（1）环境：病室环境应安静、舒适，保持空气流通、新鲜，温度18～22℃，空气相对湿度50%～60%，病室内避免放置鲜花，禁用蚊香、花露水等带有刺激性气味的物品。

（2）休息和体位：心功能代偿期可适当活动，失代偿期嘱患者卧床休息，如出现严重呼吸困难时宜采取半卧位或端坐位，必要时设置床边桌，以便患者伏桌休息，以利心肺功能的恢复。

（3）饮食护理：少食多餐，软食为主，减少用餐时的疲劳。多进食高膳食纤维的蔬菜和水果，如芹菜、菠菜、蘑菇、木耳、萝卜、香蕉、苹果、橘子等，避免含糖高的食物，如白糖、红糖、蜂蜜、甘蔗、大米、面粉、红薯、大枣、甜菜及含糖量高的水果等。如患者出现腹水或水肿、尿量少时，应限制钠水摄入。

（4）基础护理：加强皮肤护理及口腔护理，清醒患者每天用生理盐水漱口，若发生感染可用2%的碳酸氢钠漱口。昏迷患者按常规做口腔护理。

（5）氧疗护理：持续低流量、低浓度给氧，氧流量1～2L/min，浓度25%～29%。

肺心病患者给予低流量吸氧的原因：高碳酸血症的肺心病患者呼吸中枢化学感受器对二氧化碳改变的反应性差，其呼吸主要靠低氧血症对化学感受器的驱动作用，若吸入高浓度氧，氧分压迅速上升，减轻或消除缺氧对外周化学感受器的刺激，通气必然减少，二氧化碳潴留反而加重。

（6）有效祛痰，保持呼吸道通畅：对意识清醒的患者鼓励并指导患者有效咳嗽、咳痰，痰液黏稠者，亦可给予超声雾化吸入，雾化液中加入抗生素、祛痰药和解痉平喘药，每日 2～3 次；对意识不清或无力咳痰患者给予电动吸痰，必要时可给予拍背或振荡排痰仪，促进排痰。

2. 病情观察

（1）观察神志、体温、血压、心率，呼吸节律、频率、深浅，以及有无发绀、水肿、尿量等变化。

（2）观察患者的痰液的量、颜色、性状。

（3）定期监测血气分析的变化。

动脉血气分析的正常值：氧分压 80～100mmHg，二氧化碳分压 35～45mmHg。

3. 用药护理

（1）避免使用镇静药、麻醉药、催眠药，以免抑制呼吸功能和咳嗽反射。

（2）使用利尿药应以缓慢、小剂量间歇用药为原则。

（3）使用血管扩张药时，注意观察心率及血压情况。

（4）观察呼吸兴奋药不良反应，如皮肤潮红、出汗、血压升高、心悸等，出现不良反应应减慢滴速或停药并通知医生。

4. 加强锻炼　如呼吸肌锻炼、全身锻炼（进行呼吸操和有氧活动）、耐寒锻炼（用冷水洗脸、洗鼻）。

呼吸肌的锻炼包括缩唇呼吸和腹式呼吸。

（1）缩唇呼吸的训练方法：患者闭嘴经鼻吸气，缩口唇做吹口哨状缓慢呼气 4～6 秒，呼气时缩唇大小程度由患者自行选择调整，以能轻轻吹动面前 30cm 处的白纸为适度，缩唇呼吸可配合腹式呼吸一起应用。

（2）腹式呼吸的训练方法：患者取舒适体位，全身放松，闭嘴吸气至不能再吸，稍屏气或不屏气直接用口缓慢呼气。吸气时膈肌下降，腹部外凸，呼气时膈肌上升，腹部内凹。呼吸时可让患者两手置于肋弓下，要求呼气时须明显感觉肋弓下沉变小，吸气时则要感觉肋弓向外扩展。有时需要用双手按压肋下和腹部，促进腹肌收缩，使气呼尽。

5. 心理护理　由于疾病迁延不愈、反复发作，患者易产生恐惧、疑虑、烦恼、渴求等各种心理反应。护士应建立良好的护患关系，多进行心理沟通。与患者交谈，了解其心理状态，以优良的态度、娴熟的技术，赢得患者的信赖，使他们主动配合治疗和护理。

四、健康教育

1. 戒烟、戒酒。

2. 加强饮食营养，以保证机体康复的需要。指导患者进行耐寒锻炼，根据病情开展适当的体育锻炼，增强体质。

3. 冬季注意保暖，少到人多的公共场所，以防止发生上呼吸道感染。

4. 指导患者有效咳嗽的方法，当痰多时应尽量咳出，或采取体位引流等协助痰液排出。

5. 教导患者呼吸锻炼方法，如噘嘴呼吸、腹式呼吸。

（姜　凤）

第四节　呼吸衰竭

一、概述

呼吸衰竭指各种原因引起的肺通气和（或）换气功能严重障碍，以致在静息状态下亦不能维持足够的气体交换，导致低氧血症（伴或不伴）高碳酸血症，进而引起一系列的病理生理改变和相应的临床表现的一种综合征。其临床表现缺乏特异性，明确诊断有赖于动脉血气分析：在海平面、静息状态、呼吸空气条件下，动脉血氧分压（$PaCO_2$）<60mmHg，伴或不伴二氧化碳分压（$PaCO_2$）>50mmHg，并排除心内解剖分流和原发于心排血量降低等致低氧因素，可诊断为呼吸衰竭。

二、病因

呼吸系统疾病如严重呼吸系统感染、急性呼吸道阻塞性病变、重度或危重哮喘、各种原因引起的急性肺水肿、肺血管疾病、胸廓外伤或手术损伤、自发性气胸和急剧增加的胸腔积液，导致通气和（或）换气障碍；急性颅内感染、颅脑外伤、脑血管病变（脑出血、脑梗死）等直接或间接抑制呼吸中枢；脊髓灰质炎、重症肌无力、有机磷中毒及颈椎外伤等可损伤神经-肌肉传导系统，引起通气不足。上述各种原因均可造成急性呼吸衰竭。

三、分类

1. 按动脉血气分析分类

（1）Ⅰ型呼吸衰竭：缺氧性呼吸衰竭，血气分析特点是PaO_2<60mmHg，$PaCO_2$降低或正常。主要见于肺换气功能障碍疾病。

（2）Ⅱ型呼吸衰竭：高碳酸性呼吸衰竭，血气分析特点是PaO_2<60mmHg同时伴有$PaCO_2$>50mmHg。系肺泡通气功能障碍所致。

2. 按发病急缓分类

（1）急性呼吸衰竭是指呼吸功能原来正常，由于多种突发因素的发生或迅速发展，引起通气或换气功能严重损害，短时间内发生呼吸衰竭，因机体不能很快代偿，如不及时抢救，会危及患者生命。

（2）慢性呼吸衰竭多见于慢性呼吸系统疾病，其呼吸功能损害逐渐加重，虽有缺氧，或伴二氧化碳潴留，但通过机体代偿适应，仍能从事个人生活活动，称为代偿性慢性呼吸衰竭。一旦并发呼吸道感染，或因其他问题增加呼吸生理负担所致代偿失调，出现严重缺氧、二氧化碳潴留和酸中毒的临床表现，称为失代偿性慢性呼吸衰竭。

3. 按病理生理分类

（1）泵衰竭：由神经肌肉病变引起。

（2）肺衰竭：由气道、肺或胸膜病变引起。

四、发病机制

各种病因通过引起的肺通气不足、弥散障碍、通气/血流比例失调、肺内动-静脉解剖分流增加和氧耗增加5个机制，使通气和（或）换气过程发生障碍，导致呼吸衰竭。

1. 肺通气不足　肺泡通气量减少，肺泡氧分压下降，二氧化碳分压上升。气道阻力增加、呼吸驱动力弱、无效腔气量增加均可导致通气不足。

2. 弥散障碍　见于呼吸膜增厚（如肺水肿、肺间质病变）和面积减少（如肺不张、肺实变），或肺毛细血管血量不足（肺气肿）及血液氧合速率减慢（贫血）等。

3. 通气/血流比例失调

（1）通气/血流>正常：引起肺有效循环血量减少，造成无效通气。

（2）通气/血流<正常：形成无效血流或分流样血流。

4. 肺内动-静脉解剖分流增加　肺部病变如肺泡萎陷、肺不张、肺水肿、肺炎实变均可引起肺动脉样分流增加，使静脉血没有接触肺泡气进行气体交换，直接进入肺静脉。

5. 机体氧耗增加　氧耗量增加是加重缺氧的原因之一，发热、寒战、呼吸困难和抽搐均将增加氧耗量。

五、护理评估

（一）致病因素

询问患者或家属是否有导致慢性呼吸系统疾病，如慢性阻塞性肺疾病、重症肺结核、肺间质纤维化等；是否有胸部的损伤；是否有神经或肌肉等病变。

（二）身体状况

1. 呼吸困难　是最早最突出的表现，表现为呼吸浅速，出现"三凹征"，并二氧化碳麻醉时，出现浅慢呼吸或潮式呼吸。

2. 发绀　是缺氧的主要表现。当动脉血氧饱和度低于90%或氧分压<50mmHg时，可在口唇、指甲、舌等处出现发绀。

3. 精神、神经症状　注意力不集中、定向障碍、烦躁、精神错乱，后期表现躁动、抽搐、昏迷。慢性缺氧多表现为智力和定向障碍。有二氧化碳潴留时常表现出兴奋状态，二氧化碳潴留严重者可发生肺性脑病。

4. **血液循环系统症状** 早期血压升高,心率加快,晚期血压下降,心率减慢、失常甚至心脏停搏。

5. **其他** 严重呼衰对肝肾功能和消化系统都有影响,可有消化道出血、尿少、尿素氮升高、肌酐清除率下降、肾衰竭等症状。

(三) 辅助检查

1. **动脉血气分析** 呼吸衰竭的诊断标准是在海平面、标准大气压、静息状态、呼吸空气条件下,动脉血氧分压(PaO_2)<60mmHg,伴或不伴有二氧化碳分压($PaCO_2$)>50mmHg。单纯的PaO_2<60mmHg为Ⅰ型呼吸衰竭;若伴$PaCO_2$>50mmHg,则为Ⅱ型呼吸衰竭。

2. **肺功能检测** 肺功能有助于判断原发疾病的种类和严重程度。

3. **肺部影像学检查** 包括肺部X胸片、肺部CT等,有助于分析呼吸衰竭的原因。

(四) 心理-社会状况

呼吸衰竭的患者常因呼吸困难产生焦虑或恐惧反应。由于治疗的需要,患者可能需要接受气管插管或气管切开,进行机械通气,患者因此加重焦虑情绪。他们可能害怕会永远依赖呼吸机。各种监测及治疗仪器也会加重患者的心理负担。

(五) 治疗

1. **保持气道通畅** 气道通畅是纠正缺氧和二氧化碳潴留的先决条件。

(1) 清除呼吸道分泌物。

(2) 缓解支气管痉挛:用支气管解痉药,必要时给予糖皮质激素以缓解支气管痉挛。

(3) 建立人工气道:对于病情危重者,可采用经鼻或经口气管插管,或气管切开,建立人工气道,以方便吸痰和机械通气治疗。

2. **氧疗** 急性呼吸衰竭患者应使PaO_2维持在接近正常范围;慢性缺氧患者吸入的氧浓度应使PaO_2在60mmHg以上或SaO_2在90%以上;一般状态较差的患者应尽量使PaO_2在80mmHg以上。常用的给氧法为鼻导管、鼻塞、面罩、气管内机械给氧。对缺氧不伴二氧化碳潴留的患者,应给予高浓度吸氧(>35%),宜将吸入氧浓度控制在50%以内。缺氧伴明显二氧化碳潴留的氧疗原则为低浓度(<35%)持续给氧。

3. **机械通气** 呼吸衰竭时应用机械通气的目的是改善通气、改善换气和减少呼吸功耗,同时要尽量避免和减少发生呼吸机相关肺损伤。

4. **病因治疗** 对病因不明确者,应积极寻找。病因一旦明确,即应开始针对性治疗。对于病因无特效治疗方法者,可针对发病的各个环节合理采取措施。

5. **一般处理** 应积极预防和治疗感染、纠正酸碱失衡和电解质紊乱、加强液体管理,保持血细胞比容在一定水平、营养支持及合理预防并发症的发生。

六、主要护理诊断/问题

1. 气体交换受损　与肺换气功能障碍有关。
2. 清理呼吸道无效　与呼吸道分泌物黏稠、积聚有关。
3. 有感染加重的危险　与长期使用呼吸机有关。
4. 有皮肤完整性受损的危险　与长期卧床有关。
5. 语言沟通障碍　与人工气道建立影响患者说话有关。
6. 营养失调：低于机体需要量　与摄入不足有关。
7. 恐惧情绪　与病情危重有关。

七、护理目标

1. 患者的缺氧和二氧化碳潴留症状得以改善，呼吸形态得以纠正。
2. 患者在住院期间呼吸道通畅，没有因痰液阻塞而发生窒息。
3. 患者住院期间感染未加重。
4. 患者卧床期间皮肤完整，无压疮。
5. 患者能认识到增加营养的重要性并能接受医务人员的合理饮食建议。
6. 护士和患者能够应用图片、文字、手势等多种方式建立有效交流。
7. 可以和患者进行沟通，使患者焦虑、恐惧心理减轻。

八、护理措施

（一）生活护理

1. 提供安静、整洁、舒适的环境。
2. 给予高蛋白、高热量、丰富的维生素、易消化的饮食，少量多餐。
3. 控制探视人员，防止交叉感染。
4. 急性发作时，护理人员应保持镇静，减轻患者焦虑。缓解期患者可进行活动，协助他们适应生活，根据身体情况，做到自我照顾和正常的社会活动。
5. 咳痰患者应加强口腔护理，保持口腔清洁。
6. 长期卧床患者预防压疮发生，及时更换体位及床单位，骨隆突部位予以按摩或以软枕垫起。

（二）治疗配合

1. 呼吸困难的护理　教会患者有效的咳嗽、咳痰方法，鼓励患者咳痰，每日饮水在 1 500～2 000mL，给予雾化吸入。对年老体弱咳痰费力的患者，采取翻身、叩背排痰的方法。对意识不清及咳痰无力的患者，可经口或经鼻吸痰。

2. 氧疗的护理　不同的呼衰类型，给予不同的吸氧方式和氧浓度。Ⅰ型呼吸衰竭者，应提高氧浓度，一般可给予高浓度的氧（>50%），使 PaO_2 在 60mmHg 以上或 SaO_2 在 90% 以上；Ⅱ型呼吸衰竭者，以低浓度持续给氧为原则，或以血气分析结果调节氧流量。给氧方法可用鼻导管、鼻塞或面罩等。应严密观察给氧效果，如果呼吸困难缓解，心率下降，发绀减轻，表示给氧有效；如若呼吸过缓，意识障碍加重，表示二氧化碳潴留加剧，应报告医师，并准备呼吸兴奋药和辅助呼吸等抢救物品。

3. 机械通气的护理　见急性呼吸窘迫综合征患者的护理。

4. 酸碱失衡和电解质紊乱的护理　呼吸性酸中毒为呼衰最基本和最常见的酸碱紊乱类型。护理以改善肺泡通气量为主，包括有效控制感染、祛痰平喘、合理用氧、正确使用呼吸兴奋药及机械通气来改善通气，促进二氧化碳排出。水和电解质紊乱以低钾、低钠、低氯最为常见。慢性呼吸衰竭因低盐饮食、水潴留、应用利尿药等造成低钠，应注意预防。

（三）病情观察

1. 注意观察呼吸频率、节律、深度的变化。
2. 评估意识状况及神经精神症状，观察有无肺性脑病的表现。
3. 昏迷患者应评估瞳孔、肌张力、腱反射及病理反射。
4. 准确记录每小时出入量，尤其是尿量变化。合理安排输液速度。

（四）心理护理

呼吸衰竭的患者由于病情的严重及经济上的困难往往容易产生焦虑、恐惧等消极心理，因此从护理上应该重视患者心理情绪的变化，积极采用语言及非语言的方式跟患者进行沟通，了解患者的心理及需求，提供必要的帮助。同时加强与患者家属之间的沟通，使家属能适应患者疾病带来的压力，能理解和支持患者，从而减轻患者的消极情绪，提高生命质量，延长生命时间。

（五）健康教育

1. 讲解疾病的康复知识。
2. 鼓励进行呼吸运动锻炼，教会患者有效的咳嗽、咳痰技术，如缩唇呼吸、腹式呼吸、体位引流、拍背等方法。
3. 遵医嘱正确用药，熟悉药物的用法、剂量和注意事项等。
4. 教会家庭氧疗的方法，告知注意事项。
5. 指导患者制定合理的活动与休息计划，教会其减少氧耗量的活动与休息方法。
6. 增强体质，避免各种引起呼吸衰竭的诱因。①鼓励患者进行耐寒锻炼和呼吸功能锻炼，如用冷水洗脸等，以提高呼吸道抗感染的能力。②指导患者合理安排膳食，加强营养，达到改善体质的目的。③避免吸入刺激性气体，劝告吸烟患者戒烟。④避免劳累、情绪激动等不良因素刺激。⑤嘱患者少去人群拥挤的地方，尽量避免与呼吸道感染者接触，减少感染的机会。

九、护理评价

1. 患者呼吸平稳，血气分析结果正常。
2. 患者住院期间感染得到有效控制。
3. 患者住院期间皮肤完好。
4. 患者及家属无焦虑情绪存在，能配合各种治疗。
5. 患者掌握呼吸运动及正确咳嗽方法。

（孟 燕）

第五节 肺血栓栓塞症

一、概述

肺栓塞（PE）是以各种栓子阻塞肺动脉系统为其发病原因的一组疾病或临床综合征的总称，常见的栓子为血栓，少数为脂肪、羊水、空气等。肺血栓栓塞症（PTE）为来自静脉系统或右心的血栓阻塞肺动脉或其分支所致的疾病，主要临床特征为肺循环和呼吸功能障碍。PTE 为 PE 最常见的类型，通常所称的 PE 即指 PTE。

引起 PTE 的血栓主要来源于深静脉血栓形成（DVT）。DVT 与 PTE 实质上为一种疾病过程在不同部位、不同阶段的表现，两者合称为静脉血栓栓塞症（VTE）。

国外 PTE 发病率较高，病死率亦高，未经治疗的 PTE 的病死率为 25%～30%，大面积 PTE 1 小时内死亡率高达 95%，是仅次于肿瘤和心血管病，威胁人类生命的第三大杀手。PTE 发病和临床表现隐匿、复杂，对 PTE 的漏诊率和误诊率普遍较高。虽然我国目前尚无准确的流行病学资料，但随着诊断意识和检查技术的提高，诊断例数已有显著增加。

二、病因与发病机制

1. **深静脉血栓形成引起肺栓塞** 引起 PTE 的血栓可以来源于下腔静脉径路、上腔静脉径路或右心腔，其中大部分来源于下肢近端的深静脉，即腘静脉、股静脉、髂静脉。腓静脉血栓一般较细小，即使脱落也较少引起 PTE。只有当血栓发展到近端血管并脱落后，才易引起肺栓塞。任何可以导致静脉血液淤滞、静脉系统内皮损伤和血液高凝状态的因素均可引起深静脉血栓形成。深静脉血栓形成的高危因素：①获得性高危因素。高龄；肥胖；大于 4 天的长期卧床、制动；心脏疾病，如房颤合并心衰、动脉硬化等；手术，特别是膝关节、髋关节、恶性肿瘤手术；妊娠和分娩。②遗传性高危因素。凝血因子Ⅴ因子突变引起的蛋白 C 缺乏、蛋白 S 缺乏和抗凝血酶缺乏等造成血液的高凝状态。患者年龄一般在 40 岁以下，常以无明显诱因反复发生 DVT 和 PTE 为主要临床表现。

2. 非深静脉血栓形成引起肺栓塞 全身静脉血回流至肺，故肺血管床极易暴露于各种阻塞和有害因素中，除上述深静脉血栓形成外，其他栓子也可引起肺栓塞，包括：脂肪栓塞，羊水栓塞，空气栓塞，寄生虫栓塞，感染病灶、肿瘤的癌栓，毒品引起血管炎或继发血栓形成。

三、病理生理

肺动脉的血栓栓塞既可以是单一部位的，也可以是多部位的。病理检查发现多部位或双侧性的血栓栓塞更为常见。一般认为栓塞更易发生于右侧和下肺叶。发生栓塞后有可能在栓塞局部继发血栓形成，参与发病过程。PTE 所致病情的严重程度取决于栓子的性质及受累血管的大小和肺血管床阻塞的范围，栓子阻塞肺血管后释放的 5-羟色胺、组胺等介质引起的反应及患者原来的心肺功能状态。栓塞部位的肺血流减少，肺泡无效腔量增大，故 PTE 对呼吸的即刻影响是通气/血流比值增大。右心房压升高可引起功能性闭合的卵圆孔开放，产生心内右向左分流；神经体液因素可引起支气管痉挛；毛细血管通透性增高，间质和肺泡内液体增多或出血；栓塞部位肺泡表面活性物质分泌减少，肺泡萎陷，呼吸面积减小；肺顺应性下降，肺体积缩小并可出现肺不张；如累及胸膜，则可出现胸腔积液。以上因素导致通气/血流比例失调，出现低氧血症。

急性 PTE 造成肺动脉较广泛阻塞时，可引起肺动脉高压，出现急性肺源性心脏病，致右心功能不全，回心血量减少，静脉系统淤血；右心扩大致室间隔左移，使左心室功能受损，导致心排出量下降，进而可引起体循环低血压或休克；主动脉内低血压和右心房压升高，使冠状动脉灌注压下降，心肌血流减少，特别是心室内膜下心肌处于低灌注状态，加之 PTE 时心肌耗氧增加，可致心肌缺血，诱发心绞痛。

肺动脉发生栓塞后，若其支配区的肺组织因血流受阻或中断而发生坏死，称为肺梗死（PI）。由于肺组织接受肺动脉、支气管动脉和肺泡内气体弥散等多重氧供，PTE 中仅约不足 15% 发生 PI。

若急性 PTE 后肺动脉内血栓未完全溶解，或反复发生 PTE，则可能形成慢性血栓栓塞性肺动脉高压，继而出现慢性肺源性心脏病，右心代偿性肥厚和右心衰竭。

四、临床表现

（一）PTE 表现

1. **症状** 常见症状有：①不明原因的呼吸困难及气促，尤以活动后明显，为 PTE 最多见的症状。②胸痛，包括胸膜炎性胸痛或心绞痛样疼痛。③晕厥，可为 PTE 的唯一或首发症状。④烦躁不安、惊恐甚至濒死感。⑤咯血，常为小量咯血，大咯血少见。⑥咳嗽、心悸等。各病例可出现以上症状的不同组合，具有多样性和非特异性。临床上若同时出现呼吸困难、胸痛及咯血，称为PTE"三联征"，但仅见于约20％的患者。大面积肺栓塞时可发生休克甚至猝死。

2. 体征

（1）呼吸系统：呼吸急促最常见，发绀，肺部有时可闻及哮鸣音和（或）细湿啰音，肺野偶可闻及血管杂音；合并肺不张和胸腔积液时出现相应的体征。

（2）循环系统体征：心率快，肺动脉瓣区第二心音亢进及收缩期杂音；三尖瓣反流性杂音；心包摩擦音或胸膜心包摩擦音；可有右心衰体征如颈静脉充盈、搏动、肝大伴压痛、肝颈反流征（+）等。血压变化，严重时可出现血压下降甚至休克。

（3）其他可伴发热，多为低热，少数患者有38℃以上的发热。

（二）DVT表现

主要表现为患肢肿胀、周径增粗、疼痛或压痛、皮肤色素沉着，行走后患肢易疲劳或肿胀加重。但需注意，半数以上的下肢DVT患者无自觉症状和明显体征。应测量双侧下肢的周径来评价其差别。进行大、小腿周径的测量点分别为髌骨上缘以上15cm处，髌骨下缘以下10cm处。双侧相差>1cm即考虑有临床意义。

最有意义的体征是反映右心负荷增加的颈静脉充盈、搏动及DVT所致的肿胀、压痛、僵硬、色素沉着及浅静脉曲张等，一侧大腿或小腿周径较对侧大1cm即有诊断价值。

五、治疗

1. 急救措施

（1）一般处理：对高度疑诊或确诊PTE的患者，应进行重症监护，绝对卧床1～2周。剧烈胸痛者给予适当镇静、止痛对症治疗。

（2）呼吸循环支持，防治休克

①氧疗：采用经鼻导管或面罩吸氧，必要时气管插管机械通气，以纠正低氧血症。避免做气管切开，以免溶栓或抗凝治疗引发局部大出血。

②循环支持：对于出现右心功能不全但血压正常者，可使用多巴酚丁胺和多巴胺；若出现血压下降，可增大剂量或使用其他血管加压药物，如去甲肾上腺素等。扩容治疗会加重右室扩大，减低心排出量，不建议使用。液体负荷量控制在500mL以内。

2. 溶栓治疗　溶栓指征：大面积PTE有明显呼吸困难、胸痛、低氧血症等。对于次大面积PTE，若无禁忌证可考虑溶栓，但存在争议。对于血压和右心室运动功能均正常的病例，不宜溶栓。溶栓的时间窗一般定为急性肺栓塞发病或复发14天以内。症状出现48小时内溶栓获益最大，溶栓治疗开始越早，治疗效果越好。

绝对禁忌证：有活动性内出血和近期自发性颅内出血。

相对禁忌证：2周内的大手术、分娩、器官活检或不能压迫止血部位的血管穿刺；2个月内的缺血性脑卒中；10天内的胃肠道出血；15天内的严重创伤；1个月内的神经外科或眼科手术；难以控制的重度高血压（收缩压>180mmHg，舒张压>110mmHg）；近期曾行心肺复苏；血小板计数<100×10^9/L；妊娠；细菌性心内膜炎；严重肝、肾功能不全；糖尿病出血性视网膜病变等。对于致命性大面积 PTE，上述绝对禁忌证亦应被视为相对禁忌证，文献提示低血压和缺氧即是 PTE 立即溶栓的指征。

常用的溶栓药物：尿激酶（UK）、链激酶（SK）和重组组织型纤溶酶原激活剂（rt-PA）。三者溶栓效果相仿，临床可根据条件选用。

（1）UK：负荷量4 400IU/kg，静注10分钟，随后以2 200IU/（kg·h）持续静滴12小时。快速给药：按2万 IU/kg 剂量，持续静滴2小时。

（2）SK：负荷量25万 IU，静注30分钟，随后以10万 IU 每小时持续静滴24小时。快速给药：150万 IU，持续静滴2小时。链激酶具有抗原性，用药前需肌注苯海拉明或地塞米松，以防止过敏反应。链激酶6个月内不宜再次使用。

（3）rt-PA：推荐 rt-PA 50mg 持续静注2小时为国人标准治疗方案。

使用 UK、SK 溶栓时无须同时使用肝素治疗；但以 rt-PA 溶栓，当 rt-PA 注射结束后，应继续使用肝素。

3. 抗凝治疗　抗凝为 PTE 和 DVT 的基本治疗方法，可以有效防止血栓再形成和复发，为机体发挥自身的纤溶机制溶解血栓创造条件。抗凝药物主要有非口服抗凝剂普通肝素（UFH）、低分子肝素（LMWH），口服抗凝剂华法林。抗血小板药物阿司匹林或氯吡格雷的抗凝作用不能满足 PTE 或 DVT 的抗凝要求，不推荐使用。

临床疑诊 PTE 时，即可开始使用 UFH 或 LMWH 进行有效的抗凝治疗。用尿激酶或链激酶溶栓治疗后，应每2~4小时测定一次凝血酶原时间（PT）或活化部分凝血活酶时间（APTT），当其水平降至正常值的2倍时，即给予抗凝治疗。

UFH 给药时需根据 APTT 调整剂量，尽快使 APTT 达到并维持于正常值的1.5~2.5倍。LMWH 具有与 UFH 相同的抗凝效果，可根据体重给药，且无须监测 APTT 和调整剂量。UFH 或 LMWH 一般连用5~10天，直到临床情况平稳。使用肝素1~3天后加用口服抗凝剂华法林，初始剂量为3.0~5.0mg。当连续两天测定的国际标准化比率（INR）达到2.5（2.0~3.0）时，或 PT 延长至正常值的1.5~2.5倍时，停止使用肝素，单独口服华法林治疗。根据 INR 或 PT 调节华法林的剂量。一般口服华法林的疗程至少为3~6个月。对复发性 VTE、并发肺心病或危险因素长期存在者，抗凝治疗的时间应延长至12个月或以上，甚至终生抗凝。

4. 其他治疗　如肺动脉血栓摘除术、肺动脉导管碎解和抽吸血栓，仅适用于经积极的内科治疗无效的紧急情况或存在溶栓和抗凝治疗绝对禁忌证。为防止下肢深静脉大块血栓再次脱落阻塞肺动脉，可考虑放置下腔静脉滤器。若阻塞部位处于手术可及的肺动脉近端，可考虑行肺动脉血栓内膜剥脱术。

六、护理

1. 一般护理　安置患者于监护室，监测呼吸、心率、血压、静脉压、心电图及动脉血气的变化。患者应绝对卧床休息。避免大幅度的动作及用手按揉下肢深静脉血栓形成处，翻身时动作要轻柔，以防止血栓脱落，栓塞其他部位。做好各项基础护理，预防并发症。进食清淡、易消化的高维生素类食物。保持大便通畅，避免用力，以免促进深静脉血栓脱落。大便干燥时可酌情给予通便药或做结肠灌洗。

2. 镇静、止痛、给氧　患者胸痛剧烈时遵医嘱给予镇静、止痛药，以减轻患者的痛苦症状，缓解患者的紧张程度。保持呼吸道通畅，根据血气分析和临床情况合理给氧，改善缺氧症状。床旁备用气管插管用物及呼吸机，便于患者出现呼吸衰竭时立即进行机械通气治疗。

3. 病情观察　密切观察患者的神志、血压、呼吸、脉搏、体温、尿量和皮肤色泽等，注意有无胸痛、晕厥、咯血及休克等现象。正确留取各项标本，观察动脉血气分析和各项实验室检查结果如血小板计数、凝血酶原时间（PT）或活化部分凝血活酶时间（APTT）、血浆纤维蛋白含量、3P实验等。

4. 心理护理　PTE患者多有紧张、焦虑、悲观的情绪，应减少不必要的刺激，给予相应的护理措施，如护理人员守护在患者床旁，允许家属陪伴，解释病情，满足患者所需等。鼓励患者配合治疗，树立战胜疾病的信心和勇气。

5. 溶栓及抗凝护理

（1）用药前：①溶栓前宜留置外周静脉套管针，以方便溶栓中取血监测，避免反复穿刺血管。②测定基础APTT、PT及血常规（含血小板计数、血红蛋白）等。③评估是否存在禁忌证，如活动性出血、凝血功能障碍、未予控制的严重高血压等。必要时应配血，做好输血准备。

（2）用药期间

①注意观察出血倾向：a. 溶栓治疗的主要并发症为出血，包括皮肤、黏膜及脏器的出血。最严重的是颅内出血，发生率为1%～2%。在用药过程中，观察患者有无头痛、呕吐、意识障碍等情况；观察皮肤黏膜有无紫癜及穿刺点有无渗血；观察大小便的颜色，及时留取标本进行潜血检查。b. 肝素在使用的第1周每1～2天、第2周起每3～4天必须复查血小板计数一次，以发现肝素诱导的血小板减少症。若出现血小板迅速或持续降低达30%以上，或血小板计数<100×10^9/L，应停用UFH。c. 华法林在治疗的前几周，有可能引起血管性紫癜，导致皮肤坏死。华法林所致出血可以用维生素K拮抗。

②评估疗效：溶栓及抗凝后，根据医嘱定时采集血标本，对临床及相关辅助检查情况进行动态观察。

6. 健康教育　PTE 的预防和早期识别极为重要，应做好本病的有关预防和发病表现的宣教。老年、体弱、久病卧床的患者，应注意加强腿部的活动，经常更换体位，抬高下肢，以减轻下肢血液的淤滞，预防下肢深静脉血栓形成。长途空中旅行、久坐或久站，或孕妇妊娠期内引起的下肢和脚部浮肿、下肢静脉曲张，可采取非药物预防方法，如穿充气加压袜、使用间歇充气加压泵，以促进下肢静脉回流。已经开始抗凝药物治疗的患者应坚持长期应用抗凝药物，患者应注意观察出血倾向，当出现不明原因的气急、胸痛、咯血等表现时，应及时到医院诊治。

（孟　燕）

第六节　急性呼吸窘迫综合征

一、概述

急性呼吸窘迫综合征（ARDS）是多种原因引起的急性呼吸衰竭。ARDS 不是独立的疾病，是多种疾病的一种严重并发症。ARDS 晚期多诱发或合并多脏器功能障碍综合征，甚至多脏器功能衰竭（MOF），病情凶险，预后恶劣，病死率高达 50％～70％。

二、病因

休克、创伤、淹溺、严重感染、吸入有毒气体、药物过量、尿毒症、糖尿病酮症酸中毒、弥散性血管内凝血、体外循环等原因均可导致 ARDS。

三、临床表现

急性呼吸窘迫综合征通常发生于原发疾病或损伤起病后 24～48 小时以内。最初的症状为气促，伴有呼吸浅快，肺部可有湿啰音或哮鸣音。患者皮肤可见花斑状或青紫。随着病情进展，出现呼吸窘迫，吸气费力，发绀，烦躁不安，动脉血氧分压（PaO_2）明显降低、二氧化碳分压（$PaCO_2$）低。如病情继续恶化，呼吸窘迫和发绀继续加重，并出现酸中毒、MOF，甚至死亡。凡存在可能引起 ARDS 的各种基础疾病或诱因，一旦出现呼吸改变或血气异常，均应警惕有 ARDS 发生的可能。

四、治疗

治疗原则是改善换气功能、纠正缺氧，及时去除病因、控制原发病等。ARDS 治疗的关键在于原发病及其病因。治疗措施包括氧疗、机械通气等呼吸支持治疗，输新鲜血、利尿维持适宜的血容量，根据病因早期应用肾上腺皮质激素，纠正酸碱和电解质紊乱，营养支持及体位治疗。

五、护理

在救治 ARDS 过程中，精心护理是抢救成功的重要环节。护士应做到及早发现病情，迅速协助医生采取有力的抢救措施。密切观察患者生命体征，做好各项记录，准确完成各种治疗，备齐抢救器械和药品，防止机械通气和气管切开的并发症。

1. 护理目标

（1）及早发现 ARDS 的迹象，及早有效地协助抢救。维持患者生命体征稳定，挽救患者生命。

（2）做好人工气道的管理，维持患者最佳气体交换，改善低氧血症，减少机械通气并发症。

（3）采取俯卧位通气护理，缓解肺部压迫，改善心脏的灌注。

（4）积极预防感染等各种并发症，提高救治成功率。

（5）加强基础护理，增加患者舒适感。

（6）减轻患者心理不适，使其合作、平静。

2. 护理措施

（1）及早发现病情变化：ARDS 通常在疾病或严重损伤的最初 24~48 小时后发生。首先出现呼吸困难，通常呼吸浅快。吸气时可存在肋间隙和胸骨上窝凹陷。皮肤可出现发绀和斑纹，吸氧不能使之改善。

护士发现上述情况要高度警惕，及时报告医生，进行动脉血气和胸部 X 线等相关检查。一旦诊断考虑 ARDS，立即积极治疗。若没有机械通气的相应措施，应尽早转至有条件的医院。患者转运过程中应有专职医生和护士陪同，并准备必要的抢救设备，氧气必不可少。若有指征行机械通气治疗，可以先行气管插管后转运。

（2）迅速连接监测仪，密切监护心率、心律、血压等生命体征，尤其是呼吸的频率、节律、深度及血氧饱和度等。观察患者意识、发绀情况、末梢温度等。注意有无呕血、黑粪等消化道出血的表现。

（3）氧疗和机械通气的护理：治疗 ARDS 最紧迫的问题在于纠正顽固性低氧，改善呼吸困难，为治疗基础疾病赢得时间。需要对患者实施氧疗甚至机械通气。

严密监测患者呼吸情况及缺氧症状。若单纯面罩吸氧不能维持满意的血氧饱和度，应予辅助通气。首先可尝试采用经面罩持续气道正压吸氧等无创通气，但大多需要机械通气吸入氧气。遵医嘱给予高浓度氧气吸入或使用呼气末正压呼吸（PEEP）并根据动脉血气分析值的变化调节氧浓度。

使用 PEEP 时应严密观察，防止患者出现气压伤。PEEP 是在呼气终末时给予气道以一恒定正压使之不能回复到大气压的水平。可以增加肺泡内压和功能残气量改善氧合，防止呼气使肺泡萎陷，增加气体分布和交换，减少肺内分流，从而提高 PaO_2。由于 PEEP 使胸腔内压升高，静脉回流受阻，致心搏减少，血压下降，严重时可引起循环衰竭，另外正压过高，肺泡过度膨胀、破裂有导致气胸的危险。所以在监护过程中，注意 PEEP 观察有无心率增快、突然胸痛、呼吸困难加重等相关症状，发现异常立即调节 PEEP 压力并报告医生处理。

帮助患者采取有利于呼吸的体位，如端坐位或高枕卧位。

人工气道的管理有以下几方面：

妥善固定气管插管，观察气道是否通畅，定时对比听诊双肺呼吸音。经口插管者要固定好牙垫，防止阻塞气道。每班检查并记录导管刻度，观察有无脱出或误入一侧主支气管。套管固定松紧适宜，以能放入一指为准。

气囊充气适量。充气过少易产生漏气，充气过多可压迫气管黏膜导致气管食管瘘，可以采用最小漏气技术，用来减少并发症发生。方法：用 10mL 注射器将气体缓慢注入，直至在喉及气管部位听不到漏气声，向外抽出气体，0.25～0.5 毫升/次，至吸气压力到达峰值时出现少量漏气为止，再注入 0.25～0.5mL 气体，此时气囊容积为最小封闭容积，气囊压力为最小封闭压力，记录注气量。观察呼吸机上气道峰压是否下降及患者能否发音说话，长期机械通气患者要观察气囊有无破损、漏气现象。

保持气道通畅。严格无菌操作，按需适时吸痰。过多反复抽吸会刺激黏膜，使分泌物增加。先吸气道再吸口、鼻腔，吸痰前给予充分气道湿化、翻身叩背、吸纯氧 3 分钟，吸痰管最大外径不超过气管导管内径的 1/2，迅速插吸痰管至气管插管，感到阻力后撤回吸痰管 1～2cm，打开负压边后退边旋转吸痰管，吸痰时间不应超过 15 秒。吸痰后密切观察痰液的颜色、性状、量及患者心率、心律、血压和血氧饱和度的变化，一旦出现心律失常和呼吸窘迫，立即停止吸痰，给予吸氧。

用加温湿化器对吸入气体进行湿化，根据病情需要加入盐酸氨溴索、异丙托溴铵等，每日 3 次雾化吸入。湿化满意标准为痰液稀薄、无泡沫、不附壁能顺利吸出。

呼吸机使用过程中注意电源插头要牢固，不要与其他仪器共用一个插座；机器外部要保持清洁，上端不可放置液体；开机使用期间定时倒掉管道及集水瓶内的积水，集水瓶安装要牢固；定时检查管道是否漏气、有无打折、压缩机工作是否正常。

（4）维持有效循环，维持出入液量轻度负平衡。循环支持治疗的目的是恢复和提供充分的全身灌注，保证组织的灌流和氧供，促进受损组织的恢复。在能保持酸碱平衡和肾功能前提下达到最低水平的血管内容量。①护士应迅速帮助完成该治疗目标。选择大血管，建立 2 个以上的静脉通道，正确补液，改善循环血容量不足。②严格记录出入量、每小时尿量。出入量管理的目标是在保证血容量、血压稳定前提下，24 小时出量大于入量约 500～1 000mL，利于肺内水肿液的消退。充分补充血容量后，护士遵医嘱给予利尿剂，消除肺水肿。观察患者对治疗的反应。

（5）俯卧位通气护理：由仰卧位改变为俯卧位，可使75% ARDS患者的氧合改善。可能与血流重新分布，改善背侧肺泡的通气，使部分萎陷肺泡再膨胀达到"开放肺"的效果有关，随着通气/血流比例的改善进而改善了氧合。但实施俯卧位存在血流动力学不稳定、颅内压增高、脊柱外伤、急性出血、骨科手术、近期腹部手术、妊娠等为禁忌。①患者发病24～36小时后取俯卧位，翻身前给予纯氧吸入3分钟。预留足够的管路长度，注意防止气管插管过度牵拉致脱出。②为减少特殊体位给患者带来的不适，用软枕垫高头部15°～30°，嘱患者双手放在枕上，并在髋、膝、踝部放软枕，每1～2小时更换1次软枕的位置，每4小时更换1次体位，同时考虑患者的耐受程度。③注意血压变化，因俯卧位时支撑物放置不当，可使腹压增加，下腔静脉回流受阻而引起低血压，必要时在翻身前提高吸氧浓度。④注意安全、防坠床。

（6）预防感染的护理：①注意严格无菌操作，每日更换气管插管切口敷料，保持局部清洁干燥，预防或消除继发感染。②加强口腔及皮肤护理，以防护理不当而加重呼吸道感染及发生褥疮。③密切观察体温变化，注意呼吸道分泌物的情况。

（7）心理护理，减轻恐惧，增加心理舒适度：①评估患者的焦虑程度，指导患者学会自我调整心理状态，调控不良情绪。主动向患者介绍环境，解释治疗原则，解释机械通气、监测及呼吸机的报警系统，尽量消除患者的紧张感。②耐心向患者解释病情，对患者提出的问题要给予明确、有效和积极的信息，消除患者心理紧张和顾虑。③护理患者时保持冷静和耐心，表现出自信和镇静。④如果患者由于呼吸困难或人工通气不能讲话，可提供纸笔或以手势与患者交流。⑤加强巡视，了解患者的需要，帮助患者解决问题。⑥帮助并指导患者及家属应用松弛疗法、按摩等。

（8）营养护理：ARDS患者处于高代谢状态，应及时补充热量和高蛋白、高脂肪营养物质。能量的摄取既应满足代谢的需要，又应避免糖类的摄取过多，蛋白摄取量一般为每天1.2～1.5g/kg。

尽早采用肠内营养，协助患者取半卧位，充盈气囊，证实胃管在胃内后，用加温器和输液泵匀速泵入营养液。若有肠鸣音消失或胃潴留，暂停鼻饲，给予胃肠减压。一般留置5～7天后拔除，更换到对侧鼻孔，以减少鼻窦炎的发生。

六、健康指导

在疾病的不同阶段，根据患者的文化程度做好有关知识的宣传和教育，让患者了解病情的变化过程。

1. 提供舒适安静的环境以利于患者休息，指导患者正确卧位休息，讲解由仰卧位改变为俯卧位的意义，尽可能减少特殊体位给患者带来的不适。

2. 向患者解释咳嗽、咳痰的重要性，指导患者掌握有效咳痰的方法，鼓励并协助患者咳嗽，排痰。

3. 指导患者自己观察病情变化，如有不适及时通知医护人员。

4. 嘱患者严格按医嘱用药，按时服药，不要随意增减药物剂量及种类。服药过程中，需密切观察患者用药后反应，以指导用药剂量。

5. 出院指导：指导患者出院后仍以休息为主，活动量要循序渐进，注意劳逸结合。此外，患者病后生活方式的改变需要家人的积极配合和支持，应指导患者家属给患者创造一个良好的身心休养环境。出院后1个月内来院复查1～2次，出现情况随时来院复查。

（孟　燕）

第三章

心血管系统疾病的护理

第一节 心力衰竭

一、概述

心力衰竭是由于各种心脏疾病导致心功能不全的临床综合征。心力衰竭通常伴有肺循环和（或）体循环的充血，故又称之为充血性心力衰竭。

心功能不全分为无症状和有症状两个阶段，无症状阶段是有心室功能障碍的客观指标如射血分数降低，但无充血性心力衰竭的临床症状，如果不积极治疗，将会发展成有症状心功能不全。

（一）临床类型

1. 按发展速度分类　按其发展速度可分为急性和慢性两种，以慢性居多。急性心力衰竭常因急性的严重心肌损害或突然心脏负荷加重，使心排血量在短时间内急剧下降，甚至丧失排血功能。临床以急性左侧心力衰竭为常见，表现为急性肺水肿、心源性休克。

慢性心力衰竭病程中常有代偿性心脏扩大、心肌肥厚和其他代偿机制参与的缓慢的发展过程。

2. 按发生部位分类　按其发生的部位可分为左心、右心和全心衰竭。左侧心力衰竭临床上较常见，是指左心室代偿功能不全而发生的以肺循环淤血为特征的心力衰竭。

右侧心力衰竭是以体循环淤血为主要特征的心力衰竭，临床上多见于肺源性心脏病、先天性心脏病、高血压、冠心病等。

全心衰竭常是左侧心力衰竭使肺动脉压力增高，加重右心负荷，长此以往，右心功能下降、衰竭，即表现出全心功能衰竭症状。

3. 按功能障碍分类　按有无舒缩功能障碍又可分为收缩性和舒张性心力衰竭。收缩性心力衰竭是指心肌收缩力下降，心排血量不能满足机体代谢的需要，器官、组织血液灌注不足，同时出现肺循环和（或）体循环淤血表现。

舒张性心力衰竭见于心肌收缩力没有明显降低，可使心排血量正常维持，心室舒张功能障碍以致左心室充盈压增高，使肺静脉回流受阻，而导致肺循环淤血。

（二）心力衰竭分期

心力衰竭可以从临床上判断其不同时期，从预防着手，在疾病源头上给予干预，减少和延缓心力衰竭的发生，减少心力衰竭的发展和死亡。心力衰竭分期为四期。

A期：心力衰竭高危期，无器质性心脏或心力衰竭症状，如病人有高血压、代谢综合征、心绞痛，服用心肌毒性药物等，均可发展为心力衰竭的高危因素。

B期：有器质性心脏病如心脏扩大、心肌肥厚、射血分数降低，但无心力衰竭症状。

C期：有器质性心脏病，病程中有过心力衰竭的症状。

D期：需要特殊干预治疗的难治性心力衰竭。

心力衰竭的分期在病程中是不能逆转的，只能停留在某一期或向前发展，只有在A期对高危因素进行有效治疗，才能减少发生心力衰竭，在B期进行有效干预，可以延缓发展到有临床症状的心力衰竭。

（三）心功能分级

1. 根据病人主观症状和活动能力，心功能分为四级：

Ⅰ级：病人表现为体力活动不受限制，一般活动不出现疲乏、心悸、心绞痛或呼吸困难等症状。

Ⅱ级：病人表现为体力活动轻度受限制，休息时无自觉症状，但日常活动可引起气急、心悸、心绞痛或呼吸困难等症状。

Ⅲ级：病人表现为体力活动明显受限制，稍事活动可有气急、心悸等症状，有脏器轻度淤血体征。

Ⅳ级：病人表现为体力活动重度受限制，休息状态也有气急、心悸等症状，体力活动后加重，有脏器重度淤血体征。

此分级方法多年来在临床应用，优点是简便易行，缺点是仅凭病人主观感觉，常有病人症状与客观检查有差距，病人个体之间差异比较大。

2. 根据客观评价指标，心功能分为A、B、C、D四级：

A级：无心血管疾病的客观依据。

B级：有轻度心血管疾病的客观依据。

C级：有中度心血管疾病的客观依据。

D级：有重度心血管疾病的客观依据。

此分级方法对于轻、中、重度的标准没有具体的规定，需要临床医师主观判断。但结合第一个根据病人主观症状和活动能力进行分级的方案，是能弥补第一种分级方案的主观症状与客观指标分离情况的。如病人心脏超声检查提示轻度主动脉瓣狭窄，但没有体力活动受限制的情况，联合分级定为Ⅰ级B。又如病人体力活动时有心悸、气急症状，但休息症状缓解，心脏超声检查提示左心室射血分数（LVEF）为<35%，联合分级定为Ⅱ级C。

3. 6分钟步行试验　要求病人6分钟之内在平直走廊尽可能地快走，测定其所步行的距离，若6分钟步行距离<150m，表明为重度心功能不全，150～425m为中度，426～550m为轻度心功能不全。

此试验简单易行、安全、方便，用于评定慢性心力衰竭病人的运动耐力，评价心脏储备能力，也常用于评价心力衰竭治疗的效果。

二、慢性心力衰竭

慢性心力衰竭是多数心血管疾病的终末阶段,也是患者主要的死亡原因。心力衰竭是一种复杂的临床综合征,特定的症状是呼吸困难和乏力,特定的体征是水肿,这些情况可造成器官功能障碍,影响生活质量。主要表现为心脏收缩功能障碍的主要指标是左心室射血分数下降,一般<40%;而心脏舒张功能障碍的病人左心室射血分数相对正常,通常心脏无明显扩大,但有心室充盈指标受损。

我国引起慢性心力衰竭的基础心脏病的构成比与过去有所不同,过去我国以风湿性心脏病为主,近10年来其所占比例趋于下降,而冠心病、高血压的所占比例明显上升。

(一)病因与发病机制

1. 病因　各种原因引起的心肌、心瓣膜、心包或冠状动脉、大血管的结构损害,导致心脏容量负荷或压力负荷过重均可造成慢性心力衰竭。

冠心病、高血压、瓣膜病和扩张性心肌病是主要的病因;心肌炎、肾炎、先天性心脏病是较常见的病因;而心包疾病、贫血、甲状腺功能亢进与减退症、脚气病、心房黏液瘤、动脉-静脉瘘、心脏肿瘤和结缔组织病、高原病及少见的内分泌病等,是比较少见易被忽视的病因。

2. 诱因

(1)感染:感染是最主要的诱因,最常见的是呼吸道感染,其次是风湿热,在幼儿患者中则风湿热占首位。女性病人泌尿系统感染的诱发亦常见,感染性心内膜炎、全身感染均是诱发因素。

(2)心律失常:特别是快速心律失常,如房颤等。

(3)生理、心理压力过大:如劳累过度、情绪激动、精神紧张。

(4)血容量增加:液体摄入过多过快、高钠饮食。

(5)妊娠与分娩。

(6)其他:大量失血、贫血;各种原因引起的水、电解质、酸碱平衡紊乱;某些药物应用不当等。

3. 发病机制　慢性心力衰竭的发病机制是很复杂的过程,心脏功能大致经过代偿期和失代偿期。

(1)心力衰竭代偿期:心脏受损初始引起机体短期的适应性和代偿性反应,启动了Frank-Starling机制,增加心脏的前负荷,使心回血量增加,心室舒张末容积增加,心室扩大,心肌收缩力增强,而维持心排血量的基本正常或相对正常。

机体的适应性和代偿性反应,激活交感神经体液系统,交感神经兴奋性增强,增强心肌收缩力并提高心率,以增加心排血量,但同时机体周围血管收缩,增加了心脏后负荷,心肌增厚，心率加快，心肌耗氧量加大。

心脏功能下降，心排血量降低、肾素-血管紧张素-醛固酮系统也被激活，代偿性增加血管阻力和潴留水、钠，以维持灌注压；交感神经兴奋性增加，同时激活神经内分泌细胞因子如心钠素、血管升压素、缓激肽等参与调节血管舒缩，排钠利尿，对抗由于交感神经兴奋和肾素-血管紧张素-醛固酮系统激活造成的水钠潴留效应。在多因素作用下共同维持机体血压稳定，保证了重要脏器的灌注。

（2）心力衰竭失代偿期：长期、持续的交感神经和肾素-血管紧张素-醛固酮系统高兴奋性，多种内源性的神经激素和细胞因子的激活与失衡，又造成继发心肌损害，持续性心脏扩大、心肌肥厚，使心肌耗氧量增加，加重心肌的损伤。神经内分泌系统活性增加不断，加重血流动力学紊乱，损伤心肌细胞，导致心排血量不足，出现心力衰竭症状。

（3）心室重构：所谓的心室重构，就是在心脏扩大、心肌肥厚的过程中，心肌细胞、胞外基质、胶原纤维网等均有相应变化，左心室结构、形态、容积和功能发生一系列变化。研究表明，心力衰竭的发生发展的基本机制就是心室重构。由于基础病不同、进展情况不同和各种代偿机制的复杂作用，有些病人心脏扩大、肥厚已很明显，但临床可无心力衰竭表现。但如基础病病因不能去除，随着时间的推移，心室重构的病理变化，可自身不断发展，心力衰竭必然会出现。

从代偿到失代偿，除了因为代偿能力限度、代偿机制中的负面作用外，心肌细胞的能量供应和利用障碍，导致心肌细胞坏死、纤维化也是重要因素。

心肌细胞的减少使心肌收缩力下降，又因纤维化的增加使心室的顺应性下降，心室重构更趋明显，最终导致不可逆的心肌损害和心力衰竭。

（二）临床表现

慢性心力衰竭早期可以无症状或仅出现心动过速、面色苍白、出汗、疲乏和活动耐力减低症状等。

1. 左侧心力衰竭

（1）症状

①呼吸困难：劳力性呼吸困难是最早出现的呼吸困难症状，因为体力活动会使回心血量增加，左心房压力升高，肺淤血加重。开始仅剧烈活动或体力劳动后出现症状，休息后缓解，随肺淤血加重，逐渐发展到更轻活动后，甚至休息时，也出现呼吸困难。

夜间阵发性呼吸困难是左侧心力衰竭早期最典型的表现，又称为"心源性哮喘"。这是由于平卧血液重新分布使肺血量增加，夜间迷走神经张力增加，小支气管收缩，膈肌位高，肺活量减少。典型表现是病人熟睡1~2小时，突然憋气而惊醒，被迫坐起，同时伴有咳嗽、咳泡沫痰和（或）哮鸣性呼吸音。多数病人端坐休息后可自行缓解，次日白天无异常感觉。严重者可持续发作，甚至发生急性肺水肿。

端坐呼吸多在病程晚期出现，是肺淤血达到一定程度，平卧回心血量增多、膈肌上抬，呼吸更困难，必须采用高枕卧位、半卧位，甚至坐位，才可减轻呼吸困难。最严重的病人即使端坐床边，下肢下垂，上身前倾，仍不能缓解呼吸困难。

②咳嗽、咳痰、咯血：咳嗽、咳痰早期即可出现，是肺泡和支气管黏膜淤血所致，多发生在夜间，直立或坐位症状减轻。咳白色浆液性泡沫样痰为其特点，偶见痰中带有血丝。如发生急性肺水肿，则咳大量粉红色泡沫痰。

③其他症状：倦怠、乏力、心悸、头晕、失眠、嗜睡、烦躁等症状，重者可有少尿，是与心排血量低下，组织、器官灌注不足的有关表现。

（2）体征

①慢性左侧心力衰竭可有心脏扩大，心尖冲动向左下移位。心率加快、第一心音减弱、心尖区舒张期奔马律，最有诊断价值。部分病人可出现交替脉，是左侧心力衰竭的特征性体征。

②肺部可闻湿啰音，急性肺水肿时可出现哮鸣音。

2. 右侧心力衰竭

（1）症状：主要表现为体循环静脉淤血。消化道症状如食欲缺乏、恶心、呕吐、水肿、腹胀、肝区胀痛等为右侧心力衰竭的最常见症状。

劳力性呼吸困难也是右侧心力衰竭的常见症状。

（2）体征

①水肿：早期在身体的下垂部位和组织疏松部位，出现凹陷性水肿，具对称性。重者可出现全身水肿，并伴有胸腔积液、腹水和阴囊水肿。胸腔积液是因体静脉压力增高所致，胸腔静脉有一部分回流到肺静脉，所以胸腔积液更多见于全心衰竭时，以双侧为多见。

②颈静脉征：颈静脉怒张是右侧心力衰竭的主要体征，其程度与静脉压升高的程度正相关；压迫病人的腹部或肝，回心血量增加而使颈静脉怒张更明显，称为肝颈静脉回流征阳性，肝颈静脉回流征阳性则更具有特征性。

③肝大和压痛：可出现肝大和压痛；持续慢性右侧心力衰竭可发展为心源性肝硬化，晚期肝脏压痛不明显，但伴有黄疸、肝功能损害和腹水。

④发绀：发绀是由于供血不足，组织摄取血氧相对增加，静脉血氧降低。表现为面部毛细血管扩张、发绀、色素沉着。

3. 全心衰竭　右侧心力衰竭继发于左侧心力衰竭而形成全心衰竭，但当右侧心力衰竭后，肺淤血的临床表现减轻。扩张型心肌病等表现左、右心同时衰竭者，肺淤血症状都不严重，左侧心力衰竭的表现主要是心排血量减少的相关症状和体征。

（三）辅助检查

1. X线检查

（1）心影的大小、形态可为病因诊断提供重要依据，心脏扩大的程度和动态改变，间接反映心功能状态。

(2) 肺门血管影增强是早期肺静脉压增高的主要表现；肺动脉压力增高可见右下肺动脉增宽；肺间质水肿可使肺野模糊；Kerley B 线是在肺野外侧清晰可见的水平线状影，是肺小叶间隔内积液的表现，是慢性肺淤血的特征性表现。

2. 超声心动图　超声心动图比 X 线检查更能准确地提供各心腔大小变化及心瓣膜结构情况。左心室射血分数（LVEF 值）可反映心脏收缩功能，正常左心室射血分数值>50%，左心室射血分数值≤40% 为收缩期心力衰竭诊断标准。

应用多普勒超声是临床上最实用的判断心室舒张功能的方法，E 峰是心动周期的心室舒张早期心室充盈速度的最大值，A 峰是心室舒张末期心室充盈的最大值，正常人 E/A 的比值不小于 1.2，中青年应更大。

3. 有创性血流动力学检查　此检查常用于重症心力衰竭病人，可直接反映左心功能。

4. 放射性核素检查　帮助判断心室腔大小，反映左心室射血分数值和左心室最大充盈速率。

(四) 治疗

1. 病因治疗

(1) 基本病因治疗：对有损心肌的疾病应早期进行有效治疗，如高血压、冠心病、糖尿病、代谢综合征等；心血管畸形、心瓣膜病力争在发生心脏衰竭之前进行介入或外科手术治疗；对于一些病因不明的疾病如原发性扩张型心肌病亦应早期干预，以延缓心室重构。

(2) 诱因治疗：积极消除诱因，最常见的诱因是感染，特别是呼吸道感染，积极应用有针对性的抗生素控制感染。心律失常特别是房颤是引起心脏衰竭的常见诱因，对于快速房颤要积极控制心室率，及时复律。纠正贫血、控制高血压等均可防止心力衰竭发生和（或）加重。

2. 一般治疗　减轻心脏负担，限制体力活动，避免劳累和精神紧张。低钠饮食，少食多餐，限制饮水量。给予持续氧气吸入，流量为 2～4L/min。

3. 利尿药　利尿药是治疗心力衰竭的常用药物，通过排钠排水减轻水肿、减轻心脏负荷、缓解淤血症状。原则上应长期应用，但在水肿消失后应以最小剂量维持，如氢氯噻嗪 25mg，隔日 1 次。常用利尿药有排钾利尿药如氢氯噻嗪等，襻利尿药如呋塞米、布美他尼（丁脲胺）等，保钾利尿药如螺内酯、氨苯蝶啶等。排钾利尿药主要不良反应是可引起低血钾，应补充氯化钾或与保钾利尿药同用。噻嗪类利尿药可抑制尿酸排泄，引起高尿酸血症，大剂量长期应用可影响胆固醇及糖的代谢，应严密监测。

4. 肾素-血管紧张素-醛固酮系统抑制药

(1) 血管紧张素转化酶（ACE）抑制药的应用：ACE 抑制药可扩张血管，改善淤血症状，更重要的是降低心力衰竭病人代偿性神经-体液的不利影响，限制心肌、血管重构，维护心肌功能，推迟心力衰竭的进展，降低远期病死率。

①用法：常用 ACE 抑制药如卡托普利 12.5～25mg，2 次/天；培哚普利 2～4mg，1 次/天；贝那普利对有早期肾功能损害病人较适用，使用量是 5～10mg，1 次/天。临床应用一定要从小剂量开始，逐渐加量。

②ACE 抑制药的不良反应：低血压、肾功能一过性恶化、高血钾、干咳等。

③ACE 抑制药的禁忌证：无尿性肾衰竭、肾动脉狭窄、血肌酐升高≥225μmol/L、高血压、低血压、妊娠、哺乳期妇女及对此药过敏者。

（2）血管紧张素受体阻滞药（ARBBs）的应用：ARBBs 在阻断肾素-血管紧张素系统上的作用与 ACE 抑制药作用相同，但缺少对缓激肽降解抑制作用。当病人应用 ACE 抑制药出现干咳不能耐受，可应用 ARBBs 类药，常用 ARBBs 如坎地沙坦、氯沙坦、缬沙坦等。

ARBBs 类药的用药注意事项、不良反应除干咳以外，其他均与 ACE 抑制药相同。

（3）醛固酮拮抗药的应用：研究证明螺内酯 20mg，1～2 次/天小剂量应用，可以阻断醛固酮效应，有延缓心肌、血管的重构，改善慢性心力衰竭的远期效果。

注意事项：中重度心力衰竭病人应用时，需注意血钾的监测；肾功能不全、血肌酐异常、高血钾及应用胰岛素的糖尿病病人不宜使用。

5. β 受体阻滞药　β 受体阻滞药可对抗交感神经激活，阻断交感神经激活后各种有害影响。临床应用其疗效常在用药后 2～3 个月才出现，但可明显提高运动耐力，改善心力衰竭预后，降低病死率。

β 受体阻滞药具有负性肌力作用，临床中应慎重应用，应用药物应从小剂量开始，如美托洛尔 12.5mg，1 次/天；比索洛尔 1.25mg，1 次/天；卡维地洛 6.25mg，1 次/天，逐渐加量，适量维持。

注意事项：用药应在心力衰竭稳定、无体液潴留情况下、小剂量开始应用。

患有支气管痉挛性疾病、心动过缓、二度以上包括二度的房室传导阻滞的病人禁用。

6. 正性肌力药物　是治疗心力衰竭的主要药物，适于治疗以收缩功能异常为特征的心力衰竭，尤其对心腔扩大引起的低心排血量心力衰竭，伴快速心律失常的病人作用最佳。

（1）洋地黄类药物：是临床最常用的强心药物，具有正性肌力和减慢心率作用，在增加心肌收缩力的同时，不增加心肌耗氧量。

①适应证：充血性心力衰竭，尤其伴有心房颤动和心室率增快的心力衰竭是最好指征，对心房颤动、心房扑动和室上性心动过速均有效。

②禁忌证：严重房室传导阻滞、肥厚性梗阻型心肌病、急性心肌梗死 24 小时内不宜使用。洋地黄中毒或过量者为绝对禁忌证。

③用法：地高辛为口服制剂，维持量法，0.25mg，1 次/天。此药口服后 2～3 小时血浓度达高峰，4～8 小时获最大效应，半衰期为 1.6 天，连续口服 7 天后血浆浓度可达稳态。

适用于中度心力衰竭的维持治疗。

毛花苷 C 为静脉注射制剂，注射后 10 分钟起效，1～2 小时达高峰，每次 0.2～0.4mg，稀释后静脉注射，24 小时总量为 0.8～1.2mg。适用于急性心力衰竭或慢性心力衰竭加重时，尤其适用于心力衰竭伴快速心房颤动者。

④毒性反应：药物的治疗剂量和中毒剂量接近，易发生中毒。易导致洋地黄中毒的情况主要有：急性心肌梗死、急性心肌炎引起的心肌损害、低血钾、严重缺氧、肾衰竭等情况。

常见毒性反应有：胃肠道表现如恶心、呕吐；神经系统表现如视物模糊、黄视、绿视；心血管系统表现多为各种心律失常，也是洋地黄中毒最重要的表现，最常见的心律失常是室性期前收缩，多呈二联律。快速房性心律失常伴有传导阻滞是洋地黄中毒特征性的表现。

（2）β 受体兴奋药：临床通常短期应用治疗重症心力衰竭，常用静脉滴注多巴酚丁胺、多巴胺。适用于急性心肌梗死伴心力衰竭的病人；小剂量多巴胺 2～5μg/（kg·min）能扩张肾动脉，增加肾血流量和排钠利尿，从而用于充血性心力衰竭的治疗。

（五）护理

1. 环境与心理护理　保持环境安静、舒适，空气流通；限制探视，减少精神刺激；注意病人情绪变化，做好心理护理，要求病人家属要积极给予病人心理支持和治疗的协助，使病人心情放松、情绪稳定，减少机体耗氧量。

2. 休息与活动　一般心功能Ⅰ级：不限制一般的体力活动，但避免剧烈运动和重体力劳动。心功能Ⅱ级：可适当进行轻体力工作和家务劳动，强调下午多休息。心功能Ⅲ级：日常生活可以自理或在他人协助下自理，严格限制一般的体力活动。心功能Ⅳ级：绝对卧床休息，生活需要他人照顾，可在床上做肢体被动运动和翻身，逐步过渡到坐床边或下床活动。当病情好转后，鼓励病人尽早做适量的活动，防止因长期卧床导致的静脉血栓、肺栓塞、便秘和压疮的发生。在活动中要监测有无呼吸困难、胸痛、心悸、疲劳等症状，如有不适应停止活动，并以此作为限制最大活动量的指征。

3. 病情观察

（1）观察水肿情况：注意观察水肿的消长情况，每日测量并记录体重，准确记录液体出入量。

（2）保持呼吸道通畅：监测病人呼吸困难的程度、发绀情况、肺部啰音的变化以及血气分析和血氧饱和度等变化，根据缺氧的轻重程度调节氧流量和吸氧方式。

（3）注意水、电解质变化及酸碱平衡情况：低钾血症可出现乏力、腹胀、心悸、心电图出现 u 波增高及心律失常，并可诱发洋地黄中毒。少数因肾功能减退，补钾过多而致高血钾，严重者可引起心搏骤停。低钠血症表现为乏力、食欲缺乏、恶心、呕吐、嗜睡等症状。

如出现上述症状,要及时通报医师及时给予检查、纠正。

4. 保持排便通畅　病人常由精神因素导致规律性排便活动受抑制,排便习惯改变,加之胃肠道淤血、进食减少、卧床过久影响肠蠕动,易致便秘。应帮助病人训练床上排便习惯,同时饮食中增加膳食纤维,如发生便秘,应用小剂量缓泻药和润肠药,病情许可时扶患者坐起使用便器,并注意观察患者的心率、反应,以防发生意外。

5. 输液的护理　根据病人液体出入情况及用药要求,控制输液量和速度,以防诱发急性肺水肿。

6. 饮食护理　给予高蛋白、高维生素的易消化清淡饮食,注意补充营养。少量多餐,避免过饱;限制水、钠摄入,每日食盐摄入量少于5g,服利尿药者可适当放宽。

7. 用药护理

(1) 使用利尿药的护理:遵医嘱正确使用利尿药,并注意有关不良反应的观察和预防。监测血钾及有无乏力、腹胀、肠鸣音减弱等低钾血症的表现,同时多补充含钾丰富的食物,必要时遵医嘱补充钾盐。口服补钾宜在饭后或将水剂与果汁同饮;静脉补钾时每500mL液体中氯化钾含量不宜超过1.5g。

应用保钾利尿药需注意有无胃肠道反应、嗜睡、乏力、皮疹、高血钾等不良反应。

利尿药的应用时间选择早晨或日间为宜,避免夜间排尿过频而影响病人的休息。

(2) 使用洋地黄的护理

①给药要求:严格遵医嘱给药,发药前要测量病人脉搏1分钟,当脉搏<60次/分或节律不规则时,应暂停服药并通知医生。静脉给药时务必稀释后缓慢静脉注射,并同时监测心率、心律及心电图变化。

②遵守禁忌:注意不与奎尼丁、普罗帕酮(心律平)、维拉帕米(异搏定)、钙剂、胺碘酮等药物合用,以免降低洋地黄类药物肾排泄率,增加药物毒性。

③用药后观察:应严密观察病人用药后毒性反应,监测血清地高辛浓度。

④毒性反应的处理:立即停用洋地黄类药;停用排钾利尿药;积极补充钾盐;快速纠正心律失常,血钾低者快速补钾,不低的可应用力多卡因等治疗,但一般禁用电复律,防止发生室颤;对缓慢心律失常,可使用阿托品0.5~1mg皮下注射或静脉注射治疗,一般不用安置临时起搏器。

(3) 肾素-血管紧张素-醛固酮系统抑制药使用的护理:应用ACE抑制药时需预防直立性低血压、皮炎、蛋白尿、咳嗽、间质性肺炎等不良反应的发生。应用ACE抑制药和(或)ARBBs期间要注意观察血压、血钾的变化,同时注意要小剂量开始,逐渐加量。

8. 并发症的预防与护理

(1) 感染:室内空气流通,每日开窗通风2次,寒冷天气注意保暖,长期卧床者鼓励翻身,协助拍背,以防发生呼吸道感染和坠积性肺炎;加强口腔护理,以防发生由于药物治疗引起菌群失调导致的口腔黏膜感染。

(2) 血栓形成：由于长期卧床和使用利尿药引起的血流动力学改变，下肢静脉易形成血栓。应鼓励病人在床上活动下肢和做下肢肌肉收缩运动，协助病人做下肢肌肉按摩。每天用温水浸泡足以加速血液循环，减少静脉血栓形成。当病人肢体远端出现局部肿胀时，提示有发生静脉血栓可能，应及早与医师联系。

(3) 皮肤损伤：应保持床褥柔软、清洁、干燥，病人衣服柔软、宽松。对于长期卧床病人应加强皮肤护理，保持皮肤清洁、干燥，定时协助病人更换体位，按摩骨突出处，防止推、拉、扯等强硬动作，以免皮肤完整性受损。如需使用热水袋取暖，水温不宜过高，40～50℃为宜，以免烫伤。

对于有阴囊水肿的男病人可用托带支托阴囊，保持会阴部皮肤清洁、干燥；水肿局部有液体外渗情况，要防止继发感染；注意观察皮肤有无发红、破溃等压疮发生，一旦发生压疮要积极给予减少受压、预防感染、促进愈合的护理措施。

9. 健康教育

(1) 治疗病因、预防诱因：指导病人积极治疗原发心血管疾病，注意避免各种诱发心力衰竭的因素，如呼吸道感染、过度劳累和情绪激动、钠盐摄入过多、输液过多过快等。育龄妇女注意避孕，要在医师的指导下妊娠和分娩。

(2) 饮食要求：饮食要清淡、易消化、富营养，避免饮食过饱，少食多餐。戒烟、酒，多食蔬菜、水果，防止便秘。

(3) 合理安排活动与休息：根据心功能的情况，安排适当体力活动，以利于提高心脏储备力，提高活动耐力，同时也帮助改善心理状态和生活质量。但应避免重体力劳动，建议病人进行散步、练气功、打太极拳等运动，掌握活动量，以不出现心悸、气促为度，保证充分睡眠。

(4) 服药要求：指导病人遵照医嘱按时服药，不要随意增减药物，帮助病人认识所服药物的注意事项，如出现不良反应及时就医。

(5) 坚持诊治：慢性心力衰竭治疗过程是终身治疗，应嘱病人定期门诊复诊，防止病情发展。

(6) 家属教育：帮助家属认识疾病和目前治疗方法、帮助病人的护理措施和心理支持的技巧，教育其要给予病人积极心理支持和生活帮助，使病人树立战胜疾病的信心，保持情绪稳定。

三、急性心力衰竭

急性心力衰竭是指心肌遭受急性损害或心脏负荷突然增加，使心排血量急剧下降，导致组织灌注不足和急性淤血的综合征。以急性左侧心力衰竭最常见，多表现为急性肺水肿或心源性休克。

（一）病因与发病机制

主要有急性广泛心肌梗死、高血压急症、严重心律失常、输液过多过快等原因。心脏收缩力突然严重减弱，心排血量急剧减少或左心室瓣膜性急性反流，左心室舒张末压迅速升高，肺静脉回流不畅，导致肺静脉压快速升高，肺毛细血管压随之升高，使血管内液体渗入到肺间质和肺泡内，形成急性肺水肿。

（二）临床表现

突发严重呼吸困难为特征性表现，呼吸频率达30～40次/分，病人被迫采取坐位，两腿下垂，双臂支撑以助呼吸，极度烦躁不安、大汗淋漓、口唇发绀、面色苍白。同时频繁咳嗽、咳大量粉红色泡沫痰。病情极重者可以出现意识模糊。

早期血压可以升高，随病情不缓解血压可降低直至休克；听诊可见心音较弱，心率增快，心尖部可闻及舒张期奔马律；两肺满布湿啰音和哮鸣音。

（三）治疗

1. 体位　置病人于两腿下垂坐位或半卧位。

2. 吸氧　吸入高流量（6～8L/min）氧气，加入30%～50%乙醇湿化。对病情严重病人可采用呼吸机持续加压面罩吸氧或双水平气道加压吸氧，以增加肺泡内的压力，促进气体交换，对抗组织液向肺泡内渗透。

3. 镇静　吗啡3～10mg皮下注射或静脉注射，必要时每15分钟重复1次，可重复2～3次。老年病人须酌情减量或肌内注射。伴颅内出血、神志障碍、慢性肺部疾病时禁用。

4. 快速利尿　呋塞米20～40mg静脉注射，在2分钟内推注完，每4小时可重复1次。呋塞米不仅有利尿作用，还有静脉扩张作用，利于肺水肿的缓解。

5. 血管扩张药　血管扩张药应用过程中，要严密监测血压，用量要根据血压进行调整，收缩压一般维持在100mmHg左右，对原有高血压的病人血压降低幅度以不超过80mmHg为度。

（1）硝普钠应用：硝普钠缓慢静脉滴注，扩张小动脉和小静脉，初始用药剂量为0.3μg/(kg·min)，根据血压变化逐渐调整剂量，最大剂量为5μg/(kg·min)，一般维持量为50～100μg/min。因本药含有氰化物，用药时间不宜连续超过24小时。

（2）硝酸甘油应用：硝酸甘油扩张小静脉，降低回心血量。初始用药剂量为10μg/min，然后每10分钟调整1次，每次增加初始用药剂量为5～10μg。

（3）酚妥拉明应用：酚妥拉明可扩张小动脉及毛细血管。静脉用药以0.1mg/min开始，每5～10分钟调整1次，增至最大用药剂量为1.5～2.0mg/min。

6. 洋地黄类药物　可应用毛花苷C 0.4～0.8mg缓慢静脉注射，2小时后可酌情再给0.2～0.4mg。近期使用过洋地黄药物的病人，应注意洋地黄中毒。对于急性心肌梗死在24小时内不宜使用，重度二尖瓣狭窄患者禁用。

7. 平喘　氨茶碱可以解除支气管痉挛，并有一定的正性肌力及扩血管利尿作用。氨茶碱 0.25mg 加入 100mL 液体内静脉滴注，但应警惕氨茶碱过量，肝肾功能减退患者、老年人应减量。

（四）护理

1. 保证休息　协助病人取半卧位或坐位休息，双腿下垂，以减少回心血量，减轻心脏前负荷。注意加强皮肤护理，防止因被迫体位而发生的皮肤损伤。

2. 吸氧　一般吸氧流量为 6～8L/min，加入 30%～50%乙醇湿化，使肺泡内的泡沫表面张力降低破裂，增加气体交换的面积，改善通气。要观察呼吸情况，随时评估呼吸困难改善的程度。

3. 饮食　给予高营养、高热量、少盐、易消化清淡饮食，少量多餐，避免食用产气食物。

4. 病情观察

（1）病情早期观察：注意早期心力衰竭表现，一旦出现劳力性呼吸困难或夜间阵发性呼吸困难，心率增快、失眠、烦躁、尿量减少等症状，应及时与医师联系，并加强观察。如迅速发生极度烦躁不安、大汗淋漓、口唇发绀等，同时胸闷、咳嗽、呼吸困难、发绀、咳大量白色或粉红色泡沫痰，应警惕急性肺水肿发生，立即配合抢救。

（2）保持呼吸道通畅：严密观察病人呼吸频率、深度，观察病人的咳嗽情况，痰液的性质和量，协助病人咳嗽、排痰，保持呼吸道通畅。

（3）防止心源性休克：观察病人意识、精神状态，观察病人血压、心率的变化及皮肤颜色、温度变化。

（4）防止病情发展：观察肺部啰音的变化，监测血气分析结果。控制静脉输液速度，一般为每分钟 20～30 滴。准确记录液体出入量。

（5）心理护理：病人常伴有濒死感、焦虑和恐惧，应加强床旁监护，给予安慰及心理支持，以增加战胜疾病的信心。医护人员抢救时要保持镇静，表现出忙而不乱，操作熟练，以增加病人的信任和安全感。避免在病人面前议论病情，以免引起误会，加剧病人的恐惧。必要时可留亲属陪伴病人。

（6）用药护理：应用吗啡时注意患者有无呼吸抑制、心动过缓；用利尿药要准确记录尿量，注意水、电解质和酸碱平衡情况；用血管扩张药要注意输液速度、监测血压变化；用硝普钠应现用现配，避光滴注，有条件者可用输液泵控制滴速；洋地黄制剂静脉使用时要稀释，推注速度宜缓慢，同时观察心电图变化。

（蔺彤彤）

第二节 心律失常

一、概述

心律失常是指心脏冲动的频率、节律、起源部位、传导速度或激动顺序的异常。

（一）发病机制

1. 冲动形成异常　窦房结、房室结等具有自律性的组织本身发生病变，或自主神经系统兴奋性改变均可导致不适当的冲动发放。此外在缺氧、电解质紊乱、儿茶酚胺增多及药物等病理状态下，原无自律性的心肌细胞如心房肌和心室肌细胞出现自律性异常增高，可导致快速性心律失常。

2. 冲动传导异常　折返是快速性心律失常的最常见发病机制。产生折返的基本条件是传导异常，它包括：①心脏两个或多个部位的传导性与不应期各不相同，相互连接成一个闭合环。②其中一条通路发生单向传导阻滞。③另一条通路传导缓慢，使原先发生阻滞的通道有足够时间恢复兴奋性。④原先阻滞的通道再次激动，从而完成一次折返冲动。激动在环内反复循环，产生持续而快速的心律失常（图3-1）。

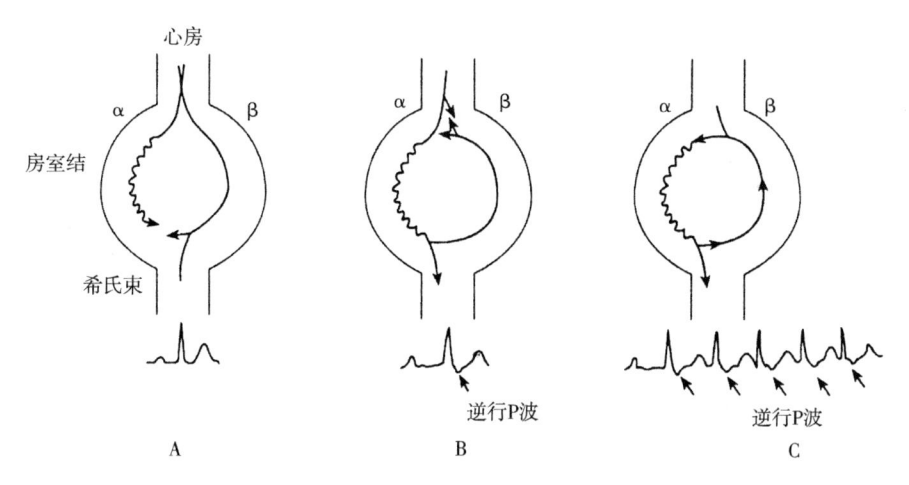

图3-1　房室结内折返示意图

房室结内有α与β两条通路。α传导速度慢，不应期短；β传导速度快，不应期长。A. 窦性心律时，冲动沿β路径前传至心室，同时沿α路径前传，但遭遇不应期未能抵达希氏束；B. 房性期前收缩受阻于β路径，由α路径缓慢传导到心室。冲动沿β路径逆向传导返回至心房，完成单次折返；C. 心房回波再循α路径前传，折返持续，引起折返性心动过速

（二）分类

1. 按其发生原理可分为激动起源异常及激动传导异常两大类 见图 3-2。

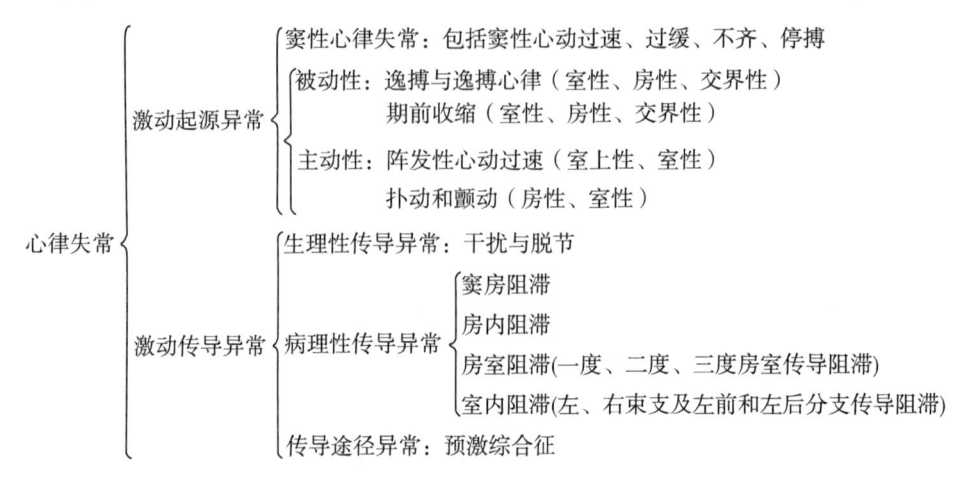

心律失常
├─ 激动起源异常
│ ├─ 窦性心律失常：包括窦性心动过速、过缓、不齐、停搏
│ ├─ 被动性：逸搏与逸搏心律（室性、房性、交界性）
│ │   期前收缩（室性、房性、交界性）
│ ├─ 主动性：阵发性心动过速（室上性、室性）
│ │   扑动和颤动（房性、室性）
├─ 激动传导异常
│ ├─ 生理性传导异常：干扰与脱节
│ ├─ 病理性传导异常
│ │ ├─ 窦房阻滞
│ │ ├─ 房内阻滞
│ │ ├─ 房室阻滞（一度、二度、三度房室传导阻滞）
│ │ └─ 室内阻滞（左、右束支及左前和左后分支传导阻滞）
│ └─ 传导途径异常：预激综合征

图 3-2 心律失常按发生机制分类

2. 按心律失常发生时心率的快慢，可分为快速性心律失常与缓慢性心律失常。前者包括期前收缩、心动过速、扑动或颤动等，后者包括窦性心动过缓、房室传导阻滞等。

（三）病因

1. 老化　随着增龄，心脏传导系统有老化现象，起搏细胞和传导细胞的数量减少，导致自律性降低，故老年人易出现窦房结功能低下和各种传导阻滞。其次，老年人β受体数目减少或变性，对β肾上腺素能调节的反应性减弱，心脏对血液中儿茶酚胺敏感性降低，压力感受器和副交感神经对心率或心律的调节功能也减弱，从而易发生各种心律失常。

2. 器质性心脏病　其中以冠心病、心肌病、心肌炎和风湿性心脏病为多见，尤其在发生心力衰竭或急性心肌梗死时。

3. 药物和电解质紊乱　如洋地黄、奎尼丁、低血钾等。

4. 其他病因　如甲状腺功能亢进或减退、心脏自主神经功能失调、高热、麻醉、低温、胸腔或心脏手术等；部分病因不明。

5. 正常人在劳累，情绪激动或紧张，摄取刺激性食物如咖啡、浓茶、吸烟、饮酒或辛辣制品时，也可发生心律失常，如期前收缩、心动过速。

二、窦性心律失常

源于窦房结的心脏激动为窦性心律。其心电图表现为：①窦性 P 波在Ⅰ、Ⅱ、aVF 导联直立，aVR 倒置。②P-R 间期 0.12～0.20 秒。同一导联的 P-P 间期差值<0.12 秒。③频率为 60～100 次/分。窦性心律的频率因年龄、性别、体力活动等不同有显著的差异。由于窦房结冲动形成过快、过慢或不规则或窦房结冲动传导障碍所致的心律失常称为窦性心律失常。

（一）窦性心动过速、窦性心动过缓

1. 心电图特征　心电图表现符合窦性心律特征，如成人窦性心律的频率>100次/分，称为窦性心动过速；心率<60次/分，称为窦性心动过缓，常伴窦性心律不齐（不同PP间期差异>0.12秒）。

2. 病因　窦性心动过速可见于健康人吸烟、饮茶或咖啡、饮酒、体力活动及情绪激动时。某些病理状态如发热、贫血、甲状腺功能亢进、休克、心肌缺血、充血性心力衰竭以及应用肾上腺素、阿托品等药物时亦可出现窦性心动过速。窦性心动过缓常见于健康青年人、运动员及睡眠状态。其他原因如颅内出血、甲状腺功能减退、低温、严重缺氧、阻塞性黄疸，以及应用胺碘酮等抗心律失常药物。窦房结病变及急性下壁心肌梗死亦常伴发窦性心动过缓。

3. 临床表现　窦性心动过速可无症状或有心悸感。窦性心动过缓一般也无症状，但心率过慢时可出现胸闷、头晕、晕厥等心排血量不足症状。

4. 治疗　窦性心动过速应先针对病因治疗，同时去除诱因。如治疗甲状腺功能亢进、充血性心力衰竭等。必要时给予β受体阻滞剂或非二氢吡啶类钙通道拮抗剂，以减慢心率。

无症状的窦性心动过缓无须治疗。如因心率过慢出现心排血量不足症状时，可应用阿托品或异丙肾上腺素等药物治疗，但长期应用易产生严重副作用，宜考虑心脏起搏治疗。

（二）病态窦房结综合征

此病简称病窦综合征，是指由于窦房结病变导致其功能减退，产生多种心律失常的综合表现。患者可出现一种以上的心律失常。主要特征为窦性心动过缓，当伴快速性心动过速时称心动过缓-心动过速综合征（简称慢-快综合征）。

1. 病因

（1）诸多病变如冠心病、心肌病、心肌淀粉样变、风心病或外科手术损伤等原因均可损害窦房结，导致窦房结起搏及传导功能受损。

（2）窦房结周围神经及心房肌的病变，窦房结动脉供血减少亦是其病因。

2. 心电图特征　①持续而显著的窦性心动过缓，心率在50次/分以下，并非由药物引起，且用阿托品不易纠正。②窦性停搏（较长时间内无P波与QRS波群出现，长的PP间期与基本的窦性PP间期无倍数关系）或窦房传导阻滞。③窦房传导阻滞及房室传导阻滞并存。④慢-快综合征。⑤交界性逸搏心律。

3. 临床表现　患者可出现与心动过缓相关的脑、心、肾等重要脏器供血不足表现，如发作性头晕、黑矇、乏力、胸痛、心悸等，严重者可发生晕厥，甚至发生阿-斯综合征。

4. 治疗　治疗原则：无症状者无须治疗，但要定期随访。对于有症状的病窦综合征患者应行起搏治疗。慢-快综合征心动过速发作者，单独应用抗心律失常药物可能加重心动过缓，应先起搏治疗后再应用抗心律失常药物治疗。

三、房性心律失常

房性心律失常包括房性期前收缩（房早）、房性心动过速（房速）、心房扑动（房扑）、心房颤动（房颤）。房颤是成人最常见的持续性心律失常，在此将主要介绍。房颤是指规律有序的心房电活动丧失，代之以快速且无序的颤动波，是最严重的心房电活动紊乱。患病率随年龄的增长而增多，60岁以上的人群中，房颤的发生率占6%以上，因此，房颤是老年人最常见的心律失常之一。

1. 病因　房颤主要见于器质性心脏病患者，如风湿性心瓣膜病、冠心病、高血压性心脏病、甲状腺功能亢进等，正常人情绪激动、运动或大量饮酒时后亦可发生。有不到1/3的患者无明确心脏病依据，称为特发性（孤立性、良性）房颤。

2. 心电图特征　①P波消失，代之以小而不规则的f波，频率为350～600次/分，扑动波间的等电位线消失。②心室率极不规则，一般在100～160次/分之间，交感神经兴奋、甲状腺功能亢进等可加快心室率，洋地黄可延长房室结不应期而减慢心室率。③QRS波形态基本正常，伴有室内差异性传导可增宽变形。

3. 临床表现　临床表现取决于心室率。房颤不伴快心室率时，患者可无症状；伴快心室率（>150次/分）时可诱发心绞痛、心力衰竭。血栓栓塞和心力衰竭是房颤最主要的并发症。房颤时心房丧失收缩功能，血液容易在心房内淤滞而形成血栓，栓子脱落可导致体循环栓塞，其中以脑动脉栓塞发生率最高。二尖瓣狭窄或脱垂伴房颤时脑栓塞的发生率更高。房颤时心房收缩功能丧失和长期心率增快可导致心力衰竭，增加死亡率。

房颤时心脏听诊示第一心音强弱不等，心律极不规则，心室率快时可出现脉搏短绌。一旦房颤患者的心室率变得规则，应考虑以下几种可能：①恢复窦性心律。②转变为房速或房扑。③发生房室交界性心动过速或室性心动过速。④如心室律变得慢而规则（30～60次/分），提示可能出现完全性房室传导阻滞。

4. 治疗

（1）积极治疗原发病：对于某些疾病如甲状腺功能亢进、急性酒精中毒、药物所致的房颤，在祛除病因之后，房颤可能自行消失，也可能持续存在。

（2）恢复窦性心律：这是房颤治疗的最佳结果。只有恢复窦性心律（正常心律），才能达到完全治疗房颤的目的；所以对于任何房颤病人均应该尝试恢复窦性心律的治疗方法。可采取直流电复律或药物复律，常用和证实有效的药物有胺碘酮、伊布利特、多非利特等。射频消融可根治房颤。

（3）控制快速心室率：对于不能恢复窦性心律的房颤病人，可以应用药物减慢较快的心室率。常用药物如下：①β受体阻滞剂：是最有效、最常用的药物，可单独应用。②钙通道拮抗剂：如维拉帕米和地尔硫䓬也可有效用于房颤时的心室率控制，尤其对于运动状态下的心室率的控制优于地高辛，和地高辛合用的效果也优于单独使用。尤其多用于无器质性心脏病或左室收缩功能正常以及伴有慢性阻塞性肺疾病的患者。③洋地黄：一直被认为是在紧急情况下控制房颤心室率的一线用药，目前临床上多用于伴有左心衰时的心室率控制。④胺碘酮：在其他药物控制无效或禁忌时、在房颤合并心力衰竭需紧急控制心室率时可首选胺碘酮与洋地黄合用。

（4）抗凝治疗：慢性房颤患者不能恢复窦性心律，有较高的栓塞发生率。过去有栓塞史，瓣膜病、高血压、糖尿病、左心房扩大及冠心病患者和老年患者发生栓塞的危险性更大。存在上述任何一种情况者均应接受抗凝治疗。口服华法林使凝血酶原时间国际标准化比率（INR）维持在2.0～3.0，能有效预防脑卒中的发生。不宜用华法林及无以上危险因素者，可用阿司匹林100～300mg/d；抗凝治疗时应严密监测有无出血倾向。

四、房室交界性心律失常

房室交界性心律失常包括房室交界区性期前收缩（交界早）、房室交界区性逸搏与逸搏心律、非阵发性房室交界区性心动过速、与房室交界区相关的折返性心动过速、预激综合征。与房室交界区相关的折返性心动过速或称为阵发性室上性心动过速（PSVT），简称室上速，本节重点阐述。室上速以由折返机制引起者多见，以房室结内折返性心动过速最常见。室上速常无器质性心脏病表现，不同性别及年龄均可发病。

1. 心电图特征　①心率150～250次/分，节律规则。②QRS波形态与时限正常，如发生室内差异性传导，QRS波时间与形态异常。③P波为逆行性，常埋于QRS波内或位于其终末部分，且两者保持固定关系。④起始突然，通常由一个房性期前收缩触发，其下传的P-R间期显著延长，随之出现心动过速发作。

2. 临床表现　心动过速发作呈突然发生与终止，持续时间长短不一。患者可有心悸、胸闷、焦虑、头晕，少数有晕厥、心绞痛等，症状轻重取决于发作时心室率的快速程度及持续时间，亦与原发病严重程度有关。体检心尖区第一心音强度恒定，心律绝对规则。

3. 治疗

（1）急性发作期根据患者的基础心脏情况、既往发作史、对心动过速耐受程度进行适当处理以终止发作。

①刺激迷走神经。如患者心功能正常，可先尝试刺激迷走神经的方法。a.诱导恶心、冰水敷面。b. Valsalva动作（深吸气后屏气，再用力呼气的动作）。c.按摩一侧颈动脉窦或压迫一侧眼球（青光眼或高度近视者禁用）5～10秒。可终止心动过速的发作，但停止刺激后有时又恢复原来的心率。

②药物治疗。a.腺苷及钙通道阻滞剂：首选腺苷6～12mg快速静推，起效迅速。无效者可改用维拉帕米治疗，低血压或心力衰竭者不应选用钙拮抗剂。b.洋地黄与β受体阻滞剂：房室结折返性心动过速伴心功能不全时首选洋地黄，其他病人已少用此药。β受体阻滞剂也能终止发作，但应注意禁忌证，如避免用于失代偿的心力衰竭、支气管哮喘患者。

c. 其他：可选用普罗帕酮 1～2mg/kg 静脉注射。

③非药物治疗：食管心房调搏术亦可有效终止发作。直流电复律可用于患者发作时伴有严重心绞痛、低血压、充血性心力衰竭表现。

(2) 预防复发

①射频消融术可有效根治心动过速，应优先考虑使用。

②药物可选用洋地黄、钙通道阻滞剂及 β 受体阻滞剂。

五、室性心律失常

室性心律失常主要包括室性期前收缩、室性心动过速、心室扑动与颤动。由于室性心律失常易导致心肌收缩不协调等，相对而言对机体所造成的危害更大。

(一) 室性期前收缩

室性期前收缩也称室性早搏，简称室早，是最常见的心律失常，为提早出现的、源于窦房结以外心室任何部位的异位心律。

1. 病因　正常人与各种心脏病患者均可发生室早。正常人发生室早的机会随年龄增长而增加，心肌缺血缺氧、麻醉、心肌炎等亦可发生室早。洋地黄等中毒发生严重心律失常前，常先有室早出现。另外，电解质紊乱、焦虑、过量摄入烟酒及咖啡可为室早的诱因。

2. 心电图特征　①提前发生的宽大畸形的 QRS 波群，时限>0.12 秒，其前无 P 波，ST-T 波与主波方向相反。②其后有完全性代偿间歇，即包含室性期前收缩在内的、前后两个下传的窦性 RR 间期，等于两个窦性 RR 间期。二联律是指每个窦性搏动后跟随一个室早；三联律是每两个正常搏动后跟随一个室早。连续两个室早称为成对室早。同一导联内室早形态相同者为单形性室早；形态不同者为多形性或多源性室早。室性期前收缩的 QRS 波群起始部落在前面的 T 波上，称为"RonT"现象。

3. 临床表现　患者可无症状，或有心悸、心前区不适和乏力等。听诊时，室早的第二心音减弱或听不到，第一心音后出现较长的停顿。患者是否有症状及症状的严重程度与期前收缩的频发程度常常不直接相关。频发性、成对出现、多源性、RonT 现象的室性期前收缩，因有进一步发展为室速甚至室颤的可能，又称为危险性室性期前收缩，应引起重视。

4. 治疗　应考虑有无器质性心脏病，是否影响心排血量以及发展为严重心律失常的可能性来决定治疗原则。

(1) 无器质性心脏病：如无明显症状常无须用药治疗。如症状明显，宜做好解释，说明良性预后，消除顾虑；避免诱因如情绪紧张、劳累、吸烟、喝咖啡等。药物可选用镇静剂、β 受体阻滞剂、普罗帕酮、美西律等。

(2) 急性心肌缺血：急性心梗初期一旦出现室早与室性心动过速，应立即静脉使用利多卡因，以防室颤发生；若患者发生窦性心动过速与室早，早期应用 β 受体阻滞剂也可能减少室颤的危险。但室颤与室早之间并无必然联系,无须预防性使用抗心律失常药。

(3)慢性心脏病变:心肌梗死后与心肌病患者常伴室早,若无禁忌证,可用β受体阻滞剂或胺碘酮治疗。

(二)室性心动过速

室性心动过速简称室速。

室速常发生于各种器质性心脏病患者,最常见的是冠心病急性心肌梗死。发作时间稍长,则常出现严重血流动力学的改变,心脑器官供血不足明显,因此,临床上都表现较为紧急,是心血管病常见急症之一。

1. 心电图特征 ①3个或3个以上的室性期前收缩连续出现。②QRS波群宽大畸形,时限>0.12秒,ST-T波与QRS主波方向相反。③心室率通常为100～250次/分,节律规则或略不规则。④心房波与QRS无固定关系,形成房室分离,可有心室夺获和室性融合波。⑤发作通常突然开始。

2. 临床表现 临床症状的轻重与室速发作时的心室率、持续时间、基础心脏病变和心功能状况有关。发作时间<30秒、能自行终止的非持续性室速的患者常无症状。持续性室速(发作时间>30秒,需药物或电复律方能终止)常伴血流动力学障碍和心肌缺血,患者可有血压下降、少尿、晕厥、心绞痛等症状。听诊时心率轻度不规则,第一、二心音分裂。

3. 治疗 治疗原则为有器质性心脏病或有明确诱因者首先给予针对性治疗;无器质性心脏病者发生非持续性室速,如无症状或无血流动力学障碍,处理原则同室早。持续性室速发作者,无论有无器质性心脏病,都应给予治疗。兴奋迷走神经的方式大多不能终止室速的发作。

(1)急性发作期的处理:急性发作期的处理原则为终止室速发作。

①同步直流电复律:已出现低血压、休克、心绞痛、充血性心力衰竭或脑血流灌注不良等症状,应首选迅速施行电复律,但洋地黄中毒引起者不宜用电复律。

②药物治疗:血流动力学尚稳定时,可先用抗心律失常药物治疗,无效再行电复律。首选利多卡因,其他药物可选用普罗帕酮、胺碘酮、普鲁卡因胺等。

(2)预防复发:治疗原则包括治疗基础疾病和消除诱因、抗心律失常药物治疗(如β受体阻滞剂、胺碘酮、普罗帕酮等)、外科治疗、射频消融治疗及植入式心脏复律除颤仪(IDC)治疗等。

(三)心室扑动与心室颤动

心室扑动与心室颤动简称室扑与室颤,是致命性的心律失常,如不治疗3～5分钟内可致命。室扑是室颤的前奏,室颤是导致心源性猝死的常见心律失常,也是临终前循环衰竭的心律改变。引起室扑与室颤的常见原因是缺血性心脏病,如冠心病、心肌病、瓣膜病;另外,抗心律失常药特别是引起长QT间期延长的药物如奎尼丁、严重缺血缺氧、预激综合征合并房颤等亦可引起室扑或室颤。

1. 心电图特征

（1）室扑：无正常的 QRS-T 波群，代之以连续快速的正弦波图形，波幅大而规则，频率为 150～300 次/分。

（2）室颤：出现波形、振幅及频率均极不规则的低小波（<0.2mv），无法辨别 QRS-T 波群，频率达 200～500 次/分。

2. 临床表现　包括抽搐、意识丧失、呼吸停顿甚至死亡。听诊心音消失，测不到脉搏及血压。无泵衰竭或心源性休克的急性心肌梗死患者出现的原发性室颤，预后较佳，抢救成功率较高，复发很低。反之，非伴随急性心梗的室颤，一年内复发率高达 20%～30%。

3. 治疗　应争分夺秒进行抢救，尽快恢复有效心室收缩。抢救应遵循心肺复苏原则进行。最有效的方法是立即非同步直流电除颤，无条件电除颤的应即刻给予胸外心脏按压。

六、房室传导阻滞

房室传导阻滞是指出于生理或病理的原因，窦房结的冲动经心房传至心室的过程中，房室交界区出现部分或完全的传导阻滞。按阻滞的严重程度可将传导阻滞分三度：一度、二度为不完全性房室传导阻滞；三度为完全性传导阻滞，所有冲动都不能传导至心室。

1. 病因

（1）正常人或运动员可发生莫氏Ⅰ型（文氏型）房室阻滞，夜间多见，与迷走神经张力增高有关。

（2）器质性心脏病：是房室传导阻滞最常见的病因，如高血压性心脏病、冠心病、心脏瓣膜病。

（3）其他：心脏手术、电解质紊乱、药物中毒、甲状腺功能低下等都是房室阻滞的病因。

2. 心电图特征

（1）一度房室传导阻滞：一度房室传导阻滞仅有房室传导时间的延长，时间>0.20 秒，无 QRS 波群脱落。

（2）二度房室传导阻滞

①Ⅰ型：又名文氏阻滞，较常见，极少发展为三度房室传导阻滞。心电图表现为：a. P-R 间期进行性延长，直至一个 P 波受阻不能下传心室。b. 包含受阻 P 波在内的 R-R 间期小于正常窦性 PP 间期的两倍。c. QRS 波群大多正常。最常见的房室传导比例为 3∶3 或 5∶4。

②Ⅱ型：又称莫氏现象，易转变成三度房室传导阻滞。心电图特征为：a. 下传的搏动中，P-R 间期固定不变，时限可正常亦可延长。b. 有间歇性 QRS 波群脱落，常呈 2∶1 或 3∶1。c. QRS 波形态正常，则阻滞可能位于房室结内。

PR 间期逐渐延长，直至 P 波后的 QRS 波脱落，出现长间歇，为文氏型传导阻滞。P 波规律出现，PR间期固定，P波与QRS波之比为2∶1～3∶2，为莫氏Ⅱ型房室传导阻滞。

(3) 三度房室传导阻滞　心电图特征如下：①心房和心室的激动各自独立，互不相关。②心房率快于心室率，心房冲动来自窦房结或异位心房节律。③心室起搏点通常在阻滞部位以下，如为希氏束及其近邻，则频率为40～60次/分，QRS波正常；如位于室内传导系统的远端，则心室率在40次/分以下，QRS波增宽。

3. 临床表现　一度房室传导阻滞的患者常无症状。二度房室传导阻滞可有心悸，也可无症状。三度房室阻滞的症状取决于心室率快慢与原发病变，可有疲倦、乏力、头晕，甚至晕厥、心肌缺血和心力衰竭的表现。突发的三度房室传导阻滞常因心室率过慢导致急性脑缺血，患者可出现意识丧失甚至抽搐等症状，称为阿-斯综合征，严重者可发生猝死。

听诊时，一度房室传导阻滞可有第一心音减弱；二度房室传导阻滞文氏型可有第一心音逐渐减弱，并有心搏脱落；莫氏型有间歇性心搏脱落，但第一心音强度恒定。三度房室传导阻滞的第一心音强度经常变化，可闻及大炮音，心率多在40～60次/分，伴有低血压。

4. 治疗　针对不同病因、不同阻滞程度及症状轻重进行不同的治疗。

(1) 一度与二度Ⅰ型房室阻滞：心室率不太慢，故无须特殊治疗。

(2) 二度Ⅱ型与三度房室阻滞：心室率显著减慢，伴有明显症状与血流动力学障碍，甚至出现阿-斯综合征，应及时提高心室率。

①药物治疗：阿托品（0.5～2.0mg，静脉注射），适用于房室结阻滞的患者。异丙肾上腺素（1～4μg/min，静脉滴注）适用于任何部位的房室阻滞，但急性心肌梗死患者易产生严重室性心律失常，故此类患者应慎用。上述药物不应长期使用。

②心脏起搏治疗：心室率低于40次/分，症状严重，特别是有阿-斯综合征发作者，应首选临时或埋藏式心脏起搏治疗。

七、心律失常患者的护理

(一) 主要护理诊断/问题

1. 活动无耐力　与心律失常导致心排血量减少有关。
2. 焦虑/恐惧　与疾病带来的不适感、意识到自己的病情较重及不适应监护室气氛等有关。
3. 潜在的并发症　猝死。
4. 有受伤的危险　与心律失常引起的头晕及晕厥有关。

(二) 护理措施

1. 病情观察

(1) 心电监护：密切监测患者的血压、脉搏及呼吸的变化。应注意有无引起猝死的严重心律失常征兆如频发性、多源性或成对室早、室速，密切监测高度房室传导阻滞、病窦综合征等患者的心室率。发现上述情况应立即汇报医师处理,同时做好抢救准备。

(2) 组织灌注不足的征象:倾听患者的主诉,观察患者的神志、面色、四肢末梢循环的变化,同时监测尿量。对行房颤电复律的患者,应注意有无栓塞征象的出现。

2. 休息与活动　功能性或轻度器质性心律失常且血流动力学改变不大的患者,应注意劳逸结合,可维持正常工作和生活,积极参加体育锻炼,以改善自主神经功能。血流动力学不稳定的患者应绝对卧床休息,以减少心肌耗氧量,降低交感神经活性。协助做好生活护理,保持大便通畅,避免和减少不良刺激。

3. 饮食护理　食物宜清淡、低脂、富纤维素及含钾丰富,少食多餐,避免饱食。合并心衰者应限制钠盐的摄入;鼓励进食含钾丰富的食物,避免低血钾诱发心律失常;鼓励多食纤维素丰富的食物,以保持大便通畅;戒烟酒,避免食用刺激性强的食物和咖啡、浓茶等。

4. 对症护理

(1) 心悸:各种原因引起的心律失常均可导致心悸。①告诫患者保持情绪稳定,避免不良刺激与诱发因素。②症状明显时尽量避免左侧卧位,因该卧位时患者感觉到心脏搏动而使不适感加重。③伴呼吸困难、发绀时,给予 2～4L/min 氧气吸入,必要时遵医嘱服用 β 受体阻滞剂等药物。④做好基础心脏病的护理工作,因多数严重心悸患者均存在基础心脏病。

(2) 眩晕、晕厥:该病多为骤发,严重心律失常造成长时间心脏停搏或无有效的心排血量是心源性晕厥的最常见病因。常历时短暂,多在 1～2 分钟内恢复。

①避免诱因:嘱患者避免剧烈活动、情绪激动或紧张、快速改变体位以及屏气动作等。

②一旦出现眩晕、晕厥症状,采取以下措施:a. 应立即使患者处平卧位,保持气道通畅。b. 检查患者有无呼吸和脉搏,如无,则应立即叩击心前区 1～2 次,做体外心脏按压,并尽早电击除颤。c. 建立静脉通道。d. 给予氧气吸入。

(3) 阿-斯综合征和猝死

①加强心律失常高危患者的评估与监护,如冠心病、心力衰竭、心肌病、心肌炎、药物中毒、电解质紊乱和低氧血症、酸碱失衡。

②避免诱因:情绪创伤、劳累、寒冷、失眠、排便用力等是诱发猝死的因素,护士应正确指导患者的休息和活动,注意心理疏导,保持安静、舒适的生活环境,减少干扰,以降低猝死的发生率。

③当患者发生较严重心律失常时:a. 绝对卧床休息,保持情绪稳定。b. 给予鼻导管吸氧,持续心电监护,建立静脉通路并保持通畅。c. 准备好抗心律失常的药物、抢救药品、除颤仪、临时起搏器等,随时做好抢救准备。d. 对于突然发生室扑或室颤的患者,立即行非同步直流电除颤。

5. 用药、安置起搏器及心脏电复律的护理

(1) 用药护理:①正确、准确使用抗心律失常药,口服药应按时按量服用;静脉注射

速度应缓慢（腺苷除外），宜5～15分钟内注完；滴注药物可用输液泵调节速度。用药过程中及用药后要注意观察患者心律、心率、血压、呼吸及意识状况，以判断疗效。②观察药物不良反应（表3-1）。

表3-1 常用抗心律失常药物的适应证及不良反应

药名	适应证	不良反应
奎尼丁	房性与室性期前收缩；各种快速性心动过速；心房颤动和扑动；预防上述心律失常复发。	1. 消化道症状：厌食、呕吐、恶心、腹泻、腹痛等。血液系统症状：溶血性贫血、血小板减少。 2. 心脏方面：窦性停搏、房室阻滞、QT间期延长与尖端扭转性室速、晕厥、低血压。 3. 其他：视听觉障碍、意识模糊、皮疹、发热。
普鲁卡因胺	同奎尼丁	1. 心脏方面：中毒浓度抑制心肌收缩力，低血压、传导阻滞与QT间期延长及多形性室速。 2. 胃肠道反应较奎尼丁少见，中枢神经系统反应较利多卡因少见。 3. 其他：可见发热、粒细胞减少症；药物性狼疮。
利多卡因	急性心肌梗死或复发性室性快速性心律失常；心室颤动复苏后防止复发。	1. 神经系统方面：眩晕、感觉异常、意识模糊、谵妄、昏迷。 2. 心脏方面：少数可引起窦房结抑制，房室传导阻滞。
美西律	急、慢性室性快速性心律失常（特别是QT间期延长者）；常用于小儿先天性心脏病及室性心律失常。	1. 心脏方面：低血压（发生于静脉注射时）、心动过缓。 2. 其他：呕吐、恶心、运动失调、震颤、步态障碍、皮疹。
普罗帕酮	室性期前收缩；各种类型室上性心动过速，难治性、致命性室速。	1. 心脏方面：窦房结抑制、房室传导阻滞、加重心力衰竭。 2. 其他：眩晕、味觉障碍、视力模糊；胃肠道不适；可能加重支气管痉挛。
β受体阻滞剂	甲状腺功能亢进、嗜铬细胞瘤、麻醉、运动与精神诱发的心律失常；房颤与房扑时减慢心室率；室上性心动过速；洋地黄中毒引起的心动过速、期前收缩等；长QT间期延长综合征；心肌梗死后。	1. 心脏方面：低血压、心动过缓、充血性心力衰竭、心绞痛病人突然撤药引起症状加重、心律失常、急性心肌梗死。 2. 其他：加剧哮喘与慢性阻塞性肺疾病、间歇性跛行、雷诺现象、精神抑郁；糖尿病病人可能出现低血糖、乏力。
胺碘酮	各种快速心律失常；肥厚性心肌病，心肌梗死后室性心律失常、复苏后预防室性心律失常复发。	1. 最严重心外毒性为肺纤维化；转氨酶升高；光过敏，角膜色素沉着；甲状腺功能亢进或减退；胃肠道反应。 2. 心脏方面：心动过缓，致心律失常作用少。
维拉帕米	各种折返性室上性心动过速；房颤与房扑时减慢心室率，某些特殊类型的室速。	1. 增加地高辛浓度。 2. 心脏方面：低血压、心动过缓、房室阻滞、心搏停顿。禁用于严重心力衰竭、严重房室传导阻滞、房室旁路前传的房颤、严重窦房结病变、室性心动过速、心源性休克。

续 表

药名	适应证	不良反应
腺苷	折返环中含有房室结的折返性心动过速的首选药;心力衰竭、严重低血压适用。	潮红,短暂的呼吸困难、胸部压迫感(1分钟左右),可有短暂的窦性停搏、室性期前收缩或短阵室性心动过速。

(2)安置起搏器及心脏电复律的护理。

6. 心理护理 经常与患者交流,倾听心理感受,给予必要的解释与安慰,加强巡视。鼓励家属安慰患者,酌情增减家属探视时间。

(三)健康教育

心律失常的预后取决于有无器质性心脏病及心律失常的类型、严重程度。健康教育主要体现在以下几个方面:

1. 疾病知识宣教 向患者讲解心律失常的病因、诱因、临床表现及防治知识。教会患者及家属自测脉搏和心律,每天1次,每次1分钟,并做好记录。积极治疗原发病,遵医嘱服用抗心律失常药,不可自行增减或停药,同时注意药物的副作用。有晕厥史的患者应避免从事驾驶、高空作业等危险工作,出现头晕等脑缺血症状时,应立即平卧,下肢适当抬高。教会家属心肺复苏术,以备急用。

2. 避免诱因 注意休息,劳逸结合,情绪稳定,防止增加心脏负担。无器质性心脏病的患者应积极参与体育锻炼,改善自主神经功能。有器质性心脏病的患者根据心功能情况酌情活动。快速型心律失常患者应戒烟酒,避免摄入刺激性食物,如咖啡、浓茶、槟榔等;心动过缓者应避免屏气用力动作,如用力排便,以免兴奋迷走神经而加重心动过缓。

3. 及时就诊 ①脉搏过缓,少于60次/分,并有头晕、目眩或黑矇。②脉搏过快,超过100次/分,休息及情绪稳定时仍不减慢。③脉律不齐,有漏搏,期前收缩超过5次/分。④原来整齐的脉搏出现忽强忽弱、忽快忽慢现象。⑤应用抗心律失常药物后出现不良反应。

4. 定期门诊复查 ECG。

(蔺彤彤)

第三节 冠状动脉硬化性心脏病

一、概述

冠状动脉粥样硬化性心脏病是冠状动脉粥样硬化后造成管腔狭窄、阻塞和(或)冠状动脉功能性痉挛,导致心肌缺血、缺氧引起的心脏病,简称冠心病,又称缺血性心脏病,是动脉硬化引起器官病变的最常见类型,也是严重危害人们健康的常见病。本病发病多在40

岁以后，早期男性发病率高于女性。

根据本病的病理解剖和病理生理变化的不同和临床表现特点，1979年世界卫生组织将冠状动脉粥样硬化性心脏病分为隐匿型冠心病、心绞痛型冠心病、心肌梗死型冠心病、缺血性心肌病及猝死型冠心病五种临床类型。

近年来临床专家将冠状动脉粥样硬化性心脏病分为急性冠状动脉综合征和慢性缺血综合征两大类。急性冠状动脉综合征类型中包括不稳定型心绞痛、非ST段抬高性心肌梗死、ST抬高性心肌梗死、猝死型冠心病。慢性缺血综合征类型中包括稳定型心绞痛、冠状动脉正常的心绞痛（X综合征）、无症状性心肌缺血、缺血性心肌病。

二、心绞痛

（一）病因与发病机制

当冠状动脉的供血与心肌需血量之间发生矛盾时，冠状动脉血流量不能满足心肌细胞代谢需要，造成心肌暂时的出现缺血、缺氧，心肌在缺血、缺氧情况下产生的代谢产物，刺激心脏内的传入神经末梢，颈$_{1\sim5}$胸交感神经节和相应的脊髓段，传入大脑，再与自主神经进入水平相同脊髓段的脊神经所分布的区域，即胸骨后、胸骨下段、上腹部、左肩、左臂前内侧与小指，产生疼痛感觉。由于心绞痛不是躯体神经传入，因此不能准确定位，常不是锐痛。

正常心肌耗氧的多少主要取决于心肌张力、心肌收缩强度、心率，因此常用"心率×收缩压"，作为评估心肌耗氧的指标。心肌能量的产生需要心肌细胞将血液中大量的氧摄入，因此，当氧供需增加的时候，就难从血液中摄入更多的氧，只能增加冠状动脉的血流量提供。在正常情况下，冠状动脉血流量是随机体生理需要而变化，在剧烈体力活动、缺氧等情况时，冠状动脉就要扩张，使血流量增加，满足机体需要。

当冠状动脉粥样硬化所致的冠脉管腔狭窄和（或）部分分支闭塞时，冠状动脉扩张能力减弱，血流量减少，对心肌供血处于相对固定状态，一般休息状态可以无症状。当心脏负荷突然增加时，如劳累、情绪激动等，使心肌张力增加、心肌收缩力增加、心率增快，都可以引起心肌耗氧量增加，冠状动脉不能相应扩张以满足心肌需血量，引起心绞痛发作。另外如主动脉瓣膜病变、严重贫血、肥厚型心肌病等，由于血液携带氧的能力降低或是肥厚的心肌使心肌耗氧增加，或是心排血量过低/舒张压过低，均可造成心肌氧的供需失衡，心肌缺血、缺氧，引发心绞痛。各种原因引起冠状动脉痉挛，不能满足心肌需血量，亦可引发心绞痛。

稳定型心绞痛常发生于劳累、激动的当时，典型心绞痛在相似的情况下可重复出现，但是同样的诱因情况，可以只是在早晨而不在下午出现心绞痛，提示与早晨交感神经兴奋性增高等昼夜节律变化有关。当发作的规律有变化或诱因强度降低仍诱发心绞痛发作，常提示病人发生不稳定型心绞痛。

（二）临床表现

1. 症状　阵发性胸痛或心前区不适是典型心绞痛的特点。

（1）疼痛部位：胸骨体中上段、胸骨后可波及心前区，甚至整个前胸，边界表达不清。可放射至左肩、左臂内侧，甚至可达左手环指和小指，也可向上放射至颈、咽部和下颌部，也可放射至上腹部甚至下腹部。

（2）疼痛性质：常为压迫感、发闷、紧缩感，也可为烧灼感，偶可伴有濒死、恐惧感。病人可因疼痛而被迫停止原来的活动，直至症状缓解。

（3）持续时间：1～5分钟，一般不超过15分钟。

（4）缓解方式：休息或含服硝酸甘油后几分钟内缓解。

（5）发作频率：发作频率不固定，可数天或数周发作1次，也可1天内多次发作。

（6）诱发因素：有体力劳动、情绪激动、饱餐、寒冷、吸烟、休克等情况。

2. 体征　发作时可有心率增快，暂时血压升高。有时出现第四或第三心音奔马律。也可有心尖部暂时性收缩期杂音，出现交替脉。

（三）辅助检查

1. 心电图检查　心电图检查是发现心肌缺血，诊断心绞痛最常用的检查方法。

（1）静息心电图检查：缓解期可无任何表现。心绞痛发作期特征性的心电图可见ST段压低>0.1mV，T波低平或倒置，ST段改变比T波改变更具有特异性。少部分病人发作时有低平、倒置的T波变为直立，也可以诊断心肌缺血。T波改变对于心肌缺血诊断的特异性不如ST段改变，但发作时的心电图与发作前的心电图进行比较有明显差别，而且发作之后心电图有所恢复，有时具有诊断意义。

部分病人发作时可出现各种心律失常，最常见的是左束支传导阻滞和左前分支传导阻滞。

（2）心电图负荷试验：心电图负荷试验是最常用的运动负荷试验。心绞痛病人在运动中出现典型心绞痛，心电图有ST段水平型或下斜型压低≥0.1mV，持续2分钟即为运动负荷试验阳性。

2. 超声心动图　缓解期可无异常表现，心绞痛发作时可发现节段性室壁运动异常，可有一过性心室收缩、舒张功能障碍的表现。

超声心动图负荷试验是诊断冠心病的方法之一，敏感性和特异性高于心电图负荷试验，可以识别心肌缺血的范围和程度。

3. 放射性核素检查　^{201}TI（铊）静息和负荷心肌灌注显像，在静息状态可以见到心肌梗死后瘢痕部位的铊灌注缺损的显像。负荷心肌灌注显像是在运动诱发心肌缺血时，显示出冠状动脉供血不足而导致的灌注缺损。

4. 冠状动脉造影　冠状动脉造影目前是诊断冠心病的金标准，可发现冠状动脉系统病变的范围和程度。当管腔直径缩小75％以上时，将严重影响心肌供血。

（四）治疗

心绞痛治疗的主要目的，一是预防心肌梗死及猝死，改善预后；二是减轻症状，提高生活质量。

1. 心绞痛发作期治疗

（1）休息：发作时立刻休息，一般在停止活动后3～5分钟症状即可消失。

（2）应用硝酸酯类药物：硝酸酯类药物是最有效、作用最快终止心绞痛发作的药物，如舌下含化硝酸甘油0.3～0.6mg，1～2分钟开始起效，作用持续30分钟左右；或舌下含化硝酸异山梨酯5～10mg，2～5分钟起效，作用持续2～3小时。

2. 缓解期治疗

（1）去除诱因：尽量避免已确知的诱发因素，保持体力活动，调整活动量，避免过度劳累；保持平和心态，避免心情紧张、情绪激动；调整饮食结构，严禁烟酒，避免饱餐。控制血压，将血压控制在130/80mmHg以下；改善生活方式，控制体重；积极治疗糖尿病，控制糖化血红蛋白≤7％。

（2）应用硝酸酯制剂：硝酸酯制剂可以扩张容量血管，减少静脉回流，同时对动脉也有轻度扩张作用，降低心脏后负荷，进而降低心肌耗氧量。硝酸酯制剂可以扩张冠状动脉，增加心肌供血，改善需血氧与供血氧的矛盾，缓解心绞痛症状。

①硝酸甘油：舌下含服，起效快，常用于缓解心绞痛发作。

②硝酸甘油气雾剂：也常可用于缓解心绞痛发作，作用方式如同舌下含片。

③2％硝酸甘油贴剂：适用于预防心绞痛发作，贴在胸前或上臂，缓慢吸收。

④二硝酸异山梨酯：二硝酸异山梨酯口服，每次5～20mg，3次/天，服用后30分钟起效，作用维持3～5小时。舌下含服2～5分钟起效，每次可用5～10mg，维持时间为2～3小时。

硝酸酯制剂不良反应有头晕、头部跳痛感、面红、心悸等，静脉给药还可有血压下降。硝酸酯制剂持续应用可以产生耐药性。

（3）应用β受体阻滞药：β受体阻滞药是冠心病二级预防的首选药，应终身服用。如普萘洛尔、阿替洛尔、美托洛尔等。使用剂量应个体化，在治疗过程中以清醒时静息心率不低于50次/分为宜。从小剂量开始，逐渐增加剂量，以达到缓解症状，改善预后目的。如果必须停药应逐渐减量，避免突然停药引起症状反跳，甚至诱发急性心肌梗死。对于心动过缓、房室传导阻滞病人不宜使用。慢性阻塞性肺疾病、支气管哮喘、心力衰竭、外周血管病患者均应慎用。

（4）应用钙离子拮抗药：钙离子拮抗药可抑制心肌收缩，扩张周围血管，降低动脉压，降低心脏后负荷，减少心肌耗氧量。还可以扩张冠状动脉，缓解冠状动脉痉挛，改善心内膜下心肌的供血。临床常用制剂有硝苯地平、地尔硫䓬等。

常见不良反应有胫前水肿、面色潮红、头痛、便秘、嗜睡、心动过缓、房室传导阻滞等。

(5) 应用抑制血小板聚集的药物：冠状动脉内血栓形成是急性冠心病事件发生的主要特点，抑制血小板功能对于预防事件、降低心血管死亡风险具有重要意义。临床常用肠溶阿司匹林75～150mg/d，主要不良反应是胃肠道症状，严重程度与药物剂量有关，引发消化道出血的年发生率为1‰～2‰。如有消化道症状及不能耐受、过敏、出血等情况，可应用氯吡格雷和质子泵抑制药如奥美拉唑，替代阿司匹林。

(五) 护理

1. 一般护理　发作时应立即休息，同时舌下含服硝酸甘油。缓解期可适当活动，避免剧烈运动，保持情绪稳定。秋、冬季外出应注意保暖。对吸烟病人应鼓励戒烟，以免加重心肌缺氧。

2. 病情观察　了解病人发生心绞痛的诱因，发作时疼痛的部位、性质、持续时间、缓解方式、伴随症状等。发作时应尽可能描记心电图，以明确心肌供血情况。如症状变化应警惕急性心肌梗死的发生。

3. 用药护理　应用硝酸甘油时，嘱咐病人舌下含服，或嚼碎后含服，应在舌下保留一些唾液，以利于药物迅速溶解而吸收。含药后应平卧，以防低血压的发生。服用硝酸酯类药物后常有头胀、面红、头晕、心悸等血管扩张的表现，一般持续用药数天后可自行好转。对于心绞痛发作频繁或含服硝酸甘油效果不好的病人，可静脉滴注硝酸甘油，但注意滴速，需监测血压、心率变化，以免造成血压降低。青光眼、低血压者禁用。

4. 饮食护理　给予低热量、低脂肪、低胆固醇、少糖、少盐、适量蛋白质、丰富维生素的饮食，宜少食多餐，不饮浓茶、咖啡，避免辛辣刺激性食物。

5. 健康教育

(1) 饮食指导：告诉病人宜摄入低热量、低动物脂肪、低胆固醇、少糖、少盐、适量蛋白质食物，饮食中应有适量的纤维素和丰富的维生素，宜少食多餐，不宜过饱，不饮浓茶、咖啡，避免辛辣刺激性食物。肥胖者控制体重。

(2) 预防疼痛：寒冷可使冠状动脉收缩，加重心肌缺血，故冬季外出应注意保暖。告诉病人洗澡不要在饱餐或饥饿时进行，洗澡水温不要过冷或过热，时间不宜过长，不要锁门，以防意外。有吸烟习惯的病人应戒烟，因为吸烟产生的一氧化碳影响氧合，加重心肌缺氧，引发心绞痛。

(3) 活动与休息：合理安排活动和休息缓解期可适当活动，但应避免剧烈运动（如快速登楼、追赶汽车），保持情绪稳定，避免过劳。

(4) 定期复查：定期检查心电图、血脂、血糖情况，积极治疗高血压、控制血糖和血脂。如出现不适疼痛加重，用药效果不好，应到医院就诊。

（5）按医嘱服药：平时要随身携带保健药盒（内有保存在深色瓶中的硝酸甘油等药物）以备急用，并注意定期更换。学会自我监测药物的不良反应，自测脉率、血压，密切观察心率血压变化，如发现心动过缓应到医院调整药物。

三、急性心肌梗死

急性心肌梗死是在冠状动脉硬化的基础上，冠状动脉血供应急剧减少或中断，使相应的心肌发生严重持久的缺血导致心肌坏死。临床表现为持久的胸前区疼痛、发热、血白细胞计数增多、血清心肌坏死标记物增多和心电图进行变化，还可发生心律失常、休克或心力衰竭三大并发症，亦属于急性冠状动脉综合征的严重类型。

（一）病因与发病机制

基本病因是冠状动脉粥样硬化，造成一支或多支血管狭窄，在侧支循环未建立时，使心肌供血不足。也有极少数病人以冠状动脉栓塞、炎症、畸形、痉挛和冠状动脉口阻塞为基本病因。

在冠状动脉严重狭窄的基础上，一旦心肌需血量猛增或冠状动脉血供锐减，使心肌缺血达20～30分钟或以上，即可发生急性心肌梗死。

研究证明，多数心肌梗死是由于粥样斑块破溃、出血、管腔内血栓形成，使管腔闭塞。还有部分病人是由于冠状动脉粥样斑块内或其下出血或血管持续痉挛，也可使冠状动脉完全闭塞。

促使粥样斑块破裂、出血、血栓形成的诱因有：①机体交感神经活动增高，应激反应性增强，心肌收缩力加强、心率加快、血压增高。②饱餐，特别在食用大量脂肪后，使血脂升高，血黏稠度增高。③剧烈活动、情绪过分紧张或过分激动、用力排便或血压突然升高，均可使左心室负荷加重。④脱水、出血、手术、休克或严重心律失常，可使心排血量减少，冠状动脉灌注减少。

急性心肌梗死发生并发症，均可使冠状动脉灌注量进一步降低，心肌坏死范围扩大。

（二）临床表现

1. 先兆表现　50％以上的病人发病数日或数周前有胸闷、心悸、乏力、恶心、大汗、烦躁、血压波动、心律失常、心绞痛等前驱症状。以新发生的心绞痛，或原有心绞痛发作频繁且程度加重、持续时间长、服用硝酸甘油效果不好为常见。

2. 主要症状

（1）疼痛：为最早、最突出的症状，其性质和部位与心绞痛相似，但程度更剧烈，伴有烦躁、大汗、濒死感。一般无明显的诱因，疼痛可持续数小时或数天，经休息和含服硝酸甘油无效。少数病人症状不典型，疼痛可位于上腹部或颈背部，甚至无疼痛表现。

（2）全身症状：一般在发生疼痛 24～48 小时或以后，出现发热、心动过速。一般发热体温在 38℃左右，多在 1 周内恢复正常。可有胃肠道症状如恶心、呕吐、上腹胀痛，重者可有呃逆。

（3）心律失常：有 75%～95% 的病人发生心律失常，多发生于病后 1～2 天，前 24 小时内发生率最高，以室性心律失常最多见，如频发室性期前收缩，成对出现或呈短阵室性心动过速，常是出现室颤先兆。室颤是急性心肌梗死早期病人死亡的主要原因。

（4）心源性休克：疼痛时常见血压下降，如疼痛缓解时，收缩压 < 80mmHg（10.7kPa），同时伴有烦躁不安、面色苍白或发绀、皮肤湿冷、脉搏细速、尿量减少、反应迟钝，则为休克表现，约 20% 的病人常于心肌梗死后数小时至 1 周内发生。

（5）心力衰竭：约 50% 的病人在起病最初几天，疼痛或休克好转后，出现呼吸困难、咳嗽、发绀、烦躁等左侧心力衰竭的表现，重者可发生急性肺水肿，随后可出现颈静脉怒张、肝大、水肿等右侧心力衰竭的表现。右心室心肌梗死病人自发病开始即可出现右侧心力衰竭表现，同时伴有血压下降。

3. 体征　多数病人心率增快，但也有少数病人心率变慢，心尖部第一心音减低，出现第三、四心音奔马律。有 10%～20% 的病人在发病的 2～3 天，由于反应性纤维性心包炎，可出现心包摩擦音。可有各种心律失常。

除极早期血压可增高外，随之几乎所有病人血压下降，发病前高血压病人血压可降至正常，而且多数病人不再恢复起病前血压水平。

可有与心律失常、休克、心力衰竭相关体征。

4. 其他并发症　乳头肌功能不全或断裂、心室壁瘤、栓塞、心脏破裂、心肌梗死后综合征等。

（三）辅助检查

1. 心电图改变

（1）特征性改变：①面向坏死区的导联，出现宽而深的异常 Q 波。②在面向坏死区周围损伤区的导联，出现 ST 段抬高呈弓背向上。③在面向损伤区周围心肌缺氧区的导联，出现 T 波倒置。④在背向心肌梗死的导联则出现 R 波增高、ST 段压低、T 波直立并增高。

（2）动态性改变：起病数小时后 ST 段弓背向上抬高，与直立的 T 波连接成单向曲线；2 天内出现病理性 Q 波，R 波减低；数日后 ST 段恢复至基线水平，T 波低平、倒置或双向；数周后 T 波可倒置，病理性 Q 波永久遗留。

2. 实验室检查

（1）肌红蛋白：肌红蛋白敏感性高但特异性不高，起病后 2 小时内升高，12 小时内达到高峰，24～48 小时恢复正常。

（2）肌钙蛋白：肌钙蛋白 I 或肌钙蛋白 T 起病后 3～4 小时升高。肌钙蛋白 I 11～24

小时达到高峰，7～10天恢复正常。肌钙蛋白T 24～48小时达到高峰，10～14天恢复正常。

这些心肌结构蛋白含量增加是诊断心肌梗死的敏感指标。

(3) 血清心肌酶：出现肌酸激酶同工酶CK-MB、磷酸肌酸激酶、门冬氨酸氨基转移酶、乳酸脱氢酶升高，其中磷酸肌酸激酶是出现最早、恢复最早的酶，肌酸激酶同工酶CK-MB诊断敏感性和特异性均极高，起病4小时内增高，16～24小时达到高峰，3～4天恢复正常。增高程度与梗死的范围呈正相关，其高峰出现时间是否提前有助于判断溶栓治疗是否成功。

(4) 血细胞：发病24～48小时后白细胞升高（10～20）×10^9/L，中性粒细胞增多，嗜酸性粒细胞减少；红细胞沉降率增快；C反应蛋白增高。

(四) 治疗

急性心肌梗死治疗原则是尽快恢复心肌血流灌注，挽救心肌，缩小心肌缺血范围，防止梗死面积扩大，保护和维持心功能，及时处理各种并发症。

1. 一般治疗

(1) 休息：急性期卧床休息12小时，若无并发症，24小时内应鼓励病人床上活动肢体，第3天可床边活动，第4天起逐步增加活动量，1周内可达到每日3次步行100～150m。

(2) 监护：急性期进行心电图、血压、呼吸监护，密切观察生命体征变化和心功能变化。

(3) 吸氧：急性期持续吸氧4～6L/min，如发生急性肺水肿，按其处理原则处理。

(4) 抗凝治疗：无禁忌证病人嚼服肠溶阿司匹林150～300mg，连服3天，以后改为75～150mg/d，长期服用。

2. 解除疼痛　哌替啶50～100mg肌内注射或吗啡5～10mg皮下注射，必要时1～2小时可重复使用1次，以后每4～6小时重复使用，用药期间要注意防止呼吸抑制。疼痛轻的病人可应用可待因或罂粟碱30～60mg肌内注射或口服。也可用硝酸甘油静脉滴注，但需注意心率、血压变化，防止心率增快、血压下降。

3. 心肌再灌注　心肌再灌注是一种积极治疗措施，应在发病12小时内，最好在3～6小时进行，使冠状动脉再通，心肌再灌注，使濒临坏死的心肌得以存活，坏死范围缩小，减轻梗死后心肌重塑，改善预后。

(1) 经皮冠状动脉介入治疗（PCI）：实施PCI首先要有具备实施介入治疗条件，并建立急性心肌梗死急救的绿色通道，病人到院明确诊断之后，既要对病人给予常规治疗，又要做好术前准备的同时将病人送入心导管室。

①直接PCI适应证：a. ST段抬高和新出现左束支传导阻滞。b. ST段抬高性心肌梗死并发休克。c. 非ST段抬高性心肌梗死，但梗死的动脉严重狭窄。d. 有溶栓禁忌证，又适宜

再灌注治疗的病人。

注意事项：a. 发病12小时以上病人不宜实施PCI。b. 对非梗死相关的动脉不宜实施PCI。c. 心源性休克需先行主动脉球囊反搏术，待血压稳定后方可实施PCI。

②补救PCI：对于溶栓治疗后仍有胸痛，抬高的ST段降低不明显，应实施补救PCI。

③溶栓治疗再通后PCI：溶栓治疗再通后，在7～10天行冠状动脉造影，对残留的狭窄血管并适宜行PCI的，可进行PCI。

(2) 溶栓疗法：对于出于各种原因没有进行介入治疗的病人，在无禁忌证情况下，可尽早行溶栓治疗。

①适应证。溶栓疗法适应证有：a. 两个以上（包括两个）导联ST段抬高或急性心肌梗死伴左束支传导阻滞，发病<12小时，年龄<75岁。b. ST段抬高明显心肌梗死病人，>75岁。c. ST段抬高性心肌梗死发病已达12～24小时，但仍有胸痛、广泛ST段抬高者。

②禁忌证。溶栓疗法禁忌证有：a. 既往病史中有出血性脑卒中。b. 近1年内有过缺血性脑卒中、脑血管病。c. 颅内肿瘤。d. 近1个月有过内脏出血或已知出血倾向。e. 正在使用抗凝药。f. 近1个月有创伤史、>10分钟的心肺复苏；近3周来有外科手术史；近2周内有在不能压迫部位的大血管穿刺术。g. 未控制高血压>180/110mmHg。h. 未排除主动脉夹层。

③常用溶栓药物。尿激酶（UK）在30分钟内静脉滴注150万～200万U；链激酶（SK）、重组链激酶（rSK）在1小时内静脉滴注150万U。应用链激酶须注意有无过敏反应，如寒战、发热等。重组组织型纤溶酶原激活药（rt-PA）在90分钟内静脉给药100mg，先静脉注射15mg，继而在30分钟内静脉滴注50mg，随后60分钟内静脉滴注35mg。另外，在用rt-PA前后均需静脉滴注肝素，应用rt-PA前需用肝素5 000U，用rt-PA后需每小时静脉滴注肝素700～1 000U，持续使用2天。之后3～5天，每12小时皮下注射肝素7 500U或使用低分子肝素。

血栓溶解指标：a. 抬高的ST段2小时内回落50%。b. 2小时内胸痛消失。c. 2小时内出现再灌注性心律失常。d. 血清CK-MB酶峰值提前出现。

4. 心律失常处理　室性心律失常常可引起猝死，应立即处理，首选给予利多卡因静脉注射，反复出现可使用胺碘酮治疗，发生室颤时立即实施电复律；对房室传导阻滞，可用阿托品、异丙肾上腺素等药物，严重者需安装人工心脏起搏器。

5. 控制休克　补充血容量，应用升压药物及血管扩张药，纠正酸碱平衡紊乱。如处理无效时，应选用在主动脉内球囊反搏术的支持下，积极行经皮冠状动脉成形术或支架置入术。

6. 治疗心力衰竭　主要是治疗急性左侧心力衰竭。急性心肌梗死24小时内禁止使用洋地黄制剂。

7. 二级预防 预防动脉粥样硬化、冠心病的措施属于一级预防，对于已经患有冠心病、心肌梗死病人预防再次梗死，防止发生心血管事件的措施属于二级预防。

二级预防措施有：①应用阿司匹林或氯吡格雷等药物，抗血小板集聚。应用硝酸酯类药物，抗心绞痛治疗。②预防心律失常，减轻心脏负荷。控制血压在140/90mmHg以下，合并糖尿病或慢性肾功能不全应控制在130/80mmHg以下。③戒烟、控制血脂。④控制饮食，治疗糖尿病，糖化血红蛋白应低于7%，体重指数应控制在标准体重之内。⑤对病人及家属要普及冠心病相关知识教育，鼓励病人有计划、适当地运动。

（五）护理

1. 身心休息 急性期绝对卧床，减少心肌耗氧，避免诱因。保持安静，减少探视避免不良刺激，保证睡眠。陪伴和安慰病人，操作熟练，有条不紊，理解并鼓励病人表达恐惧。

2. 改善活动耐力 改善活动耐力，帮助病人制订逐渐活动计划。对于有固定时间和情境出现疼痛的病人，可预防性给药。若病人在活动后出现呼吸加快或困难、脉搏过快或停止后3分钟未恢复，血压异常、胸痛、眩晕应停止活动，并以此作为限制最大活动量的指标。

3. 病情观察 监护5～7天，监测心电图、心率、心律、血压、血流动力学，有并发症应延长监护时间。如心率、心律和血压变化，出现心律失常，特别是室性心律失常和严重的房室传导阻滞、休克的发生，及时报告医师处理。观察尿量、意识改变，以帮助判断休克的情况。

4. 吸氧 前3天给予4～6L/min高流量吸氧，而后可间断吸氧。如发生急性肺水肿，按其处理原则护理。

5. 镇痛护理 遵医嘱给予哌替啶、吗啡、哌替啶等镇痛药物，对于烦躁不安的病人可给予地西泮肌内注射。观察疼痛性质及其伴随症状的变化，注意有无呼吸抑制、心率加快等不良反应。

6. 防止便秘护理 向病人强调预防便秘的重要性，食用富含纤维食物。注意饮水，1 500mL/d。遵医嘱长期服用缓泻药，保证排便通畅。必要时应用润肠药、低压灌肠等。

7. 饮食护理 给予低热量、低脂、低胆固醇和高维生素饮食，少量多餐，避免刺激性食品。

8. 溶栓治疗护理 溶栓前要建立并保持静脉通道畅通。仔细询问病史，排除溶栓禁忌证；溶栓前需检查血常规、凝血时间、血型，配血备用。

溶栓治疗中观察病人有无寒战、皮疹、发热等过敏反应。应用抗凝药物如阿司匹林、肝素，使用过程中应严密观察有无出血倾向。应用溶栓治疗时应严密监测出凝血时间和纤溶酶原，防止出血，注意观察有无牙龈、皮肤、穿刺点出血，观察尿、粪便的颜色。出现大出血时需立即停止溶栓，输鱼精蛋白、输血。

溶栓治疗后应定时记录心电图、检查心肌酶谱，观察胸痛有无缓解。

9. 经皮冠状动脉介入治疗后护理　防止出血与血栓形成，停用肝素4小时后，复查全血凝固时间，凝血时间在正常范围之内，拔除动脉鞘管，压迫止血，加压包扎，病人继续卧床24小时，术肢制动。同时，严密观察生命体征，有无胸痛。观察足背动脉搏动情况，鞘管留置部位有无出血、血肿。

10. 预防并发症

（1）预防心律失常及护理：急性期要持续心电监护，发现频发室性期前收缩，成对的、多源性的、呈RonT现象的室性期前收缩或发现房室传导阻滞时，应及时通知医师处理，遵医嘱应用利多卡因等抗心律失常药物，同时要警惕发生室颤、猝死。

电解质紊乱、酸碱失衡也是引起心律失常的重要因素，要监测电解质和酸碱平衡状态，准备好急救药物和急救设备如除颤器、起搏器等。

（2）预防休克及护理：遵医嘱给予扩容、纠酸、血管活性药物，避免脑缺血、保护肾功能，让患者处平卧位或头低足高位。

（3）预防心力衰竭及护理：在起病最初几天甚至在心肌梗死演变期内，急性心肌梗死的病人可以发生心力衰竭，多表现为左侧心力衰竭。因此要严密观察病人有无咳嗽、咳痰、呼吸困难、尿少等症状，观察肺部有无湿性啰音。避免情绪烦躁、饱餐、用力排便等加重心脏负荷的因素。如发生心力衰竭，即按心力衰竭护理原则进行护理。

11. 健康教育

（1）养成良好生活习惯：调整生活方式，缓解压力，克服不良情绪，避免饱餐、寒冷刺激。洗澡时应注意：不在饱餐和饥饿时洗，水温和体温相当，时间不要过长，卫生间不上锁，必要时有人陪同。

（2）积极治疗危险因素：积极治疗高血压、高血脂、糖尿病，控制体重于正常范围，戒除烟酒。自觉落实二级预防措施。

（3）按时服药：了解所服药物作用、不良反应，随身带药物和保健卡。按时服药、定期复查，终身随诊。

（4）合理饮食：食用低热量、低脂、低胆固醇、总热量不宜过高的饮食，以维持正常体重为度。清淡饮食，少量多餐。避免大量刺激性食品。多食含纤维素和果胶的食物。

(蔺彤彤)

第四节　原发性高血压

一、概述

原发性高血压是以血压升高为主要临床表现伴或不伴有多种血管危险因素的综合征，通常简称为高血压病。原发性高血压是临床最常见的心血管疾病之一，也是多种心、脑血管疾病的重要危险因素，长期高血压状态可影响重要脏器如心、脑、肾的结构与功能，最终导致这些器官的功能衰竭。原发性高血压应与继发性高血压相区别，后者约占5%，其血压升高只是某些疾病的临床表现之一，如能及时治疗原发病，血压可恢复正常。

二、流行病学

高血压患病率有地域、年龄、种族的差别，总体上发达国家高于发展中国家。我国流行病学调查显示，高血压患病率呈明显上升趋势，估计我国每年新增高血压病病人1 000万。城市高于农村，北方高于南方。男、女患病率差别不大，女性更年期以前略低于男性，更年期以后高于男性，两性原发性高血压患病率均与年龄呈正比。近年来，我国高血压人群的知晓率、治疗率、控制率虽略有提高，但仍处于较低水平，尤其是城市与农村存在较大差别。

三、病因与发病机制

原发性高血压为多因素疾病，是在一定的遗传易感性基础上，多种后天环境因素综合作用的结果。一般认为遗传因素占40%，环境因素约占60%。

（一）病因

1. **遗传因素**　本病有较明显的家族聚集性，约60%高血压患者可询问到有高血压家族史。双亲均有高血压的正常血压子女，成年后发生高血压的比例增高。这些均提示本病是一种多基因遗传病，有遗传学基础或伴有遗传生化异常。

2. **环境因素**

（1）饮食：人群中钠盐（氯化钠）摄入量与血压水平和高血压患病率呈正相关，而钾盐摄入量与血压水平呈负相关。高钠、低钾膳食是我国大多数高血压患者发病的主要危险因素。但改变钠盐摄入并不能影响所有病人的血压水平，摄盐过多导致血压升高主要见于对盐敏感的人群中。低钙、高蛋白质摄入、饮食中饱和脂肪酸或饱和脂肪酸与不饱和脂肪酸比值较高也属于升压饮食。吸烟、过量饮酒或长期少量饮酒也与血压水平线性相关。

（2）超重与肥胖：超重与肥胖是血压升高的另一重要危险因素。身体脂肪含量、体重指数（BMI）与血压水平呈正相关。BMI≥24kg/m^{2}者发生高血压的风险是正常体重指数者的3~4倍。身体脂肪的分布与高血压发生也相关，腹部脂肪聚集越多，血压水平就越高。腰围男性≥90cm，女性≥85cm，发生高血压的危险比正常腰围者大4倍以上。

（3）精神应激：人在长期精神紧张、压力、焦虑或长期环境噪声、视觉刺激下也可引起高血压，因此，城市脑力劳动者高血压患病率超过体力劳动者，从事精神紧张度高的职业和长期噪声环境中工作者患高血压较多。

3. **其他因素**　服用避孕药、阻塞性睡眠呼吸暂停综合征（SAHS）也与高血压的发生有关。口服避孕药引起的高血压一般为轻度，并且停药后可逆转。SAHS患者中50%有高血压。

（二）发病机制

高血压的发病机制，即遗传与环境通过什么途径和环节升高血压，至今还没有一个完整统一的认识。高血压的血流动力学特征主要是总外周阻力相对或绝对增高。从总外周血管阻力增高出发，目前高血压的发病机制较集中在以下几个环节：

1. **交感神经系统亢进** 长期反复的精神应激使大脑皮质兴奋、抑制平衡的功能失调，导致交感神经系统活性亢进，血浆儿茶酚胺浓度升高，从而使小动脉收缩，周围血管阻力增强，血压上升。

2. **肾性水钠潴留** 各种原因引起肾性水钠潴留，机体为避免心排血量增高使器官组织过度灌注，则通过血流自身调节机制使全身阻力小动脉收缩增强，而致总外周血管阻力和血压升高。也可能通过排钠激素分泌释放增加，例如内源性类洋地黄物质，在排泄水钠同时使外周血管阻力增高。

3. **肾素-血管紧张素-醛固酮系统（RAAS）激活** 肾脏球旁细胞分泌的肾素可激活肝脏合成的血管紧张素原（AGT）转变为血管紧张素Ⅰ（ATⅠ），后者经过肺、肾等组织时在血管紧张素转换酶（ACE，又称激肽酶Ⅱ）的活化作用下转化成血管紧张素Ⅱ（ATⅡ）。后者还可在酶的作用下转化成ATⅢ。此外，脑、心脏、肾、肾上腺、动脉等多种器官组织可局部合成ATⅡ、醛固酮，成为组织RAAS系统。ATⅡ是RAAS的主要效应物质，它作用于血管紧张素Ⅱ受体，使小动脉平滑肌收缩；可刺激肾上腺皮质球状带分泌醛固酮，引起水钠潴留；通过交感神经末梢突触前膜的正反馈使去甲肾上腺素分泌增加而升高血压。总之，RAAS过度激活将导致高血压的产生。

4. **细胞膜离子转运异常** 血管平滑肌细胞有许多特异性的离子通道、载体和酶，组成细胞膜离子转运系统，维持细胞内外钠、钾、钙离子浓度的动态平衡。遗传性或获得性细胞离子转运异常，可导致细胞内钠、钙离子浓度升高，膜电位降低，激活平滑肌细胞兴奋-收缩偶联，使血管收缩反应性增强和平滑肌细胞增生与肥大，血管阻力增高。

5. **胰岛素抵抗** 大多数高血压病人空腹胰岛素水平增高，而糖耐量有不同程度降低，提示有胰岛素抵抗现象。胰岛素抵抗致血压升高的机制可能是胰岛素水平增高：①使肾小管对钠的重吸收增加。②增强交感神经活动。③使细胞内钠、钙浓度增加。④刺激血管壁增生肥厚。

四、病理

小动脉病变是本病最重要的病理改变，早期是全身小动脉痉挛，长期反复的痉挛最终导致血管壁的重构，即管壁纤维化，变硬，管腔狭窄，导致重要靶器官如心、脑、肾、视网膜组织缺血损伤。高血压后期可促进动脉粥样硬化的形成及发展，该病变主要累及体循环大、中动脉而致主动脉夹层或冠心病。全身小动脉管腔狭窄导致外周血管阻力持续上升引起的心脏结构改变主要是左心室肥厚和扩大。

五、临床表现

根据起病和病情进展的缓急及病程的长短,原发性高血压可分为两型:缓进型和急进型。前者又称良性高血压,绝大部分患者属于此型,后者又称恶性高血压,仅占患病率的1%~5%。

(一)缓进型(或良性)高血压

1. **临床特点** 缓进型高血压多在中年以后起病,有家族史者发病可较早。起病多数隐匿,病情发展慢,病程长。早期患者血压波动,血压时高时正常,在劳累、精神紧张、情绪波动时易有血压升高。休息、去除上述因素后,血压常可降至正常。随着病情的发展,血压可趋向持续性升高或波动幅度变小。患者的主观症状和血压升高的程度可不一致,约半数患者无明显症状,只是在体检或因其他疾病就医时才发现有高血压,少数患者则在发生心、脑、肾等器官的并发症时才明确高血压的诊断。

2. **症状** 早期患者由于血压波动幅度大,可有较多症状。而在长期高血压后即使在血压水平较高时也可无明显症状。因此,无论有无症状,都应定期检测患者的血压。

(1)神经精神系统表现:头痛、头晕和头胀是高血压常见的神经系统症状,也可有头枕部或颈项扳紧感,高血压直接引起的头痛多发生在早晨,位于前额、枕部或颞部。经降压药物治疗后头痛可减轻。高血压引起的头晕可为暂时性或持续性,伴有眩晕者较少,与内耳迷路血管障碍有关,经降压药物治疗后症状可减轻。但要注意有时血压下降得过快过多也可引起头晕。部分患者有乏力、失眠、工作能力下降等症状。

(2)靶器官受损的并发症

①脑血管病:包括缺血性脑梗死、脑出血。

②心脏:出现高血压性心脏病(左心室肥厚、扩张)、冠心病、心力衰竭。

③肾脏:长期高血压致肾小动脉硬化,肾功能减退,称为高血压肾病,晚期出现肾功能衰竭。

④其他:主动脉夹层、眼底损害。

3. **体征** 听诊可闻及主动脉瓣区第二心音亢进、主动脉瓣区收缩期杂音(主动脉扩张致相对主动脉瓣狭窄)。长期高血压可有左心室肥厚,体检心界向左下扩大。左心室扩大致相对二尖瓣关闭不全时心尖区可闻及杂音及第四心音。

(二)急进型(或恶性)高血压

此型多见于年轻人,起病急骤,进展迅速,典型表现为血压显著升高,舒张压持续≥130mmHg。头痛且较剧烈、头晕、视力模糊、心悸、气促等。肾损害最为突出,有持续蛋白尿、血尿与管型尿。眼底检查有出血、渗出和乳头水肿。如不及时有效降压治疗,预后很差,常死于肾衰竭,少数因脑卒中或心力衰竭死亡。

（三）高血压危象

在紧张、疲劳、寒冷、嗜铬细胞瘤发作、突然停服降压药等诱因下，全身小动脉发生暂时性强烈痉挛，周围血管阻力明显增加，血压急剧上升，累及靶器官缺血而产生一系列急诊临床症状，称为高血压危象。在高血压早期与晚期均可发生。临床表现血压显著升高，以收缩压突然升高为主，舒张压也可升高。心率增快，可大于110次/分。患者出现头痛、烦躁、多汗、尿频、眩晕、耳鸣、恶心、呕吐、心悸、气急及视力模糊等症状。每次发作历时短暂，持续几分钟至数小时，偶可达数日，祛除诱因或及时降压，症状可逆转，但易复发。

（四）高血压脑病

产生的机制可能是由于过高的血压突破了脑血流自动调节范围，导致脑部小动脉由收缩转为被动性扩张，脑组织血流灌注过多引起脑水肿。临床表现除血压升高外，有脑水肿和颅内高压表现，表现为弥漫性剧烈头痛、呕吐，继而烦躁不安、视力模糊、黑矇、心动过缓、嗜睡甚至昏迷。如发生局限性脑实质损害，可出现定位体征，如失语、偏瘫和病理反射等。眼底检查视盘水肿、渗出和出血。颅部CT检查无出血灶或梗死灶。经积极降压治疗后临床症状和体征消失，一般不会遗留脑损害的后遗症。

六、辅助检查

1. 实验室检查 检查血常规、尿常规、肾功能、血糖、血脂分析、血尿酸等，可发现高血压对靶器官损害情况。

2. 心电图 可见左心室肥大、劳损。

3. X线检查 可见主动脉弓迂曲延长，左室增大，出现心力衰竭时肺野可有相应的变化。

4. 超声心动图 了解心室壁厚度、心腔大小、心脏收缩和舒张功能、瓣膜情况等。

5. 眼底检查 有助于对高血压严重程度的了解，目前采用Keith-Wagener分级法，其分级标准如下。Ⅰ级：视网膜动脉变细，反光增强。Ⅱ级：视网膜动脉狭窄，动静脉交叉压迫。Ⅲ级：眼底出血或棉絮状渗出。Ⅳ级：视神经盘水肿。

6. 24小时动态血压监测 有助于判断高血压的严重程度，了解其血压变异性和血压昼夜节律；指导降压治疗和评价降压药物疗效。

七、诊断

1. 高血压诊断 主要依据诊室血压，采用经核准的水银柱或电子血压计，测量安静休息坐位时上臂肱动脉部位血压。在未使用降压药的情况下，非同日（一般间隔2周）3次测量血压，收缩压≥140mmHg和（或）舒张压≥90mmHg即诊断为高血压。收缩压≥140mmHg和舒张压<90mmHg为单纯收缩期高血压。患者既往有高血压病史，目前正在使用

降压药，血压虽然低于140/90mmHg，也诊断为高血压。

根据血压升高的水平，可进一步分为高血压1、2、3级（表3-2）。排除继发性高血压。

表3-2 血压水平的定义和分类

类别	收缩压（mmHg）	关系	舒张压（mmHg）
正常血压	<120	和	<80
正常高值	120～139	和（或）	80～89
高血压	≥140	和（或）	≥90
1级高血压（轻度）	140～159	和（或）	90～99
2级高血压（中度）	160～179	和（或）	100～109
3级高血压（重度）	≥180	和（或）	≥110
单纯收缩期高血压	≥140	和	<90

注：以上分类适用于18岁以上的成人。当收缩压与舒张压分属于不同级别时，则以较高的作为定级标准。单纯收缩期高血压也可按照收缩压水平分为1、2、3级。

2. 高血压的危险分层　高血压病的严重程度并不单纯与血压的高度成正比，必须结合患者所具有的心血管疾病危险因素、靶器官的损害及并存的临床情况做出全面的评价（表3-3）。

表3-3 中国高血压防治指南对高血压患者的危险分层

其他危险因素和病史	1级（收缩压140～159或舒张压90～99）	2级（收缩压160～179或舒张压100～109）	3级（收缩压≥180或舒张压≥110）
Ⅰ.无其他危险因素	低危	中危	高危
Ⅱ.1～2个其他危险因素	中危	中危	极高危
Ⅲ.≥3个危险因素或靶器官损害	高危	高危	极高危
Ⅳ.并存临床情况	极高危	极高危	极高危

（1）心血管疾病危险因素：①高血压1～3级。②吸烟。③男性>55岁，女性>65岁。④糖耐量异常和（或）空腹血糖升高。⑤血脂异常。⑥早发心血管疾病家族史（一级亲属发病年龄女性<50岁）。⑦腹型肥胖（腰围：男性≥90cm，女性≥85cm）或肥胖（BMI≥28kg/m^2）。

（2）靶器官损害：①左心室肥厚（心电图或超声心动图）。②蛋白尿和（或）血肌酐轻度升高（106～177μmol/L）。③超声或X线证实有动脉粥样硬化斑块（颈、髂、股或主动脉）。④视网膜动脉局灶或广泛狭窄。⑤颈、股动脉脉搏波速度>12m/s（选择使用）。⑥踝/臂血压指数<0.9（选择使用）。

（3）并存临床情况：①心脏疾病，心肌梗死、心绞痛、冠状动脉血运重建术后、心力衰竭。②脑血管疾病，脑出血、缺血性脑卒中、短暂性脑缺血发作。③肾脏疾病，糖尿病肾病、肾功能受损（血肌酐，男性>133μmol/L，女性>124μmol/L；蛋白尿>300mg/24h）。④血管疾病，主动脉夹层、外周血管病。⑤视网膜病变，出血或渗出、视盘水肿。⑥糖尿病，空腹血糖≥7.0mmol/L，餐后血糖≥11.1mmol/L。

八、治疗

1. 治疗目的　高血压治疗的最终目的是降低高血压水平，减少高血压患者心、脑血管病的发病率和死亡率。

2. 血压控制目标　采取综合治疗措施（干预患者存在的危险因素或并存的临床情况），将血压降到患者能耐受的水平，目前主张一般高血压患者血压控制目标值至140/90mmHg以下，血压达标时间达4～12周。65岁或以上的老年人单纯收缩期高血压的降压目标水平是收缩压（SBP）140～150mmHg，舒张压（DBP）<90mmHg但不低于65～70mmHg。老年人对药物耐受性差，血压达标时间可适当延长。伴有糖尿病、慢性肾脏病、病情稳定的冠心病或脑血管疾病的高血压患者，治疗更应个体化，一般血压控制目标值<130/80mmHg。

3. 治疗内容　包括非药物治疗和药物治疗两大类。

（1）非药物治疗：改变不良的生活方式，是治疗高血压的首要和基本措施，对全部高血压病患者均适用。

（2）药物治疗：凡高血压2级或以上病人；高血压合并糖尿病，或者已有心、脑、肾靶器官损害和并发症的病人；血压持续升高6个月以上，非药物治疗手段仍不能有效控制血压者，必须使用降压药物治疗。

①常用降压药：目前常用降压药物可归纳为5类，即利尿剂、β受体阻滞剂、钙通道阻滞剂、血管紧张素转换酶抑制剂及血管紧张素Ⅱ受体拮抗剂。α受体阻滞剂或其他中枢性降压药有时亦可用于某些高血压患者。

②用药原则：概括为"小剂量开始，联合用药，优先选用长效降压药，个体化降压，降压达标，长期维持"。

小剂量：选用的降压药应从小剂量开始，逐步递增剂量，达到满意血压水平所需药物的种类与剂量后进行长期维持降压治疗。

推荐应用长效制剂：可以有效控制夜间血压和晨峰血压，减少血压的波动，降低主要心血管事件的发生危险和防治靶器官损害，并提高用药的依从性。

联合用药：以增强降压疗效又减少不良反应，在低剂量单药降压效果不理想时，可以采用两种或多种药物联合治疗。

个体化：根据患者具体情况和耐受性及个人意愿或长期经济承受能力，选择适合患者的降压药。

③常见药物组合：目前优先推荐的2种降压药物联合治疗方案是二氢吡啶类钙通道阻滞

剂（D-CCB）与 ARB/ACEI；ARB/ACEI/D-CCB 与噻嗪类利尿剂；D-CCB 与 β 受体阻滞剂。3 种降压药物合理的联合治疗方案除有禁忌证外必须包含利尿剂。

④有合并症和并发症的降压治疗（表3-4）。

表3-4 高血压有合并症和并发症的降压治疗

合并症、并发症	降压药物
合并脑血管病	ARB、长效钙通道阻滞剂、ACEI 或利尿剂
合并心肌梗死	β 受体阻滞剂和 ACEI
合并稳定型心绞痛	β 受体阻滞剂和钙通道阻滞剂
并发心力衰竭	ACEI 或 ARB、β 受体阻滞剂和利尿剂
并发慢性肾衰竭	3 种或 3 种以上降压药
合并糖尿病	ACEI 或用 ARB，必要时用钙通道阻滞剂和小剂量利尿剂

（3）高血压急症的治疗：高血压急症是指短时期内（数小时或数天）血压急骤升高，收缩压>200mmHg 和（或）舒张压>130mmHg，同时伴有心、脑、肾、视网膜等重要的靶器官功能损害的一种严重危及生命的临床综合征，其发生率占高血压患者的 5% 左右。

①一般处理：见高血压急症的护理措施内容。

②迅速降压：静脉给予适宜有效的降压药物，并加强血压监测。

③控制性降压：短时间血压骤降，可能造成重要器官的血流灌注明显减少，应采取逐步控制性降压的方式，即开始的 24 小时内血压降低 20%～25%，再将血压逐步降到适宜水平，48 小时内血压不低于 160/100mmHg。

④降压药物选择：a. 硝普钠，首选药物，适用于大多数高血压急症。为动脉和静脉扩张剂，可即刻起效，静滴停止后作用持续时间 1～2 分钟。剂量 0.25～10μg/（kg·min）。b. 其他，硝酸甘油、尼卡地平、地尔硫䓬、拉贝洛尔、乌拉地尔、肼屈嗪、酚妥拉明可根据病情选择使用。

⑤降低颅内压：有高血压脑病时宜给予脱水剂，如甘露醇；或选择快速利尿剂，如呋塞米静注。

⑥镇静止痉：伴烦躁、抽搐者应用地西泮、巴比妥类药物肌内注射或水合氯醛灌肠。

九、主要护理诊断/问题

1. 疼痛：头痛　与血压升高有关。
2. 有受伤的危险　与头晕、视力模糊、意识改变或发生直立性低血压有关。
3. 潜在并发症　高血压急症。
4. 营养失调：高于机体需要量　与摄入过多、缺少运动有关。
5. 焦虑　与血压控制不满意、已发生并发症有关。
6. 知识缺乏　缺乏疾病预防、保健知识和高血压用药知识。

十、护理措施

1. 休息与活动　高血压初期可不限制一般的体力活动,但应避免重体力劳动,保证充足的睡眠。血压较高、症状频繁或有并发症的患者应多卧床休息,避免体力或脑力过度兴奋。

2. 病情观察　观察患者头痛情况,如疼痛程度、持续时间,是否伴有头晕、耳鸣、恶心、呕吐等症状。一旦发现血压急剧升高、剧烈头痛、呕吐、大汗、视力模糊、面色及神志改变、肢体运动障碍等症状,立即通知医生。

3. 对症护理

（1）头痛：及时进行头痛原因解释,指导使用放松方法,如听柔和音乐法、缓慢呼吸等。协助病人卧床休息,抬高床头,改变体位的动作应缓慢。保持病室安静,减少声光刺激,限制探视人员。遵医嘱使用降压药,并在半小时后监测血压。症状缓解后告知病人平时避免劳累、情绪激动、精神紧张、环境嘈杂等不良因素；教会患者及家属采取肩颈部按摩及放松等技巧,以改善头痛。

（2）视力模糊：保证病人安全,应清除活动范围内的障碍物,保持地面干燥、室内光线良好。外出时有人陪伴。

（3）直立性低血压：是由于体位的改变,如从平卧位突然转为直立,或长时间站立发生的脑供血不足引起的低血压。通常认为,在改变体位为直立位的3分钟内,收缩压下降>20mmHg或舒张压下降>10mmHg,同时伴有肢软乏力、头晕目眩、站立不稳、视物模糊、心悸、出汗、恶心、呕吐等,即为直立性低血压。措施：①告知患者直立性低血压的表现。应特别注意在联合用药、服首剂药物或加量时容易发生直立性低血压,服药后不要突然站起,最好静卧1～2小时再缓慢起床活动。②指导患者预防直立性低血压的方法。避免长时间站立,尤其在服药后最初几个小时；改变姿势,特别是从卧、坐位起立时,动作宜缓慢；服药时间可选在平静休息时,服药后继续休息片刻再活动；如有睡前服药,夜间起床排尿时应注意直立性低血压的发生；大量出汗、热水浴或蒸汽浴、饮酒等都是发生直立性低血压的诱因,应该注意避免。③发生直立性低血压时可平卧并抬高下肢,以促进下肢血液回流。

（4）高血压急症：①患者绝对卧床休息,抬高床头,避免一切不良刺激和不必要的活动,协助生活护理。②保持呼吸道通畅。有抽搐者用牙垫置于上下磨牙间防止舌咬伤；呕吐时头偏向一侧,以防止误吸；呼吸道分泌物较多但患者无法自行排出时,应及时用吸引器吸出。③吸氧4～5L/min,连接床边心电监护仪,实时监测心电、血压、呼吸。④安定患者情绪,必要时用镇静剂。⑤迅速建立静脉通路,遵医嘱应用降压药物,尽早将血压降至安全范围。⑥严密观察病情。定时观察并记录生命体征、神志、瞳孔、尿量,特别注意避免出现血压骤降；观察患者头痛、烦躁等症状有无减轻,有无肢体麻木、活动不灵、语言不清、嗜睡等情况。⑦硝普钠使用注意事项。本药对光敏感,溶液稳定性较差,滴注溶液应现配现用并注意避光。新配溶液为淡棕色,如变为暗棕色、橙色或蓝色应弃去重新配制。溶液内不宜加入其他药品,应单独使用一条静脉通路,以微量泵控制注入滴速,若静脉滴注已达10μg/(kg·min),经10分钟降压仍不满意,应通知医生考虑停用本药,更换降压药。持续静脉滴注一般不超过72小时,以免发生氰化物中毒。

4. 用药护理　遵医嘱应用降压药物,测量血压的变化以判断疗效,观察药物不良反应。

十一、健康教育

高血压病病程很长,发展也不平衡,为了使患者血压控制在适当水平,应教育患者严格遵循自我护理计划,从而延缓或逆转高血压所造成的靶器官损害。

1. 改变生活方式　合理膳食、限盐少脂、戒烟限酒;适量运动、控制体重;心理平衡(表3-5)。

表3-5　高血压治疗中生活方式的改善措施及成效

措施	推荐方法	相当的收缩压降低范围
减轻体重	保持正常体重	5～10mmHg 每减轻10kg体重
采用DASH饮食计划	选用富含水果、蔬菜、低脂肪(低饱和脂肪酸和总脂肪含量)饮食	8～14mmHg
低钠饮食	每日钠摄入量不超过2.4g钠或6g氯化钠水平	2～8mmHg
体育锻炼	规律的有氧体育运动,如慢跑(每天至少30分钟,每周不少于3次)	4～9mmHg
限酒	男性每日饮酒不超过2杯(白酒小于1两、葡萄酒小于2两、啤酒小于5两),女性和体重较轻者每日饮酒不超过1杯	2～4mmHg

(1) 食物的选择建议:以控制总热量为原则。①主食:提倡三餐中有两餐吃未精制的全谷类,如糙米饭、全麦面包、全麦馒头等。豆类和根茎淀粉类食物可搭配食用,如红豆粥、绿豆粥、地瓜、马铃薯等。少吃葡萄糖、果糖及蔗糖,这类糖属于单糖,易引起血脂升高。②钠盐:尽量减少烹调用盐,建议使用可定量的盐勺,每日食盐量以不超过6g为宜。减少味精、酱油等含钠盐的调味品。少食或不食含钠盐较高的加工食品,如各种腌制品或各类炒货。肾功能良好者可使用含钾的烹饪盐。③蔬菜水果、奶类:可保证充足的钾、钙摄入。每天吃新鲜蔬菜、水果可预防便秘,以免用力排便使血压上升,诱发脑血管破裂。奶类以低脂或脱脂奶及乳制品为好,可单独饮用或搭配其他食物如蔬菜、果汁食用。油菜、芹菜、蘑菇、木耳、虾皮、紫菜等食物含钙量较高,可适度选食。④脂肪:烹调时选用植物油,如橄榄油、麻油、花生油、茶油等,动物油、奶油尽量不用。尽量不吃油炸食物,有条件者可吃深海鱼油,其含有较多的亚油酸,对增加微血管的弹性,防止血管破裂,防止高血压并发症有一定的作用。⑤蛋白质:以豆制品、鱼、不带皮的家禽为主,少吃红肉(即家畜类)。鱼以外的海产品、动物内脏、蛋类胆固醇含量高,尽量避免食用或少食。

(2) 控制体重:适当降低升高的体重,减少体内脂肪含量,可显著降低血压。最有效的减重措施是控制能量摄入和增加体力活动。减重的速度因人而异，体重以每周减重0.5～1.0kg为宜。重度肥胖者还可在医生指导下选用减肥药降低体重。

（3）合理运动：根据年龄和血压水平选择适宜的运动方式，对中老年人而言应包括有氧、伸展及增强肌力3类运动，具体项目可选择步行、慢跑、太极拳、气功等。运动强度因人而异，常用的运动强度指标为运动时最大心率＝170－年龄，如50岁的人运动心率为120次/分钟，运动频率一般每周3～5次，每次持续30～60分钟。注意劳逸结合，运动强度、时间和频度以不出现不适反应为度，避免竞技性和力量型运动。

（4）心理平衡：情绪激动、精神紧张、精神创伤等可使交感神经兴奋，血压上升，故应指导患者减轻精神压力，保持心态平和。工作时保持轻松愉快的情绪，避免过度紧张，在工作1小时后最好能休息5～10分钟，可做操、散步等调节自己的神经。心情郁怒时，要学会转移注意力，通过轻松愉快的方式来松弛自己的情绪。忌情绪激动、暴怒，防止发生脑出血。生活环境应安静，避免噪声刺激和引起精神过度兴奋的活动。

2. 自我病情监测

（1）定时测量血压：家庭测量血压多用上臂式全自动或半自动电子血压计，应教会患者和家属正确的测量血压方法及测压时注意事项。家庭血压值一般低于诊室血压值，高血压的诊断标准为≥135/85mmHg，与诊室血压的140/90mmHg相对应。建议每天早晨和晚上测量血压，每次2～3遍，取平均值。血压控制平稳者，可每周测量1次。详细记录每次测量的日期、时间及血压读数，每次就诊携带记录，作为医生调整药量或选择用药的依据。对于精神高度焦虑的患者，不建议自测血压。

（2）测量血压时的注意事项：①血压计要定期检查，以保持其准确性，并应放置平稳，切勿倒置或震荡。②应尽量做到四定，定时间、定部位、定体位、定血压计。③对偏瘫病人，应在健侧手臂上测量。④选择合适的测压环境，应在安静、温度适当的环境里休息5～10分钟后进行血压测量，避免在应激状态下如膀胱充盈或吸烟、受寒、喝咖啡后测压。

3. 用药指导　①合理降压：尽量将血压降至目标血压水平，但应注意温和降压，而非越快越好。②坚持服药：强调长期药物治疗的重要性，用降压药物使血压降至理想水平后，应继续服用维持量，以保持血压相对稳定，对无症状者更应强调。告知有关降压药物的名称、剂量、用法、作用及不良反应，并提供书面材料。③遵医嘱服药：指导患者必须遵医嘱按时按量服药，不要随意增减药物、漏服或频繁更换降压药，更不能擅自突然停药，以免引起血压波动，诱发高血压危象。高血压伴有冠心病的患者若突然停用β受体阻滞剂还可诱发心绞痛、心肌梗死。④长期用药要注意药物不良反应的观察。

4. 定期复诊　根据病人的总危险分层及血压水平决定复诊时间。危险分层属低危或中危者，可安排病人每1～3个月随诊1次；若为高危者，则应至少每1个月随诊1次。

（蔺彤彤）

第四章

消化系统疾病的护理

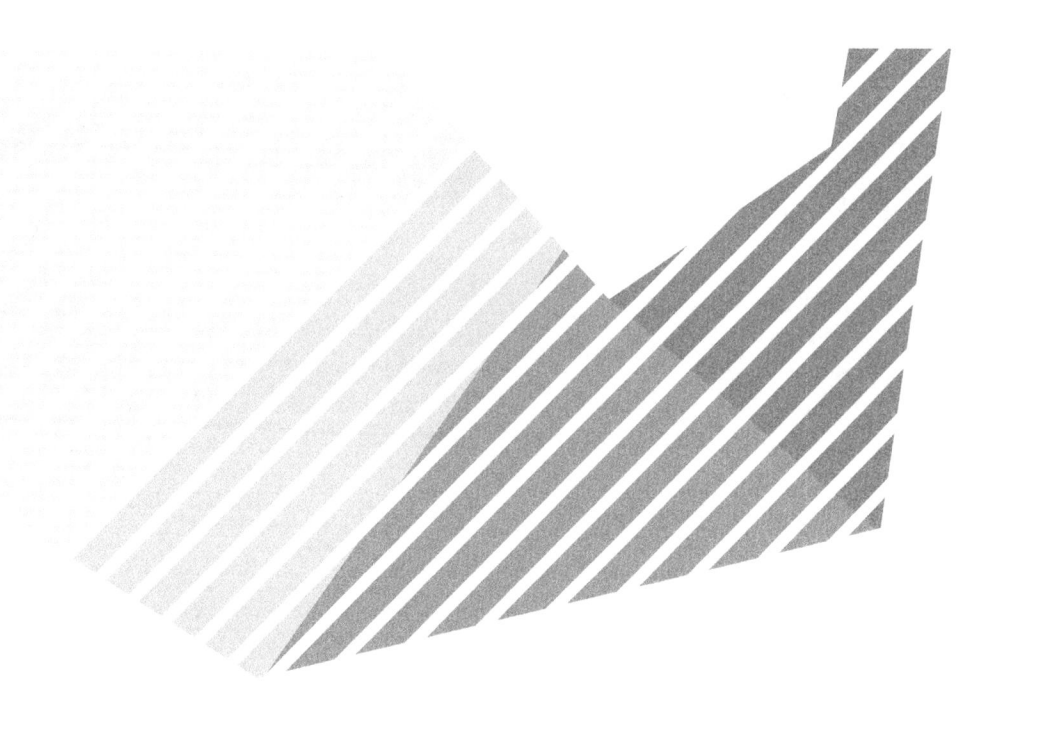

第一节 胃食管反流病

一、概述

胃食管反流病（GERD）是一种因胃和（或）十二指肠内容物反流入食管引起胃灼热、反流、胸痛等症状和（或）组织损害的综合征，包括食管综合征和食管外综合征。食管综合征有典型反流综合征、反流胸痛综合征及伴食管黏膜损伤的综合征，如反流性食管炎（RE）、反流性狭窄、Barrett食管（BE）及食管腺癌。食管外综合征有反流性咳嗽综合征、反流性喉炎综合征、反流性哮喘综合征及反流性蛀牙综合征，还可能有咽炎、鼻窦炎、特发性肺纤维化及复发性中耳炎。

根据内镜下表现的不同，GERD可分为非糜烂性反流病（NERD）、RE及BE，我国60%～70%的GERD表现为NERD。

二、病因与发病机制

与GERD发生有关的机制包括抗反流防御机制的削弱、食管黏膜屏障的完整性破坏及胃十二指肠内容物反流对食管黏膜的刺激等。

（一）抗反流机制的削弱

抗反流机制的削弱是GERD的发病基础，包括下食管括约肌（LES）功能失调、食管廓清功能下降、食管组织抵抗力损伤、胃排空延迟等。

1. LES功能失调　LES功能失调在GERD发病中起重要作用，其中LES压力降低、一过性下食管括约肌松弛（TLESR）及裂孔疝是引起GERD的三个重要因素。

LES正常长3～4cm，维持10～30mmHg的静息压，是重要的抗反流屏障。当LES压力<6mmHg时，即易出现胃食管反流。即使LES压力正常，也不一定就没有胃食管反流。近来的研究表明TLESR在GERD的发病中有重要作用。TLESR系指非吞咽情况下LES发生自发性松弛，可持续8～10秒，长于吞咽时LES松弛，并常伴胃食管反流。TLESR是正常人生理性胃食管反流的主要原因，目前认为TLESR是小儿胃食管反流的最主要因素，胃扩张（餐后、胃排空异常、空气吞入）是引发TLESR的主要刺激因素。裂孔疝破坏了正常抗反流机制的解剖和生理，使LES压力降低并缩短了LES长度，削弱了膈肌的作用，并使食管蠕动减弱，故食管裂孔疝是胃食管反流重要的病理生理因素。

2. 食管、胃功能下降

（1）食管：健康人食管借助正常蠕动可有效清除反流入食管的胃内容物。GERD患者由于食管原发和继发蠕动减弱，无效食管运动发生率高，有如硬皮病样食管，致食管廓清功能障碍，不能有效廓清反流入食管的胃内容物。

(2) 胃：胃轻瘫或胃排空功能减弱，胃内容物大量潴留，胃内压增加，导致胃食管反流。

（二）食管黏膜屏障

食管黏膜屏障是食管黏膜上皮抵抗反流物对其损伤的重要结构，包括食管上皮前（黏液层、静水层和黏膜表面 HCO_3^- 所构成的物理化学屏障）、上皮（紧密排列的多层鳞状上皮及上皮内所含负离子蛋白和 HCO_3^- 可阻挡和中和 H^+）及上皮后（黏膜下毛细血管提供 HCO_3^- 中和 H^+）屏障。当屏障功能受损时，即使是正常反流亦可致食管炎。

（三）胃十二指肠内容物反流

胃食管反流时，含胃酸、胃蛋白酶的胃内容物，甚至十二指肠内容物反流入食管，引起胃灼热、反流、胸痛等症状，甚至导致食管黏膜损伤。难治性 GERD 常伴有严重的胃食管反流。Vaezi 等发现，混合反流可导致较单纯反流更为严重的黏膜损伤，两者可能存在协同作用。

三、病理

RE 的病理改变主要有食管鳞状上皮增生，黏膜固有层乳头向表面延伸，浅层毛细血管扩张、充血和（或）出血，上皮层内中性粒细胞和淋巴细胞浸润，严重者可有黏膜糜烂或溃疡形成。慢性病变可有肉芽组织形成、纤维化以及 Barrett 食管改变。

四、临床表现

GERD 的主要临床表现包括以下内容：

（一）食管表现

1. 胃灼热　是指胸骨后的烧灼样感觉，胃灼热是 GERD 最常见的症状。胃灼热的严重程度不一定与病变的严重程度一致。

2. 反流　反流指胃内容物反流入口中或下咽部的感觉，此症状多在胃灼热、胸痛之前发生。

3. 胸痛　胸痛作为 GERD 的常见症状，日渐受到临床的重视。可酷似心绞痛，对此有时单从临床很难做出鉴别。胸痛的程度与食管炎的严重程度无平行关系。

4. 吞咽困难　指患者能感觉到食物从口腔到胃的过程发生障碍，吞咽困难可能与咽喉部的发胀感同时存在。引起吞咽困难的原因很多，包括与反流有关的食管痉挛、食管运动功能障碍、食管瘢痕狭窄及食管癌等。

5. 上腹痛　也可以是 GERD 的主要症状。

（二）食管外表现

1. 咽喉部表现　如慢性喉炎、慢性声嘶、发音困难、声带肉芽肿、咽喉痛、流涎过多、癔球症、颈部疼痛、牙周炎等。

2. 肺部表现　如支气管炎、慢性咳嗽、慢性哮喘、吸入性肺炎、支气管扩张、肺脓肿、肺不张、咯血及肺纤维化等。

五、辅助检查

（一）上消化道内镜

对 GERD 患者，内镜检查可确定是否有 RE 及病变的形态、范围与程度；同时可取活体组织进行病理学检查，明确有无 BE、食管腺癌；还可进行有关的治疗。但内镜检查不能观察反流本身，内镜下的食管炎也不一定都由反流引起。

洛杉矶分级是目前国际上最为广泛应用的内镜 RE 分级方案，根据内镜下食管黏膜破损的范围和形状，将 RE 划分为 A～D 级（图 4-1）。

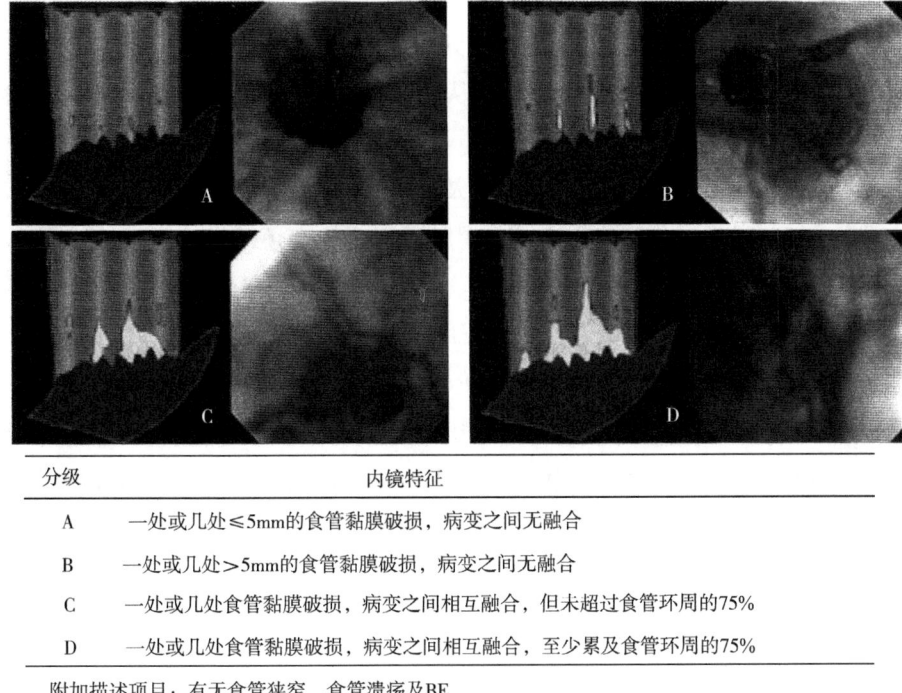

分级	内镜特征
A	一处或几处≤5mm 的食管黏膜破损，病变之间无融合
B	一处或几处＞5mm 的食管黏膜破损，病变之间无融合
C	一处或几处食管黏膜破损，病变之间相互融合，但未超过食管环周的75%
D	一处或几处食管黏膜破损，病变之间相互融合，至少累及食管环周的75%

附加描述项目：有无食管狭窄、食管溃疡及BE

图 4-1　GERD 内镜分级

（二）其他检查

1. 24 小时食管酸碱度 pH 监测　是最好的定量监测胃食管反流的方法，已作为 GERD 诊断的金标准。最常使用的指标是 pH<4 总时间（%）。该方法有助于判断反流的有无及其和症状的关系，以及疗效不佳的原因。其敏感性与特异性分别为 79%～90% 和 86%～100%。该检查前 3～5 天停用改变食管压力的药物（胃肠动力剂、抗胆碱能药物、钙通道阻断剂、硝酸盐类药物、肌肉松弛剂等）、抑制胃酸的药物。

近年无绳食管 pH 胶囊的应用使食管 pH 监测更为方便，易于接受，且可行食管多部位（远端、近端及下咽部等）及更长时间（48～72 小时）的监测。

2. 食管测压 可记录 LES 压力、显示频繁的 TLESR 和评价食管体部的功能。单纯用食管压力来诊断胃食管反流并不十分准确，其敏感性约 58%，特异性约 84%。因此，并非所有的 GERD 患者均需做食管压力测定，仅用于不典型的胸痛患者或内科治疗失败考虑用外科手术抗反流者。

3. 食管阻抗监测 通过监测食管腔内阻抗值的变化来确定是液体或气体反流。目前食管腔内阻抗导管均带有 pH 监测通道，可根据 pH 和阻抗变化进一步区分酸反流（pH<4）、弱酸反流（pH 在 4～7）以及弱碱反流（pH>7），用于 GERD 的诊断，尤其有助于对非酸反流为主的 NERD 患者的诊断、抗反流手术前和术后的评估、难治性 GERD 病因的寻找、不典型反流症状的 GERD 患者的诊断以及确诊功能性胃灼热患者。

4. 食管胆汁反流测定 用胆汁监测仪测定食管内胆红素含量，从而了解有无十二指肠胃食管反流。现有的 24 小时胆汁监测仪可得到胆汁反流次数、长时间反流次数、最长反流时间和吸收值≥0.14 的总时间及其百分比，从而对胃食管反流做出正确的评价。因采用比色法检测，必须限制饮食中的有色物质。

5. 上胃肠道 X 线钡餐 对观察有无反流及食管炎均有一定的帮助，还有助于排除其他疾病和发现有无解剖异常，如膈疝，有时上胃肠道钡餐检查还可发现内镜检查没有发现的、轻度的食管狭窄，但钡餐检查的阳性率不高。

6. 胃-食管放射性核素闪烁显像 此为服用含放射性核素流食后以 γ 照相机检测放射活性反流的技术。本技术有 90% 的高敏感性，但特异性低，仅为 36%。

7. GERD 诊断问卷 让疑似 GERD 患者回顾过去 4 周的症状以及症状发作的频率，并将症状由轻到重分为 0～5 级，评估症状程度，总分超过 12 分即可诊断为 GERD。

8. 质子泵抑制剂（PPI）试验 对疑似 GERD 的患者，可服用标准剂量 PPI，每天 2 次，用药时间为 1～2 周。患者服药后 3～7 天，若症状消失或显著好转，本病诊断可成立。其敏感性和特异性均可达 60% 以上。但本试验不能鉴别恶性疾病，且可因用 PPI 而掩盖内镜所见。

9. 超声诊断 超声诊断直观性好，诊断敏感性高，并且对患者的损伤性小。B 超诊断 GERD 标准为至少在 2 次不同时间内观察到反流物充满食管下段和胃与食管间液体来回移动。

六、诊断

由于 GERD 临床表现多种多样，症状轻重不一，有的患者可能有典型的反流症状，但内镜及胃食管反流检测无异常；而有的患者以其他器官系统的症状为主要表现，给 GERD 的诊断造成一定的困难。因此，GERD 的诊断应结合患者的症状及实验室检查综合判断。

1. RE 的诊断　有胃食管反流的症状，内镜可见累及食管远端的食管炎，排除其他原因所致的食管炎。

2. NERD 的诊断　有胃食管反流的症状，内镜无食管炎改变，但实验室检查有胃食管反流的证据，如：①24 小时食管 pH 监测阳性。②食管阻抗监测、食管胆汁反流测定、静息放射性核素检查或钡餐检查显示胃食管反流。③食管测压示 LES 压力降低或 TLESR，或食管体部蠕动波幅降低。

七、治疗

胃食管反流病的治疗目标为充分缓解症状，治愈食管炎，减少复发，治疗或预防并发症。

1. GERD 的非药物治疗　非药物治疗指生活方式的指导，避免一切引起胃食管反流的因素等。如要求患者饮食不宜过饱；忌烟、酒、咖啡、巧克力、酸食和过多脂肪；避免餐后立即平卧。对仰卧位反流，抬高床头 10cm 就可减轻症状。对于立位反流，有时只要患者穿宽松衣服，避免牵拉、上举或弯腰就可减轻。超重者在减肥后症状会有所改善。某些药物能降低 LES 的压力，导致反流或使其加重，如抗胆碱能药物、钙通道阻断剂、硝酸盐类药物、肌肉松弛剂等，GERD 患者应尽量避免使用这些药物。

2. GERD 的药物治疗

（1）抑酸药：抑酸药是治疗 GERD 的主要药物，主要包括 PPI 和 H_2 受体拮抗剂，PPI 缓解症状最快，对食管炎的治愈率最高。虽然 H_2RA 疗效低于 PPI，但对一些病情不是很严重的 GERD 患者，采用 H_2RA 仍是有效的。

（2）促动力药：促动力药可用于经过选择的患者，特别是作为酸抑制治疗的一种辅助药物。对大多数 GERD 患者而言，目前应用的促动力药不是理想的单一治疗药物。

①多巴胺受体拮抗剂：此类药物能促进食管、胃的排空，增加 LES 的张力。此类药物包括甲氧氯普胺和多潘立酮，常用剂量为 10mg，每天 3～4 次，睡前和餐前服用。前者如剂量过大或长期服用，可导致锥体外系神经症状，故老年患者慎用；后者长期服用亦可致高催乳素血症，产生乳腺增生、泌乳和闭经等不良反应。

②非选择性 $5-HT_4$ 受体激动剂：此类药能促进肠肌丛节后神经释放乙酰胆碱而促进食管、胃的蠕动和排空，从而减轻胃食管反流。目前常用的为莫沙必利，常用剂量为 5mg，每天 3～4 次，饭前 15～30 分钟服用。

③伊托必利：此类药可通过阻断多巴胺 D_2 受体和抑制胆碱酯酶的双重功能，起到加速胃排空、改善胃张力和敏感性、促进胃肠道动力的作用。该药消化道特异性高，对心脏、中枢神经系统、泌乳素分泌的影响小，在 GERD 治疗方面具有长远的优势。常用剂量为 50mg，每天 3～4 次，饭前 15～30 分钟服用。

（3）黏膜保护剂：对控制症状和治疗反流性食管炎有一定疗效。常用的药物有硫糖铝

1g，每天3～4次，饭前1小时及睡前服用；铝碳酸镁1g，每天3～4次，饭前1小时及睡前服用，具有独特的网状结构，既可中和胃酸，又可在酸性环境下结合胆汁酸，对于十二指肠胃食管反流有较好的治疗效果。枸橼酸铋钾盐，480mg/d，分2～4次于饭前及睡前服用。

（4）γ-氨基丁酸（GABA）受体抑制剂：由于TLESR是发生胃食管反流的主要机制，因此TLESR成为治疗的有效靶点。对动物及人类研究显示，GABA受体抑制剂巴氯芬可抑制TLESR，可能是通过抑制脑干反射而起作用的。巴氯芬对GERD患者既有短期作用，又有长期作用，可显著减少反流次数和缩短食管酸暴露时间，还可明显改善十二指肠胃食管反流及其相关的反流症状，是目前控制TLESR发生率最有前景的药物。

（5）维持治疗：因为GERD是一种慢性疾病，持续治疗对控制症状及防止并发症是适当的。

3. GERD的内镜抗反流治疗　为了避免GERD患者长期需要药物治疗及手术治疗风险大的缺点，内镜医师在过去的几年中在内镜治疗GERD方面做出了不懈的努力，通过这种方法改善LES的屏障功能，发挥其治疗作用。

（1）胃镜下腔内折叠术：该方法是将一种缝合器安装在胃镜前端，于直视下在齿状线下缝合胃壁组织，形成褶皱，增加贲门口附近紧张度、"延长腹内食管长度"及形成皱褶，以阻挡胃肠内容物的反流。包括黏膜折叠方法或全层折叠方法。

（2）食管下端注射法：指内镜直视下环贲门口或食管下括约肌肌层注射无活性低黏度膨胀物质，增加LES的功能。

（3）内镜下射频治疗：该方法是将射频治疗针经活检孔道送达齿状线附近，刺入食管下端的肌层进行热烧灼，使肌层"纤维化"，增加食管下端张力。

内镜治疗GERD的安全性及可能性已经多中心研究所证明，且显示大部分患者可终止药物治疗，但目前仍缺乏严格的大样本多中心对照研究。

4. GERD的外科手术治疗　对GERD患者行外科手术治疗时，必须掌握严格的适应证，主要包括：①需长期用药维持，且用药后症状仍然严重者。②出现严重并发症，如出血、穿孔、狭窄等，经药物或内镜治疗无效者。③伴有严重的食管外并发症，如反复并发肺炎、反复发作的难以控制的哮喘、咽喉炎，经药物或内镜治疗无效者。④疑有恶变倾向的BE。⑤严重的胃食管反流而不愿终生服药者。⑥仅对大剂量质子泵抑制剂起效的年轻患者，如有严重并发症（出血、狭窄、BE）。

临床应用过的抗反流手术方法较多。目前治疗GERD的手术常用Nissen胃底折叠术、Belsey胃底部分折叠术。各种抗反流手术治疗的效果均应通过食管24小时的pH测定、内镜及临床表现进行综合评价。

近十几年来，腹腔镜抗反流手术得到了长足的发展。腹腔镜胃底折叠术是治疗GERD疗效确切的方法，是治疗GERD的主要选择之一，尤其针对年轻、药物治疗效果不佳、伴有裂孔疝的患者。与常规开放手术相比较，腹腔镜手术具有创伤小、术后疼痛轻和患者恢复快的优点，特别适用于年老体弱、心肺不佳的患者。但最近的研究显示，术后并发症高达30%，包括吞咽困难、不能打嗝、腹泻及肛门排气等。约62%的患者在接受抗反流手术10年后仍需服用PPI治疗。因此，内科医师在建议GERD患者行腹腔镜胃底折叠术前应注意这些并发症，严格选择患者。

5. 并发症的治疗

（1）食管狭窄的治疗：早期给予有效的药物治疗是预防GERD患者食管狭窄的重要手段。内镜扩张疗法是治疗食管狭窄所致吞咽困难的有效方法。扩张疗法所需食管扩张器有各型探条、气囊、水囊及汞橡胶扩张器等。常将食管直径扩张至14mm或44F。患者行有效的扩张食管治疗后，应用PPI或H_2RA维持治疗，避免食管再次狭窄。手术是治疗食管狭窄的有效手段。常在抗反流术前或术中同时使用食管扩张疗法。

（2）BE的治疗

①药物治疗：长期PPI治疗不能缩短BE的病变长度，但可促进部分患者鳞状上皮再生，降低食管腺癌发生率。选择性COX-2抑制剂有助于减少患食管癌，尤其是腺癌的风险。

②内镜治疗：目前常采用的内镜治疗方法有各种方式的内镜消融治疗和内镜下黏膜切除术等。适应证为伴有异型增生和黏膜内癌的BE患者，超声内镜检查有助于了解病变的深度，有助于治疗方式的选择。

③手术治疗：对已证实有癌变的BE患者，原则上应手术治疗。手术方法同食管癌切除术，胃肠道重建多用残胃或结肠，少数用空肠。

④抗反流手术：包括外科手术和内镜下抗反流手术。虽然能在一定程度上改善BE患者的反流症状，但不能影响其自然病程，远期疗效有待证实。

八、护理评估

（一）健康史

询问患者症状出现的时间、频率和严重程度；了解患者饮食习惯如有无进食高脂食物、含咖啡因饮料等；有无烟酒嗜好；有无肥胖及其他疾病；是否服用对下食管括约肌压力有影响的药物等。

（二）身体状况

胃食管反流病的临床表现多样，轻重不一。

1. 反流症状　反酸、反食、嗳气等。常于餐后特别是饱餐后、平卧时发生，有酸性液体或食物从胃及食管反流到口咽部。反酸常伴胃灼热，是胃食管反流病最常见的症状。

2. 反流物刺激食管引起的症状　胃灼热、胸痛、吞咽痛等。胃灼热是一种胸骨后发热、烧灼样不适，常于餐后（尤其是饱食或脂肪餐）1小时出现，躯体前屈或用力屏气时加重，站立或坐位时或服用抗酸药物后可缓解。一般认为是由于酸性反流物刺激食管上皮下的感觉神经末梢所致。反流物也可刺激机械感受器引起食管痉挛性疼痛，严重者可放射到颈部、后背、胸部，有时酷似心绞痛症状。部分患者可有吞咽痛和吞咽困难，常为间歇性发作，系食管动力异常所致，晚期可呈持续性进行性加重，常提示食管狭窄。

3. 食管以外刺激的临床表现　如咽部异物感、咳嗽、咽喉痛、声音嘶哑等。部分患者以咳嗽、哮喘为主要症状，系因反流物吸入呼吸道，刺激支气管黏膜引起炎症和痉挛；或因反流物刺激食管黏膜感受器，通过迷走神经反射性引起支气管痉挛所致。

4. 并发症

（1）上消化道出血：由食管黏膜炎症、糜烂和溃疡所致，多表现为黑便，呕血较少。

（2）食管狭窄：重度反流性食管炎可因食管黏膜糜烂、溃疡，使纤维组织增生，瘢痕形成致食管狭窄，患者表现为渐进性吞咽困难，尤以进食固体食物时明显。

（3）Barrett 食管：食管黏膜因受反流物的慢性刺激，食管与胃交界处的齿状线 2cm 以上的鳞状上皮被化生的柱状上皮替代，称为 Barrett 食管，是食管腺癌的主要癌前病变。

（三）心理-社会状况

重点评估患者的心理状况、工作及生活中的压力及其对生理心理状况的影响。如有无严重的焦虑或抑郁，对疾病知识的了解程度等。精神紧张、情绪变化和抑郁等均可影响食管动力和感觉功能，并影响患者对症状和疾病行为的感知能力，从而表现出焦虑、抑郁和躯体化精神症状。

九、护理措施

（一）指导患者改变不良生活方式和饮食习惯

1. 卧位时将床头抬高 10～20cm，避免餐后平卧和睡前 2 小时进食。

2. 少量多餐，避免过饱；食物以高蛋白、高纤维、低脂肪、易消化为主，应细嚼慢咽；避免进食可使下食管括约肌压降低的食物，如高脂肪、巧克力、咖啡、浓茶等；戒烟酒。

3. 避免剧烈运动以及使腹压升高的因素，如肥胖、穿紧身衣、束腰带等。

4. 避免使用使下食管括约肌压降低的药物，如 β 肾上腺素能激动剂、α 肾上腺素能受体阻断剂、抗胆碱能制剂、钙离子通道阻滞剂、茶碱等。

（二）用药指导

抑制胃酸是胃食管反流病治疗的主要手段，根据医嘱给患者进行药物治疗，注意观察疗效及不良反应。常用药物如下所述：

1. 抑制胃酸药物　质子泵抑制剂可有效抑制胃酸分泌，最快速地缓解症状。一天一次应用 PPI 的患者应该在早餐前服用，而睡前服用 PPI 可更好控制夜间酸分泌，通常疗程在 8

周以上，部分患者需要长期服药。也可选用 H_2 受体阻断剂，如西咪替丁、雷尼替丁、法莫替丁等，疗程 8~12 周。适用于轻、中症患者。

2. 促动力药物　可增加下食管括约肌压力，改善食管蠕动功能，促进胃排空，减少胃食管反流，改善患者症状，可作为抑酸剂的辅助用药。常用药物有甲氧氯普胺或多潘立酮，餐前半小时服用，服药期间注意观察有无腹泻、便秘、腹痛、恶心等不良反应。

3. 黏膜保护剂　可以在食管黏膜表面形成保护性屏障，吸附胆盐和胆汁酸，阻止胃酸、胃蛋白酶的侵蚀，防止其对食管黏膜的进一步损伤。常用药物包括硫糖铝、铋剂、铝碳酸镁等。硫糖铝片需嚼碎后成糊状，餐前半小时用少量温开水冲服，但长期使用可抑制磷的吸收而致骨质疏松。

（三）心理护理

关心体贴患者，告知疾病与治疗有关知识，消除患者紧张情绪，避免一些加重本病的刺激因素，使患者主动配合治疗，保持情绪稳定。

（周琪钰）

第二节　急性胃炎

一、概述

急性胃炎指各种原因引起的急性胃黏膜炎症，其病变可以仅局限于胃底、胃体、胃窦的任何一部分，病变深度大多局限于黏膜层，严重时则可累及黏膜下层、肌层，甚至达浆膜层。临床表现多种多样，可以有上腹痛、恶心、呕吐、上腹不适、呕血、黑粪，也可无症状，而仅有胃镜下表现。急性胃炎的病因虽然多样，但各种类型在临床表现、病变的发展规律和临床诊治等方面有一些共性。大多数患者通过及时诊治能很快痊愈，但也有部分患者其病变可以长期存在并转化为慢性胃炎。

二、护理评估

（一）健康史

评估患者既往有无胃病史，有无服用对胃有刺激的药物，如阿司匹林、保泰松、洋地黄、铁剂等，评估患者的饮食情况及睡眠。

（二）身体状况

1. 腹痛的评估　患者主要表现为上腹痛、饱胀不适。多数患者无症状，或症状被原发疾病所掩盖。

2. 恶心、呕吐的评估　患者可有恶心、呕吐、食欲不振等症状，注意观察患者呕吐的次数及呕吐物的性质、量的情况。

3. 腹泻的评估　食用沙门菌、嗜盐菌或葡萄球菌毒素污染食物引起的胃炎患者常伴有腹泻。评估患者的大便次数、颜色、性状及量的情况。

4. 呕血和（或）黑粪的评估　在所有上消化道出血的病例中，急性糜烂出血性胃炎所致的消化道出血占 10%～30%，仅次于消化性溃疡。

（三）辅助检查

1. 病理　主要表现为中性粒细胞浸润。

2. 胃镜检查　可见胃黏膜充血、水肿、糜烂、出血及炎性渗出。

3. 实验室检查　血常规检查：糜烂性胃炎可有红细胞、血红蛋白减少。大便常规检查：大便潜血阳性。血电解质检查：剧烈腹泻患者可有水、电解质紊乱。

（四）心理-社会状况

1. 生活方式　评估患者生活是否规律，包括学习或工作、活动、休息与睡眠的规律性，有无烟酒嗜好等。评估患者是否能得到亲人及朋友的关爱。

2. 饮食习惯　评估患者是否进食过冷、过热、过于粗糙的食物；是否食用刺激性食物，如辛辣、过酸或过甜的食物，以及浓茶、浓咖啡、烈酒等；是否注意饮食卫生。

3. 焦虑或恐惧　因出现呕血、黑粪或症状反复发作而产生紧张、焦虑、恐惧心理。

4. 认知程度　是否了解急性胃炎的病因及诱发因素，以及如何防护。

（五）腹部体征评估

上腹部压痛是常见体征，有时上腹胀气明显。

三、主要护理诊断/问题

1. 腹痛　由胃黏膜的炎性病变所致。

2. 营养失调：低于机体需要量　由胃黏膜的炎性病变所致的食物摄入、吸收障碍所致。

3. 焦虑　由呕血、黑粪及病情反复所致。

四、护理目标

1. 患者腹痛症状减轻或消失。

2. 患者住院期间保证机体需热量，维持水电解质及酸碱平衡。

3. 患者焦虑程度减轻或消失。

五、护理措施

（一）一般护理

1. 休息　患者应注意休息，减少活动，对急性应激造成者应卧床休息，同时应做好患者的心理疏导。

2. 饮食　一般可给予无渣、半流质的温热饮食。如少量出血可给予牛奶、米汤等以中和胃酸，有利于黏膜的修复。剧烈呕吐、呕血的患者应禁食，可静脉补充营养。

3. 环境　为患者创造整洁、舒适、安静的环境，定时开窗通风，保证空气新鲜及温湿度适宜，使其心情舒畅。

（二）心理护理

1. 解释症状出现的原因　患者因出现呕血、黑粪或症状反复发作而产生紧张、焦虑、恐惧心理，护理人员应向其耐心说明出血原因，并给予解释和安慰。应告知患者，通过有效治疗，出血会很快停止；并通过自我护理和保健，可减少本病的复发次数。

2. 心理疏导　耐心解答患者及家属提出的问题，向患者解释精神紧张不利于呕吐的缓解，特别是有的呕吐与精神因素有关，紧张、焦虑还会影响食欲和消化能力，而树立信心及情绪稳定则有利于症状的缓解。

3. 应用放松技术　利用深呼吸、转移注意力等放松技术，减少呕吐的发生。

（三）治疗配合

1. 患者腹痛的时候　遵医嘱给予局部热敷、按摩、针灸，或给予止痛药物等缓解腹痛症状，同时应安慰、陪伴患者以使其精神放松，消除紧张恐惧心理，保持情绪稳定，从而增强患者对疼痛的耐受性；非药物止痛方法还可以用分散注意力法，如数数、谈话、深呼吸等；行为疗法，如放松技术、冥想、音乐疗法等。

2. 患者恶心、呕吐、上腹不适　评估症状是否与精神因素有关，关心和帮助患者消除紧张情绪。观察患者呕吐的次数及呕吐物的性质和量的情况。一般呕吐物为消化液和食物时有酸臭味，混有大量胆汁时呈绿色，混有血液呈鲜红色或棕色残渣。及时为患者清理呕吐物、更换衣物，协助患者采取舒适体位。

3. 患者呕血、黑粪　排除鼻腔出血及进食大量动物血、铁剂等所致呕吐物呈咖啡色或黑粪。观察患者呕血与黑粪的颜色性状和量的情况，必要时遵医嘱给予输血、补液、补充血容量治疗。

（四）用药护理

1. 向患者讲解药物的作用、不良反应、服用时的注意事项，如抑制胃酸的药物多于饭前服用；抗生素类多于饭后服用，并询问患者有无过敏史，严密观察用药后的反应；应用止泻药时应注意观察排便情况，观察大便的颜色、性状、次数及量，腹泻控制时应及时停药；保护胃黏膜的药物大多数是餐前服用，个别药例外；应用解痉止痛药如654-2或阿托品时，会出现口干等不良反应，并且青光眼及前列腺肥大者禁用。

2. 保证患者每日的液体入量，根据患者情况和药物性质调节滴注速度，合理安排所用药物的前后顺序。

(五)健康指导

1. 应向患者及家属讲明病因,如是药物引起,应告诫今后禁止用此药;如疾病需要必须用该药,必须遵医嘱配合服用制酸剂以及胃黏膜保护剂。

2. 嗜酒者应劝告戒酒。

3. 嘱患者进食要有规律,避免食生、冷、硬及刺激性食物和饮料。

4. 让患者及家属了解本病为急性病,应及时治疗及预防复发,防止发展为慢性胃炎。

5. 应遵医嘱按时用药,如有不适,及时来院就医。

(周琪钰)

第三节 慢性胃炎

一、概述

慢性胃炎系指不同病因引起的慢性胃黏膜炎性病变,其发病率在各种胃病中居位首。随着年龄增长而逐渐增高,男性稍多于女性。

二、护理评估

(一)健康史

评估患者既往有无其他疾病,是否长期服用 NSAID 类消炎药如阿司匹林、吲哚美辛等,有无烟酒嗜好及饮食、睡眠情况。

(二)身体状况

1. 腹痛的评估　评估腹痛发生的原因或诱因,疼痛的部位、性质和程度;与进食、活动、体位等因素的关系,有无伴随症状。慢性胃炎进展缓慢,多无明显症状。部分患者可有上腹部隐痛与饱胀的表现。腹痛无明显节律性,通常进食后较重,空腹时较轻。

2. 恶心、呕吐的评估　评估恶心、呕吐发生的时间、频率、原因或诱因,与进食的关系;呕吐的特点及呕吐物的性质、量;有无伴随症状,是否与精神因素有关。慢性胃炎的患者进食硬、冷、辛辣或其他刺激性食物时可引发恶心、反酸、嗳气、上腹不适、食欲不振等症状。

3. 贫血的评估　慢性胃炎并发胃黏膜糜烂者可出现少量或大量上消化道出血,表现以黑粪为主,持续3～4天停止。长期少量出血可引发缺铁性贫血,患者可出现头晕、乏力及消瘦等症状。

(三)辅助检查

1. 胃镜及黏膜活组织检查　这是最可靠的诊断方法,可直接观察黏膜病损。慢性萎缩性胃炎可见黏膜呈颗粒状、黏膜血管显露、色泽灰暗、皱襞细小；慢性浅表性胃炎可见红斑、黏膜粗糙不平、出血点（斑）。两种胃炎皆可见伴有糜烂、胆汁反流。活组织检查可进行病理诊断，同时可检测幽门螺杆菌。

2. 胃酸的测定　慢性浅表性胃炎胃酸分泌可正常或轻度降低，而萎缩性胃炎胃酸明显降低，其分泌胃酸功能随胃腺体的萎缩、肠腺化生程度的加重而降低。

3. 血清学检查　慢性胃体炎患者血清抗壁细胞抗体和内因子抗体呈阳性，血清胃泌素明显升高；慢性胃窦炎患者血清抗壁细胞抗体多呈阴性，血清胃泌素下降或正常。

4. 幽门螺杆菌检测　通过侵入性和非侵入性方法检测幽门螺杆菌。慢性胃炎患者胃黏膜中幽门螺杆菌阳性率的高低与胃炎活动与否有关，且不同部位的胃黏膜其幽门螺杆菌的检测率亦不相同。幽门螺杆菌的检测对慢性胃炎患者的临床治疗有指导意义。

（四）心理-社会状况

1. 生活方式　评估患者生活是否有规律；生活或工作负担及承受能力；有无过度紧张、焦虑等负性情绪；睡眠的质量等。

2. 饮食习惯　评估患者平时饮食习惯及食欲，进食时间是否规律，有无特殊的食物喜好或禁忌，有无食物过敏，有无烟酒嗜好。

3. 心理-社会状况　评估患者的性格及精神状态；患病对患者日常生活、工作的影响。患者有无焦虑、抑郁、悲观等负性情绪及其程度。评估患者的家庭成员组成，家庭经济、文化、教育背景，对患者的关怀和支持程度；医疗费用来源或支付方式。

4. 认知程度　评估患者对慢性胃炎的病因、诱因及如何预防的了解程度。

（五）腹部体征的评估

慢性胃炎的体征多不明显，少数患者可出现上腹轻压痛。

三、主要护理诊断/问题

1. 疼痛　由胃黏膜炎性病变所致。
2. 营养失调：低于机体需要量　由厌食、消化吸收不良所致。
3. 焦虑　由病情反复、病程迁延所致。
4. 活动无耐力　由慢性胃炎引起贫血所致。
5. 知识缺乏　缺乏对慢性胃炎病因和预防知识的了解。

四、护理目标

1. 患者疼痛减轻或消失。
2. 患者住院期间能保证机体所需热量、水分、电解质的摄入。
3. 患者焦虑程度减轻或消失。

4. 患者活动耐力恢复或有所改善。

5. 患者能自述疾病的诱因及预防保健知识。

五、护理措施

（一）一般护理

1. 休息　指导患者急性发作时应卧床休息，并可用转移注意力、做深呼吸等方法来减轻。

2. 活动　病情缓解时，进行适当的锻炼，以增强机体抵抗力。嘱患者生活要有规律，避免过度劳累，注意劳逸结合。

3. 饮食　急性发作时可予少渣半流食，恢复期患者指导其食用富含营养、易消化的食物，避免食用辛辣、生冷等刺激性食物及浓茶、咖啡等饮料。嗜酒患者嘱其戒酒。指导患者加强饮食卫生并养成良好的饮食习惯，定时进餐、少量多餐、细嚼慢咽。如胃酸缺乏者可酌情食用酸性食物如山楂、食醋等。

4. 环境　为患者创造良好的休息环境，定时开窗通风，保证病室的温湿度适宜。

（二）心理护理

1. 减轻焦虑　提供安全舒适的环境，减少患者的不良刺激。避免患者与其他有焦虑情绪的患者或亲属接触。指导其采用散步、听音乐等转移注意力的方法。

2. 心理疏导　首先帮助患者分析这次产生焦虑的原因，了解患者内心的期待和要求；然后共同商讨这些要求是否能够实现，以及错误的应对机制所产生的后果。指导患者采取正确的应对机制。

3. 树立信心　向患者讲解疾病的病因及防治知识，指导患者如何保持合理的生活方式和去除对疾病的不利因素。并可以请有过类似疾病的患者讲解采取正确应对机制所取得的良好效果。

（三）治疗配合

1. 腹痛　评估患者疼痛的部位、性质及程度。嘱患者卧床休息，协助患者采取有利于减轻疼痛的体位。可利用局部热敷、针灸等方法来缓解疼痛。必要时遵医嘱给予药物止痛。

2. 活动无耐力　协助患者进行日常生活活动。指导患者体位改变时动作要慢，以免发生直立性低血压。根据患者病情与患者共同制定每日的活动计划，指导患者逐渐增加活动量。

3. 恶心、呕吐　协助患者采取正确体位，头偏向一侧，防止误吸。安慰患者，消除患者紧张、焦虑的情绪。呕吐后及时为患者清理，更换床单位并协助患者采取舒适体位。观察呕吐物的性质、量及呕吐次数。必要时遵医嘱给予止吐药物治疗。

附：呕吐物性质及特点分析

1. 呕吐不伴恶心　呕吐突然发生，无恶心、干呕的先兆，伴明显头痛，且呕吐于头痛剧烈时出现，常见于神经血管头痛、脑震荡、脑出血、脑炎、脑膜炎及脑肿瘤等。

2. 呕吐伴恶心　多见于胃源性呕吐，例如胃炎、胃溃疡、胃穿孔、胃癌等，呕吐多与进食、饮酒、服用药物有关，吐后常感轻松。

3. 清晨呕吐　多见于妊娠呕吐和酒精性胃炎的呕吐。

4. 食后即恶心、呕吐　如果食物尚未到达胃内就发生呕吐，多为食管的疾病，如食管癌、食管贲门失弛缓症。食后即有恶心，呕吐伴腹痛、腹胀者常见于急性胃肠炎、阿米巴痢疾。

5. 呕吐发生于饭后2～3小时　可见于胃炎、胃溃疡和胃癌。

6. 呕吐发生于饭后4～6小时　可见于十二指肠溃疡。

7. 呕吐发生在夜间　呕吐发生在夜间，且量多有发酵味者，常见于幽门梗阻、胃及十二指肠溃疡、胃癌。

8. 大量呕吐　呕吐物如为大量，提示有幽门梗阻、胃潴留或十二指肠淤滞。

9. 少量呕吐　呕吐常不费力，每口吐出量不多，可有恶心，进食后可立即发生，吐完后可再进食，多见于神经官能性呕吐。

10. 呕吐物性质辨别

（1）呕吐物酸臭：呕吐物酸臭或呕吐隔日食物见于幽门梗阻、急性胃炎。

（2）呕吐物中有血：应考虑消化性溃疡、胃癌。

（3）呕吐黄绿苦水：应考虑十二指肠梗阻。

（4）呕吐物带粪便：见于肠梗阻晚期，带有粪臭味见于小肠梗阻。

（四）用药护理

1. 向患者讲解药物的作用、不良反应及用药的注意事项，观察患者用药后的反应。

2. 根据患者的情况进行指导，避免使用对胃黏膜有刺激的药物，必须使用时应同时服用抑酸剂或胃黏膜保护剂。

3. 有幽门螺杆菌感染的患者，应向其讲解清除幽门螺杆菌的重要性，嘱其连续服药2周，停药4周后再复查。

4. 静脉给药患者，应根据患者的病情、年龄等情况调节滴注速度，保证入量。

（五）健康指导

1. 向患者及家属介绍本病的有关病因，指导患者避免诱发因素。

2. 教育患者保持良好的心理状态，平时生活要有规律，合理安排工作和休息时间，注意劳逸结合，积极配合治疗。

3. 强调饮食调理对防止疾病复发的重要性，指导患者加强饮食卫生和饮食营养，养成有规律的饮食习惯。

4. 避免刺激性食物及饮料，嗜酒患者应戒酒。

5. 向患者介绍所用药物的名称、作用、不良反应，以及服用的方法剂量和疗程。

6. 嘱患者定期按时服药，如有不适及时就诊。

（何宝玲）

第四节　功能性消化不良

一、概述

功能性消化不良（FD）是临床上最常见的一种功能性胃肠病，是指具有上腹痛、上腹胀、早饱、嗳气、食欲不振、恶心、呕吐等上腹不适症状，经检查排除了引起这些症状的胃肠、肝胆及胰腺等器质性疾病的一组临床综合征，症状可持续或反复发作，病程一般超过1个月或在1年中累计超过12周。

根据临床特点，FD分为3型：①运动障碍型。以早饱、食欲不振及腹胀为主。②溃疡型。以上腹痛及反酸为主。③反流样型。

二、临床表现

1. 症状　FD有上腹痛、上腹胀、早饱、嗳气、食欲不振、恶心、呕吐等症状，常以某一个或某一组症状为主，至少持续或累积4周/年以上，在病程中症状也可发生变化。

FD起病多缓慢，病程常经年累月，呈持续性或反复发作，不少患者由饮食、精神等因素诱发。部分患者伴有失眠、焦虑、抑郁、头痛、注意力不集中等精神症状。无贫血、消瘦等消耗性疾病表现。

2. 体征　FD的体征多无特异性，多数患者中上腹有触痛或触之不适感。

三、辅助检查

1. 三大常规和肝、肾功能均正常，血糖及甲状腺功能正常。

2. 胃镜、B超、X线钡餐检查。

3. 胃排空试验，近50%的患者出现胃排空延缓。

四、治疗

主要是对症治疗，个体化治疗和综合治疗相结合。

1. 一般治疗　避免烟、酒及服用非甾体抗感染药，建立良好的生活习惯。注意心理治疗,对失眠、焦虑患者适当予以镇静药物。

2. 药物治疗

(1) 抑制胃酸分泌药：H_2 受体阻滞剂或质子泵抑制剂,适用于以上腹痛为主要症状的患者。症状缓解后不需要维持治疗。

(2) 促胃肠动力药：常用多潘立酮、西沙必利和莫沙必利,以后二者疗效为佳。适用于以上腹胀、早饱、嗳气为主要症状的患者。

(3) 胃黏膜保护剂：常用枸橼酸铋钾。

(4) 抗幽门螺杆菌治疗：疗效尚不明确,对部分有幽门螺杆菌感染的 FD 患者可能有效,以选用铋剂为主的三联为佳。

(5) 镇静剂或抗抑郁药：适用于治疗效果欠佳且伴有精神症状明显的患者,宜从小剂量开始,注意观察药物的不良反应。

五、主要护理诊断/问题

1. 舒适的改变　与腹痛、腹胀、反酸有关。
2. 营养失调：低于机体需要量　与消化不良、营养吸收障碍有关。
3. 焦虑　与病情反复、迁延不愈有关。

六、护理措施

1. 心理护理　本病为慢性反复发作的过程,因此,护士应做好心理疏导工作,尽量避免各种刺激及不良情绪,详细讲解疾病的性质,鼓励患者,提高认知水平,帮助患者树立战胜疾病的信心。教会患者稳定情绪,保持心情愉快,培养广泛的兴趣爱好。

2. 饮食护理　建立良好的生活习惯,避免烟、酒及服用非甾体抗感染药。强调饮食规律性,进食时勿做其他事情,睡前不要进食,利于胃肠道的吸收及排空。避免高脂油炸食物,忌坚硬食物及刺激性食物,注意饮食卫生。饮食适量,不宜极渴时饮水,一次饮水量不宜过多。不能因畏凉食而进食热烫食物。进食适量新鲜蔬菜水果,保持低盐饮食。少食易产气的食物及寒、酸性食物。

3. 合理活动　参加适当的活动,如打太极拳、散步或练习气功等,以促进胃肠蠕动及消化腺的分泌。

4. 用药指导　对于焦虑、失眠的患者可适当给予镇静剂,从小剂量开始使用,严密观察使用镇静剂后的不良反应。

七、健康指导

1. 一般护理　功能性消化不良患者在饮食中应避免油腻及刺激性食物,戒烟、戒酒,养成良好的生活习惯,避免暴饮暴食及睡前进食过量;可采取少食多餐的方法;加强体育锻炼；要特别注意保持愉快的心情和良好的心境。

2. 预防护理

（1）进餐时应保持轻松的心情，不要匆促进食，也不要囫囵吞食，更不要站着或边走边吃。

（2）不要泡饭或和水进食，饭前或饭后不要立即大量饮用液体。

（3）进餐时不要讨论问题或争吵，讨论应在饭后 1 小时以后进行。

（4）不要在进餐时饮酒，进餐后不要立即吸烟。

（5）不要穿着束紧腰部的衣裤就餐。

（6）进餐应定时。

（7）避免大吃大喝，尤其是辛辣和富含脂肪的饮食。

（8）有条件可在两餐之间喝 1 杯牛奶，避免胃酸过多。

（9）少食过甜、过咸食品，食入过多糖果会刺激胃酸分泌。

（10）不要进食过冷或过烫食物。

（盛　玉）

第五节　胃癌

一、概述

胃癌是指发生在胃黏膜上皮的恶性肿瘤，是最常见的恶性肿瘤之一，在各种恶性肿瘤中胃癌发病率居首位，好发年龄>50 岁，男女发病率之比为 2∶1。

胃癌的发生是多因素长期作用的结果。环境因素在胃癌的发生中居支配地位，而宿主因素居从属地位。幽门螺杆菌感染、饮食、吸烟及宿主的遗传易感性是影响胃癌发生的重要因素。

二、临床表现

1. 症状

（1）早期胃癌：70% 以上毫无症状，有症状者一般不典型，上腹轻度不适是最常见的初发症状，与消化不良或胃炎相似。

（2）进展期胃癌：既往无胃病史，但近期出现原因不明的上腹不适或疼痛；或既往有胃溃疡病史，近期上腹痛频率加快、程度加重。

①上腹部饱胀：常为老年人进展期胃癌的最早症状，有时伴有嗳气、反酸、呕吐。若癌灶位于贲门，可感到进食不通畅；若癌灶位于幽门，出现梗阻时，患者可呕吐出腐败的隔夜食物。

②食欲减退、消瘦乏力：据统计约50％的老年患者有明显的食欲减退、日益消瘦、乏力，有40％~60％的患者因消瘦而就医。

③消化道出血：呕血（10％）、黑便（35％）及持续粪便潜血（60％~80％）（量少，肉眼看无血但化验可发现）阳性。

（3）终末期胃癌死亡前的症状：

①常有明显消瘦、贫血、乏力、食欲缺乏、精神萎靡等恶病质症状。

②多有明显的上腹持续疼痛：癌灶溃疡、侵犯神经或骨膜引起疼痛。

③可能大量呕血、黑便等，常因胃穿孔、幽门梗阻致恶心、呕吐、吞咽困难或上腹饱胀加剧。

④腹部包块或左锁骨上可触及较多较大的质硬不活动的融合成团的转移淋巴结。

⑤癌细胞转移的淋巴结增大融合压迫大血管致肢体水肿、心包积液；胸腹腔转移致胸、腹腔积液，难以消除的过多腹腔积液致腹部膨隆胀满。

⑥肝内转移或肝入口处转移淋巴结增大融合成团或该处脉管内有癌栓堵塞引起黄疸、肝大。

⑦常因免疫力差及肠道通透性增高引起肠道微生物移位入血致频繁发热，或胸腔积液压迫肺部引起排出不畅导致肺部感染，或严重时致感染性休克。

⑧因广泛转移累及多脏器，正常组织受压丧失功能，大量癌细胞生长抢夺营养资源使正常组织器官面临难以逆转的恶性营养不良，最终致多脏器功能障碍而死亡。

2. 体征

（1）早期胃癌无明显体征，进展期在上腹部可扪及肿块，有压痛。肿块多位于上腹部偏右，呈坚实可移动结节状。

（2）肝脏转移可出现肝大，并扪及坚硬结节，常伴黄疸。

（3）腹膜转移时可发生腹腔积液，移动性浊音阳性。

（4）远处淋巴结转移时可扪及Virchow淋巴结，质硬不活动。

（5）直肠指诊时在直肠膀胱间凹陷可触及一板样肿块。

（6）某些胃癌患者出现伴癌综合征，包括反复发作的浅表性血栓静脉炎、黑棘皮病（皮肤皱褶处有色素沉着，尤其在两腋）和皮肌炎等，可有相应的体征，有时可在胃癌诊断前出现。

3. 并发症

（1）出血：可出现头晕、心悸、呕吐咖啡色胃内容物、排柏油样便等。

（2）贲门或幽门梗阻：取决于胃癌的位置。

（3）穿孔：可出现腹膜刺激征。

三、辅助检查

1. **体格检查** 可能有左锁骨上淋巴结增大（是进入血液全身播散的最后守卫淋巴结）、上腹包块，直肠指检发现盆腔底部有肿块（癌细胞脱落至盆腔生长）。

2. **实验室检查** 早期血常规检查多正常，中、晚期可有不同程度的贫血、粪便潜血试验阳性。目前尚无对于胃癌诊断特异性较强的肿瘤标志物，但 CEA、CA50、CA72-4、CA19-9、CA242 等多个标志物的连续监测对于胃癌的诊疗和预后判断有一定价值。

3. **上消化道 X 线钡餐造影检查** 有助于判断病灶范围。但早期病变仍需结合胃镜证实；进展期胃癌主要 X 线征象有龛影、充盈缺损、黏膜皱襞改变、蠕动异常及梗阻性改变。

4. **增强型 CT（计算机体层扫描）检查** 可以清晰显示胃癌累及胃壁的范围、与周围组织的关系、有无较大的腹腔盆腔转移。

5. **MRI（磁共振显像）检查** 为判断癌灶范围提供信息，适用于 CT 造影剂过敏者或其他影像学检查怀疑转移者，有助于判断腹膜转移状态。

6. **PET-CT 扫描检查** PET-CT 扫描是正电子发射体层扫描与计算机体层扫描合二为一的检查，对判断胃癌的准确性>80%（印戒细胞癌和黏液腺癌准确性约为 50%），并可了解全身有无转移灶。其没有痛苦，但费用昂贵。可用于胃癌术后进行追踪有无胃癌复发。

7. **胃镜或腹腔镜超声检查**

（1）可测量癌灶范围及初步评估淋巴结转移情况，有助于术前临床分期，帮助选择治疗方法及判断疗效。

（2）胃镜病理活检（取活组织进行病理检验）明确为胃癌者，可做胃镜超声检查确定其是否为早期或进展期，单纯胃镜检查有时难以区分胃癌的早、晚期。

（3）胃镜发现可疑胃癌但病理活检又不能确诊，可用超声内镜判断，使患者免于进行反复胃镜检查活检。

（4）术前各种影像检查怀疑淋巴结广泛增大者或怀疑侵犯重要脏器不能切除者，条件许可时可行腹腔镜超声检查以了解癌灶与脏器间是否有界限能够切除、淋巴结是否转移融合到无法切除的程度、哪些淋巴结有可能转移。

8. **胃镜检查** 可发现早期胃癌，鉴别良、恶性溃疡，确定胃癌的类型和病灶范围。发现胃溃疡或萎缩性胃炎，要病理活检评估其细胞异型增生程度，重度异型增生（不典型增生）者需要按早期癌对待。

9. **腹腔镜检查** 有条件的医院可通过此检查达到类似于剖腹探查的效果，可细致了解癌灶与周围情况，尤其是可发现腹膜有无广泛粟粒状种植转移的癌灶，这是其他检查难以发现的。若存在此种情况，则手术疗效很差，若患者高龄且身体很差，应考虑放弃手术而试用其他疗法。

四、治疗

1. 手术治疗　手术是目前唯一可能根除胃癌的手段。手术效果取决于胃癌的浸润深度和扩散范围。对早期胃癌，胃部分切除属首选。对进展期胃癌，若未发现远处转移，应尽可能手术切除，有些需做扩大根除手术。对远处已有转移者，一般不做胃切除，仅做姑息性手术，如胃造瘘术、胃空肠吻合术，以保证消化道畅通和改善营养。

2. 化学治疗　化学治疗（化疗）是指运用药物治疗疾病的方法，旨在杀伤扩散到全身的癌细胞。化疗目的：①治愈癌症，使癌灶消失。②若不能治愈，则控制癌灶进展。③若不能治愈或控制进展，则缓解症状。

多药联合化疗常比单药疗效好，且可降低人体对某种特定药物产生耐药性的可能。化疗药可口服、静脉/动脉注射、胸/腹腔注射等。

化疗药不能识别癌细胞，只非特异地杀伤增殖迅速的细胞。因此，骨髓细胞、消化道黏膜、毛发等增殖较快的正常细胞也可被杀伤，引起骨髓抑制、呕吐、腹泻、脱发等不良反应（化疗停止后多消失）。

（1）术后辅助化疗：根治术联合术后化疗比单纯根治术更能延长生存期。

（2）术前新辅助化疗：新辅助化疗是术前给予3个疗程左右的化疗，使癌细胞活力低，不易播散；也可使不能切除的胃癌降期为可切除；也可为术后化疗提供是否敏感、是否需换药的信息。

（3）腹腔内化疗：癌灶若累及浆膜，癌细胞就可能脱落到腹腔内，引起腹腔种植；也有可能术中操作时癌细胞脱落。腹腔内化疗可减少或控制癌细胞在腹腔内复发或进展，应术中或术后尽早开始。

（4）动脉灌注化疗：局部癌灶药物浓度明显提高，全身循环药物浓度明显降低，不良反应明显减少。

3. 靶向治疗　利用癌细胞特有的分子结构作为药物作用靶点进行治疗，称靶向治疗。可减轻正常细胞损害，针对性损伤癌细胞。目前胃癌靶向治疗的药物种类及作用均有限，具有这些药物作用靶点的患者仅20％～30％。与化疗药联合应用可提高5年生存率5％～10％。

4. 内镜下治疗　早期胃癌可做内镜下黏膜切除、激光、微波治疗，特别适用于不能耐受手术的患者。中、晚期胃癌患者不能手术可经内镜做激光、微波或者局部注射抗癌药物，可暂时缓解病情。贲门癌所致的贲门狭窄可行扩张，放置内支架解除梗阻，改善患者生活质量。

5. 中药治疗　无法切除或复发的胃癌，若放化疗无效，可行中药治疗。虽不能缩小癌灶，但有些患者可有生活质量改善，少量报道显示，生存期不比化疗差。但目前国际上并不认可中药的疗效，有人认为晚期患者化疗或中药的疗效都很差，基本是自然生存期。故中药治疗的生存期是否比无治疗的患者自然生存期长，或不差于化疗所延长的生存期，或可加强化疗药疗效，尚需更多高级别的临床研究。

6. 支持治疗　旨在预防、减轻患者痛苦，改善生活质量，延长生存期。包括镇痛、纠正贫血、改善食欲、改善营养状态、缓解梗阻、控制腹腔积液、心理治疗等。对晚期无法切除的胃癌梗阻患者行内镜下放置自扩性金属支架，风险和痛苦均小。专科医师通过经皮经肝胆管引流（PTCD）或在胆总管被增大淋巴结压迫而狭窄梗阻处放置支架，可缓解黄疸避免缩短生存期。大出血时，可请专科医师进行血管栓塞止血。

五、护理评估

1. 一般情况　患者的年龄、性别、职业、婚姻状况、健康史、既往史、心理、自理能力等。

2. 身体状况　①疼痛情况：疼痛位置、性质、时间等情况。②全身情况：生命体征、神志、精神状态、有无衰弱、消瘦、焦虑、恐惧等表现。

3. 评估疾病状况　评估疾病的临床类型、严重程度及病变范围。

六、主要护理诊断/问题

1. 焦虑、恐惧　与对疾病的发展缺乏了解，担忧癌症预后有关。

2. 疼痛　与胃十二指肠黏膜受损、穿孔后胃肠内容物对腹膜的刺激及手术切口有关。

3. 营养失调：低于机体需要量　与摄入不足及消耗增加有关。

4. 有体液不足的危险　与急性穿孔后禁食、腹膜大量渗出，幽门梗阻患者呕吐导致水、电解质丢失有关。

5. 潜在并发症　出血、感染、吻合口瘘、消化道梗阻、倾倒综合征和低血糖综合征等。

6. 知识缺乏　缺乏与胃癌综合治疗相关的知识。

七、护理措施

1. 心理护理　关心患者，了解患者的紧张、恐惧情绪，告知有关疾病和手术的知识，消除患者的顾虑和消极心理，增强其对治疗的信心，使患者能积极配合治疗和护理。

2. 疼痛的护理　除了给予关心、疏导外，要给患者提供一个舒适、安静，利于休息的环境。遵医嘱给予镇痛药，并观察用药后的疗效。同时鼓励患者采用转移注意力、放松、分散疗法等非药物方法镇痛。

3. 饮食和营养护理　给予高热量、高蛋白、富含维生素、易消化、无刺激的饮食，并少量多餐。对于不能进食或禁食的患者，应从静脉补充足够能量，必要时可实施全胃肠外营养。

4. 并发症的护理　并发出血的患者应观察呕血、便血情况，定时监测生命体征、有无口渴及尿少等循环血量不足的表现，及时补充血用量；急性穿孔患者要严密观察腹膜刺激征、肠鸣音变化等，禁食及胃肠减压、补液以维持水电解质平衡等，必要时做好急诊手术的准备。

八、健康指导

1. **疾病预防指导**　对健康人群开展卫生宣教，提倡多食富含维生素 C 的新鲜水果、蔬菜，多食肉类、鱼类、豆制品和乳制品；避免高盐饮食，少进咸菜、烟熏和腌制食品；食品贮存要科学，不食霉变食物。对胃癌高危人群，如中度或重度胃黏膜萎缩、中度或重度肠化、不典型增生或有胃癌家族史者应遵医嘱给予根除幽门螺杆菌治疗。对癌前状态者，应定期检查，以便早期诊断及治疗。

2. **疾病知识指导**　指导患者生活规律，保证充足的睡眠，根据病情和体力，适量活动，增强机体抵抗力。注意个人卫生，特别是体质衰弱者，应做好口腔、皮肤黏膜的清洁，防止继发性感染。指导患者运用适当的心理防卫机制，保持乐观态度和良好的心理状态，以积极的心态面对疾病。

3. **用药指导与病情监测**　指导患者合理使用镇痛药，发挥自身积极的应对能力，以加强控制疼痛的效果。嘱患者定期复诊，以监测病情变化和及时调整治疗方案。教会患者及家属如何早期识别并发症，及时就诊。

（盛　玉）

第六节　非酒精性脂肪性肝病

非酒精性脂肪性肝病（NAFLD）是指排除过量饮酒和其他明确的损肝因素，以弥漫性肝细胞大泡性脂肪变为病理特征的临床综合征。包括非酒精性单纯性脂肪肝（NAFL）、非酒精性脂肪性肝炎（NASH）及其相关肝硬化和肝细胞癌，其发病和胰岛素抵抗及遗传易感性关系密切。以 40～50 岁最多见，男女患病率基本相同。

NAFLD 的危险因素包括高脂肪高热量膳食结构、多坐少动的生活方式、代谢综合征及其他（肥胖、高血压、血脂紊乱和 2 型糖尿病）。全球脂肪肝的流行主要与肥胖症患病率迅速增长密切相关。我国近年发病率呈上升趋势，明显超过病毒性肝炎及酒精性肝病的发病率，成为最常见的慢性肝病之一。

一、临床表现

本病起病隐匿，发病缓慢。

1. **症状**　NAFLD 常无症状。少数患者可有乏力、右上腹轻度不适、肝区隐痛或上腹胀痛等非特异症状。严重脂肪性肝炎可有食欲减退、恶心、呕吐等。发展至肝硬化失代偿期的临床表现与其他原因所致的肝硬化相似。

2. 体征　严重脂肪性肝炎可出现黄疸，部分患者可有肝大。

二、辅助检查

1. 血清学检查　血清转氨酶和 γ-谷氨酰转肽酶水平正常或轻、中度升高，通常以丙氨酸氨基转移酶（ALT）升高为主。

2. 影像学检查　B超、CT和MRI检查对脂肪性肝病的诊断有重要的实用价值，其中B超敏感性高，CT特异性强，MRI在局灶性脂肪肝与肝内占位性病变鉴别时价值较大。

3. 病理学检查　肝穿刺活组织检查是确诊NAFLD的主要方法。

三、诊断

1. 无饮酒史或每周饮酒折合乙醇量<40g。
2. 除病毒性肝炎、全胃肠外营养等可导致脂肪肝的特定疾病。
3. 血清转氨酶可升高，以 ALT 升高为主，常伴有谷酰转肽酶（GGT）和三酰甘油升高。
4. 除原发病临床表现外，可有乏力、腹胀、肝区隐痛等症状，体检可发现肝、脾大。
5. 影像学检查或肝活体组织学检查有特征性改变。

四、治疗

治疗主要针对不同的病因和危险因素，包括病因治疗、饮食控制、运动疗法和药物治疗。

1. 合理饮食，改善不良习惯，合理运动，提倡中等量的有氧运动。
2. 控制危险因素　控制饮食，控制体重在正常范围，改善胰岛素抵抗，调整血脂紊乱，合并高脂血症的患者可采用降血脂治疗，选择对肝细胞损害较小的降血脂药，如贝特类、他汀类或普罗布考类药。维生素E具抗氧化作用，可减轻氧化应激反应，建议常规用于脂肪性肝炎治疗。
3. 促进非酒精性脂肪性肝病的恢复。
4. 手术治疗　肝移植。

五、主要护理诊断/问题

1. 营养失调：高于机体需要量　与饮食失调、缺少运动有关。
2. 焦虑　与病情进展、饮食受限有关。
3. 活动无耐力　与肥胖有关。

六、护理措施

1. 饮食护理　调整饮食结构，以低糖、低脂为饮食原则。在满足基础营养需求的基础上，减少热量的摄入，维持营养平衡，维持正常血脂、血糖水平，降低体重至标准水平。指导患者避免高脂肪食物，如动物内脏、甜食（包括含糖饮料），尽量食用含有不饱和脂肪酸的油脂（如橄榄油、菜籽油、茶油等）。多食富含纤维素的食物，以及瘦肉、鱼肉、豆制品等；多食有助于降低血脂的食物，如燕麦、绿豆、海带、茄子、芦笋、核桃、枸杞、黑木耳、山楂、苹果、葡萄、猕猴桃等。不吃零食，睡前不加餐。避免辛辣刺激性食物。可制作各种减肥食谱小卡片给患者，以增加患者的健康饮食知识，提高其依从性。

2. 适当运动　适当增加运动可以有效地促进体内脂肪消耗。合理安排工作，做到劳逸结合，选择合适的锻炼方式，避免过度劳累。每天安排进行体力活动的量和时间，按减体重目标计算，对于需要亏空的能量，一般多采用增加体力活动量和控制饮食相结合的方法，其中50%应该由增加体力活动的能量消耗来解决，其他50%可由减少饮食总能量和减少脂肪的摄入量以达到需要亏空的总能量。不宜在饭后立即进行运动，也应避开凌晨和深夜运动，以免扰乱人体生物节奏；并发糖尿病者应于饭后1小时进行锻炼。

3. 控制体重　合理设置减肥目标，逐步接近理想体重，防止体重增加或下降过快。用体重指数（BMI）和腹围等作为监测指标，以肥胖度控制在0～10%［肥胖度=（实际体重-标准体重）/标准体重×100%］为度。

4. 改变不良生活习惯　吸烟、饮酒均可致血清胆固醇升高，应督促患者戒烟、戒酒；改变长时间看电视、用计算机、上网等久坐的不良生活方式，增加有氧运动时间。

5. 病情监测　每半年监测体重指数、腹围、血压、肝功能、血脂和血糖，每年做肝、胆、脾B超检查。

七、健康指导

1. 疾病预防指导　让健康人群了解NAFLD的病因，建立健康的生活方式，改变各种不良的生活、行为习惯。

2. 疾病知识指导　教育患者保持良好的心理状态，注意情绪的调节和稳定，鼓励患者随时就相关问题咨询医护人员。让患者了解本病治疗的长期性和艰巨性，增强治疗信心，持之以恒，提高治疗的依从性。

3. 饮食指导　指导患者建立合理的饮食结构及习惯，戒除烟酒。实行有规律的一日三餐。无规律的饮食方式，如不吃早餐，或三餐饥饱不均，会扰乱机体的营养代谢。避免过量摄食、吃零食、夜食，以免引发体内脂肪过度蓄积。此外，进食过快不易发生饱腹感，常使能量摄入过度。适宜的饮食可改善胰岛素抵抗，促进脂质代谢和转运，对脂肪肝的防治尤为重要。

4. 运动指导　运动应以自身耐力为基础、循序渐进、保持安全心率（中等强度体力活动时心率为100～120次/分，低强度活动时为80～100次/分）及持之以恒的个体化运动方案，采用中、低强度的有氧运动，如慢跑、游泳、快速步行等。睡前进行床上伸展、抬腿运动，可改善睡眠质量。每天运动 1～2 小时优于每周 2～3 次剧烈运动。

(张 宇)

第七节 酒精性肝病

酒精性肝病（ALD）是长期大量饮酒所致的肝脏损害。初期通常表现为脂肪肝，进而可发展成酒精性肝炎、酒精性肝纤维化和酒精性肝硬化，严重酗酒时可诱发广泛肝细胞坏死甚至急性肝功能衰竭。本病在欧美等国多见，近年我国的发病率也有上升。多见于男性，我国发病率仅次于病毒性肝炎。

许多因素可影响嗜酒者肝病的发生和发展：①性别。②遗传易感性。③营养状态。④嗜肝病毒感染。⑤与肝毒物质并存。⑥吸烟和摄入咖啡。

一、临床表现

患者的临床表现因饮酒的方式、个体对酒精的敏感性以及肝组织损伤的严重程度不同而有明显的差异。症状一般与饮酒的量和酗酒的时间长短有关，患者可在长时间内没有任何肝脏的症状和体征。

1. 酒精性脂肪肝 一般情况良好，常无症状或症状轻微，可有乏力、食欲缺乏、右上腹隐痛或不适。肝脏有不同程度的增大。患者有长期饮酒史。

2. 酒精性肝炎 临床表现差异较大，与组织学损害程度相关。常发生在近期（数周至数月）大量饮酒后，出现全身不适、食欲缺乏、恶心、呕吐、乏力、肝区疼痛等症状。可有发热（一般为低热），常有黄疸，肝大并有触痛。严重者可并发急性肝衰竭。

3. 酒精性肝硬化 发生于长期大量饮酒者中，其临床表现与其他原因引起的肝硬化相似，可以门脉高压为主要表现。可伴有慢性酒精中毒的其他表现，如精神神经症状、慢性胰腺炎等。

二、辅助检查

1. 血常规及生化检查 酒精性脂肪肝可有血清天门冬氨酸氨基转移酶（AST）、丙氨酸氨基转移酶（ALT）轻度升高。酒精性肝炎具有特征性的酶学改变，即 AST 升高比 ALT 升高明显，AST/ALT 常>2，但 AST 和 ALT 值很少>500U/L，否则应考虑是否并发其他原因引起的肝损害。γ-谷氨酰转肽酶（GGT）、总胆红素（TBil）、凝血因子时间（PT）和平均红细胞容积（MCV）等指标也可有不同程度的改变，联合检测有助于诊断酒精性肝病。

2. 影像学检查 B 型超声检查可见肝实质脂肪浸润的改变，多伴有肝脏体积增大。CT 平扫检查可准确显示肝脏形态改变及分辨密度变化。重度脂肪肝密度明显降低，肝脏与脾脏的 CT 值之比<1，诊断准确率高。影像学检查有助于酒精性肝病的早期诊断。发展至酒精性

肝硬化时各项检查发现与其他原因引起的肝硬化相似。

3. 病理学检查　肝活组织检查是确定酒精性肝病及分期、分级的可靠方法，是判断其严重程度和预后的重要依据。但很难与其他病因引起的肝脏损害相鉴别。

三、诊断

1. 长期饮酒史　男性日平均饮酒折合乙醇量≥40g，女性≥20g，连续5年；或2周内有>80g/d的大量饮酒史。

2. 禁酒后血清ALT、AST明显下降，4周内基本恢复正常，即2倍正常上限值。如禁酒前ALT、AST<2.5倍正常上限值者禁酒后应降至1.25倍正常上限值以下。

3. 下列2项中至少1项阳性　①禁酒后增大的肝1周内缩小，4周内基本恢复正常。②禁酒后GGT活性明显下降，4周后降至1.5倍正常上限值以下，或小于禁酒前40%。

4. 排除病毒感染、药物、自身免疫、代谢等引起的肝损害。

四、治疗

1. 戒酒　戒酒是治疗酒精性肝病的关键。如果仅为酒精性脂肪肝，戒酒4~6周后脂肪肝可停止进展，最终可恢复正常。彻底戒酒可使轻、中度酒精性肝炎的临床症状、血清氨基转移酶升高乃至病理学改变逐渐减轻，而且酒精性肝炎、纤维化及肝硬化患者的存活率明显提高。但对临床上出现肝衰竭表现（凝血因子时间明显延长、腹腔积液、肝性脑病等）或病理学有明显的炎症浸润或纤维化者，戒酒未必可阻断病程发展。

2. 营养支持　长期嗜酒者酒精取代了食物所提供的热量，故蛋白质和维生素摄入不足引起营养不良。所以酒精性肝病患者需要良好的营养支持，在戒酒的基础上应给予高热量、高蛋白、低脂饮食，并补充多种维生素（如维生素B、维生素C、维生素K及叶酸）。

3. 药物治疗　多烯磷脂酰胆碱可稳定肝窦内皮细胞膜和肝细胞膜，降低脂质过氧化，减轻肝细胞脂肪变性及其伴随的炎症和纤维化。美他多辛有助于改善酒精中毒。糖皮质激素用于治疗酒精性肝病尚有争论，但对重症酒精性肝炎可缓解症状，改善生化指标。其他药物（如S-腺苷甲硫氨酸）有一定的疗效。

4. 肝移植　严重酒精性肝硬化患者可考虑肝移植，但要求患者肝移植前戒酒3~6个月，并且无严重的其他脏器的酒精性损害。

五、护理评估

1. 健康史　评估患者饮酒的种类、每天摄入量、持续时间和饮酒方式等。

2. 身体状况　根据饮酒史、临床表现及有关实验室及其他检查的结果，评估患者是否患有酒精性肝病及其临床病理阶段，是否并发其他肝病等。

六、主要护理诊断/问题

1. 自我健康管理无效　与长期大量饮酒有关。
2. 营养失调：低于机体需要量　与长期大量饮酒、蛋白质和维生素摄入不足有关。
3. 焦虑　与病情进展、戒酒有关。

七、护理措施

1. 戒酒　戒酒是关键，戒酒能明显提高肝硬化患者 5 年生存率。酒精依赖者戒酒后可能会出现戒断综合征，应做好防治。

2. 心理疏导　调整心态，积极面对。

3. 饮食护理　以低脂肪、高蛋白、高维生素和易消化饮食为宜。做到定时、定量、有节制。早期可多食豆制品、水果、新鲜蔬菜，适当进食糖类、鸡蛋、鱼类、瘦肉；当肝功能显著减退并有肝昏迷征兆时，应避免高蛋白质摄入；忌辛辣刺激和坚硬生冷食物，不宜进食过热食物以防并发出血。

4. 动静结合　肝硬化代偿功能减退，并发腹腔积液或感染时应绝对卧床休息。代偿期时病情稳定可做轻松工作或适当活动，进行有益的体育锻炼，如散步、做保健操、太极拳等。活动量以不感觉疲劳为宜。

5. 重视对原发病的防治　积极预防和治疗慢性肝炎、血吸虫病、胃肠道感染，避免接触和应用对肝有毒的物质，减少致病因素。

八、健康指导

1. 提供宣传饮酒危害的教育片或书刊，供患者观看或阅读。
2. 宣传科学饮酒的知识，帮助患者认识大量饮酒对身体健康的危害。
3. 协助患者建立戒酒的信心，培养健康的生活习惯，积极戒酒和配合治疗。

（张　宇）

第五章

泌尿系统疾病的护理

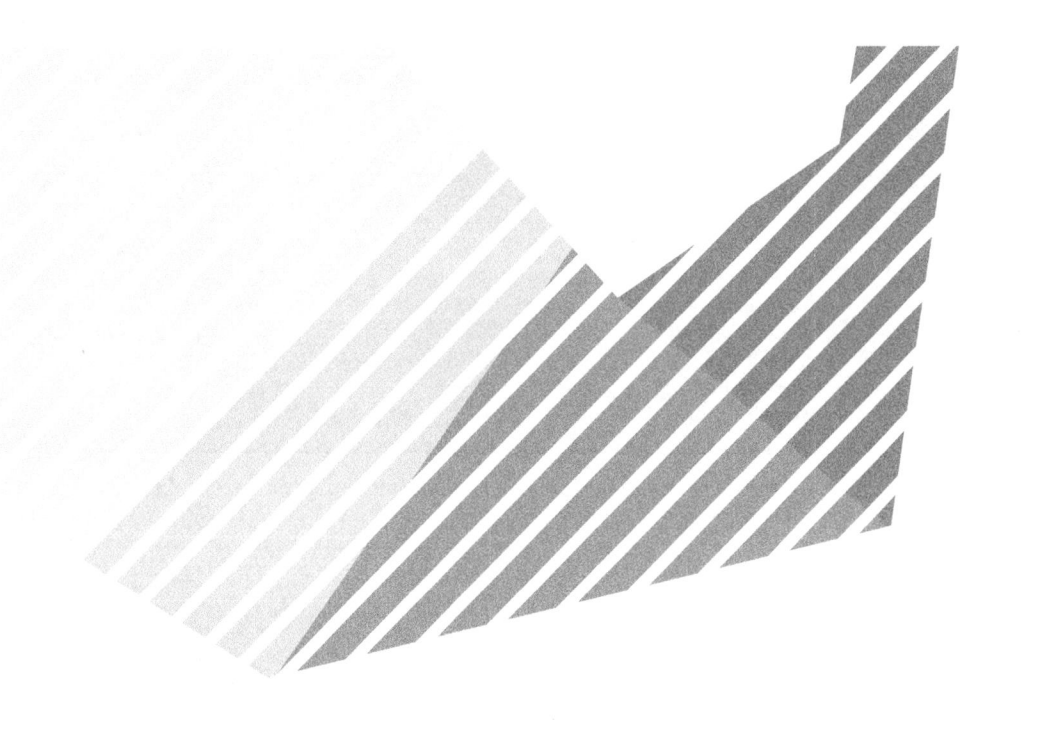

第一节　肾内科常见症状

一、尿路刺激征

尿频、尿急、尿痛合称为尿路刺激征。三者常合并存在，亦可单独存在。正常人白天排尿3～5次，夜间0～1次，每次尿量200～400mL。若排尿次数增多，而每次尿量不多，且每日尿量正常，称为尿频。若一有尿意即要排尿，并常伴有尿失禁则称为尿急。若排尿时膀胱区和尿道有疼痛或灼热感称为尿痛。

（一）评估

1. 病因评估

（1）泌尿及生殖系统病变：如尿路感染、结石、肿瘤、前列腺增生等疾病。

（2）神经功能障碍：如神经源性膀胱。

（3）精神心理因素：有心理因素或情绪障碍时，可引起大脑皮质对排尿条件反射的调节发生紊乱，从而影响排尿功能，出现排尿异常。

2. 症状评估

（1）排尿次数增多是在白天还是在夜间；发病时间；尿频时是否伴有血尿或排尿困难。

（2）肾区有无压痛、叩击痛，输尿管行程有无压痛点，尿道口有无红肿。

（3）患者精神、心理状态、家庭及社会支持等。因尿路刺激征反复发作带来的不适，加之部分患者可能出现肾损害，因此，部分患者可出现紧张、焦虑等心理反应。

（二）护理措施

1. 鼓励患者多饮水，勤排尿　无水肿等禁忌证时，每天饮水2 000～3 000mL，勿憋尿，以达到冲洗尿路，减少细菌在尿路停留时间的目的。

2. 皮肤黏膜的清洁　教会患者正确清洁外阴部的方法，每天用流动水从前向后冲洗外阴，保持外阴清洁，穿全棉内裤。

3. 正确采集尿标本　尿液培养标本应在药物治疗前采集，留取中段尿，采集清晨第1次尿液以保证尿液在膀胱内停留6～8小时。

4. 疼痛护理　指导患者进行膀胱区热敷或按摩，以缓解疼痛。

5. 用药护理　遵医嘱使用抗生素，注意观察药物的治疗反应、有无不良反应，嘱患者按时、按量、按疗程用药，不可随意停药以达彻底治愈目的。

6. 心理护理　嘱患者于急性发作期间注意休息，心情尽量放松，因过分紧张会加重尿频。指导患者从事一些感兴趣的活动，如听轻音乐、欣赏小说、看电视、上网、和室友聊天等，以分散其注意力，减轻患者焦虑，缓解尿路刺激症状。另外，各项护理、治疗及时实施，尽可能集中进行，减少对患者的干扰。

7. 健康教育

（1）多饮水、勤排尿是最实用和有效的方法。

（2）注意会阴部清洁。

（3）尽量避免使用尿路器械，确有必要，必须严格无菌操作。

（4）与性生活有关的反复发作的尿路感染，于性交后即排尿，并按常用量服用1次抗生素预防感染。

（5）膀胱输尿管反流患者，要养成"2次排尿"的习惯，即每次排尿几分钟后，再排尿1次。

（6）按时服药，彻底治疗，不应随意停药。个别症状严重者，可予阿托品、普鲁苯辛等抗胆碱能药物对症治疗。

二、血尿

指新鲜清洁尿离心后尿沉渣镜检每高倍视野的红细胞超过3个，或尿红细胞计数超过1万个/毫升，或1小时尿红细胞计数超过10万个，或12小时尿红细胞计数超过50万个，称为镜下血尿。外观呈洗肉水样、血样、酱油色或有凝块时，称为肉眼血尿。1 000mL尿中含1mL血液，即呈现肉眼血尿。

（一）评估

1. 病因评估

（1）泌尿系统本身疾病：如各型肾炎、肾基底膜病、肾盂肾炎、肾结石、畸形、结核、肿瘤及血管病变等。

（2）全身性疾病：包括血液病（如白血病）、感染性疾病（如败血症、流行性出血热）、心血管疾病（如充血性心力衰竭）、结缔组织病（如系统性红斑狼疮）。

（3）泌尿系统邻近器官疾患：如盆腔炎、阑尾炎波及泌尿系统血管发生充血及炎症而出现镜下血尿。

（4）物理或化学因素：如食物过敏、放射线照射、药物（如磺胺类、吲哚美辛、汞剂、环磷酰胺等）、毒物、运动后等。

2. 症状评估

（1）多形性血尿、均一性血尿：无痛性的多形性血尿为肾小球源性，均一性血尿为非肾小球源性如结石、肿瘤、感染、外伤等，无痛性均一性血尿多见于肿瘤。肾小球源性血尿红细胞分布曲线呈非对称曲线，而非肾小球源性血尿呈对称曲线，混合性血尿同时具备以上两种曲线特征，呈双峰。

（2）伴随症状：伴尿路刺激征为尿路感染所致，伴肾绞痛多为泌尿系结石所致，伴较大量蛋白尿和（或）管型尿（特别是红细胞管型），多提示肾小球来源。

（3）血尿色泽：因含血量、尿 pH 值及出血部位而不同。来自膀胱的血尿或尿呈碱性时，色较鲜艳。来自肾、输尿管的血尿或尿呈酸性时，色泽较暗。来自膀胱的血尿如出血较多时，可伴有大小不等的不规则状血块，肾、输尿管排出的血块呈长条状。

(二) 护理措施

1. 休息　血尿严重时应卧床休息，尽量减少剧烈的活动。

2. 心理护理　血尿时患者可极度恐惧，应向患者解释、安慰。说明 1 000mL 尿中有 1～3mL 血就为肉眼血尿，失血是不严重的。必要时可服用苯巴比妥、地西泮等镇静安眠药。

3. 密切观察病情　每日测量脉搏、血压等生命体征。观察尿色变化，观察出血性质并记录尿量。肉眼血尿严重时，应按每次排尿的先后依次留取标本，以便比色，并判断出血的发展。

4. 健康教育

（1）帮助患者及家属掌握有关疾病的知识，如病因、诱因、预防、治疗等，以取得合作、协助治疗，避免诱因，减少再度出血的危险。

（2）发病期严禁性生活，以防止发生和加重感染。

（3）合理安排生活起居：养成规律的生活习惯，避免长期精神紧张、过度劳累，应劳逸结合，保持乐观情绪，保证身心休息。在平时工作、生活中，养成多饮水、勿憋尿的习惯。

（4）饮食指导：以清淡蔬菜为主，如青菜、卷心菜、萝卜、冬瓜、番茄等。戒烟酒，少食刺激性食物，忌服辛辣、水产品（虾、蟹）、生葱、香菜、狗肉、马肉等。长期血尿者可致贫血，应多吃含铁丰富的食物，如牛肉、肝、蛋黄、海带等。多饮水，每天饮水量应不少于 2 000mL，大量饮水可减少尿中盐类结晶，加快药物和结石排泄。肾炎明显水肿者应少饮水。

（5）积极治疗相关疾病如痔疮、糖尿病及感冒等，以免诱发本病。积极治疗泌尿系统炎症、结石等疾病。病情严重者，应尽早去医院检查确诊，进行彻底治疗。

（6）慎用可致血尿的药物，尤其是已患有肾脏病者。

三、蛋白尿

每日尿蛋白量持续超过 150mg 或尿蛋白定性试验持续阳性称为蛋白尿。若每天持续超过 $3.5g/1.75m^2$（体表面积）或 50mg/kg（体重），称为大量蛋白尿。

(一) 评估

1. 病因评估

（1）肾小球性蛋白尿：肾小球滤过屏障破坏导致肾小球滤出蛋白过多而肾小管又不能

完全重吸收所致。特点为蛋白多，分子量大，见于肾小球疾病。

（2）肾小管性蛋白尿：肾小球滤过正常，肾小管重吸收功能下降所致。特点为蛋白较多，分子量小。

（3）溢出性蛋白尿：小管、小球功能正常，血液中出现异常蛋白经肾小球滤过、肾小管不能完全重吸收。见于异常免疫球蛋白血症、血红蛋白尿、肌红蛋白尿、溶菌酶血症等。

（4）混合性蛋白尿：常见于大、中、小分子量的蛋白质。较重的肾小球疾病或肾小管疾病。

（5）组织性蛋白尿：组织、细胞分解代谢和破坏所致。

（6）生理性蛋白尿：发热、剧烈运动等所致。

2. 症状评估

（1）尿液评估：排尿频率，每次量，尿中泡沫是否增多，以及尿液性状、气味、比重等。

（2）伴随症状：若高热，则提示病毒感染性疾病存在，如腮腺炎、水痘、腺病毒感染等；伴有尿频、尿急、尿痛、排尿困难为尿路感染；伴明显水肿、低蛋白血症、血尿则为肾脏疾病。

（3）心理状态：引起蛋白尿的疾病，多为慢性病，病程长，不易根治，预后较差，患者及家属对治疗信心不足，易产生焦虑、悲观及绝望等不良心理。

3. 辅助检查结果评估　尿常规、尿本周蛋白测定、24小时尿蛋白定量、血常规、血生化、肾功能、电解质、血免疫球蛋白、人血白蛋白、人血白蛋白与球蛋白比值。

（二）护理措施

1. 保持病室空气新鲜　每天通风换气2～3次，每次30分钟，保持安静，减少探视人员。

2. 口腔护理　除早晚口腔清洁外，应每次进食后漱口，以清除口腔内食物残渣，保持清洁，预防继发感染。

3. 注意观察　尿液量、性状、颜色、排尿频率。尿中泡沫增多且不易消散，提示蛋白尿加重。

4. 皮肤护理　保持皮肤清洁。合并水肿的患者宜穿着宽大柔软的衣服，防止擦碰；床单位应干燥无皱褶；定时翻身，必要时对受压部位皮肤进行按摩、热敷，促进血液循环，预防压疮发生。

5. 饮食护理　根据患者肾功能及人血白蛋白结果，给予低盐低蛋白膳食，注意适量补充维生素和优质蛋白（如动物蛋白和豆类），维持营养平衡。

6. 心理护理　认真倾听患者诉说，给予心理支持，缓解焦虑状态。及时了解患者心理变化，鼓励患者说出自己的感受，使其不良情绪排泄，并给予情感支持，必要时教授一些缓解焦虑的方法；讲解疾病治疗最新进展，恢复患者对治疗疾病的信心和对医护人员的信任感，积极配合治疗。

7. 健康教育

（1）教会患者预防感染的方法，如居住环境清洁与消毒，如何保持空气新鲜等。

（2）养成良好的个人卫生习惯，如口腔、外阴清洁。

（3）饮食指导：指导患者及家属制定合理及个体化的饮食计划，保持营养供给。

（4）注意休息与活动，适度锻炼，可提高机体抗病能力，但活动量过大，能量消耗多，不利于疾病恢复。

四、肾性水肿

水肿是指人体组织间隙内有过量液体积聚使组织肿胀。由肾脏疾病造成的水肿称为肾性水肿。

（一）评估

1. 病因评估　水肿的诱因、原因，水肿的治疗经过尤其是患者用药情况。

（1）肾炎性水肿：由肾小球滤过率下降，而肾小管重吸收功能正常，从而导致"管-球失衡"，引起水、钠潴留，毛细血管静水压增高而出现水肿。常见于各型肾小球肾炎、急及慢性肾功能衰竭。

（2）肾病性水肿：由于大量蛋白尿造成血浆蛋白过低，血浆胶体渗透压降低，导致液体从血管内进入组织间隙而产生水肿。此外，部分患者因有效血容量减少，激活了肾素-血管紧张素-醛固酮系统，抗利尿激素分泌增多，从而进一步加重水肿。

（3）肾疾病时贫血、高血压、酸碱平衡和电解质平衡失调可导致心功能不全，加重水肿发展和持续存在。

2. 症状评估　水肿特点、程度、时间、部位、伴随症状等。

（1）水肿特点：肾炎性水肿常为全身性的，以眼睑、头皮等组织疏松处为著；肾病性水肿一般较严重，多从下肢开始，由于增加的细胞外液量主要潴留在组织间隙，血容量常减少，故可无高血压及循环瘀血的表现。

（2）水肿程度

①轻度水肿：水肿局限于足踝、小腿。

②中度水肿：水肿涉及全下肢。

③重度水肿：水肿涉及下肢、腹壁及外阴。

④极重度水肿：全身水肿，即有胸、腹腔积液或心包积液。

（3）伴随症状：患者精神状况、心理状态、生命体征、尿量、体重、腹围的变化。有无头晕、乏力、呼吸困难、心跳加快、腹胀，心肺检查有无啰音、胸腔积液征、心包摩擦音，腹部有无膨隆、叩诊有无移动性浊音。

（4）实验室及其他检查：尿常规检查，尿蛋白定性和定量；观察血电解质有无异常，肾功能指标如 Ccr、血 BUN、血肌酐、浓缩与稀释试验结果有无异常。此外，了解患者有无做过静脉肾盂造影、B 超、尿路平片等检查，其结果如何。

（二）护理措施

1. 休息　严重水肿需卧床休息，平卧可增加肾血流量，减少水钠潴留。轻度水肿应根据病情适当活动。

2. 饮食护理　与患者共同制定饮食计划，一般应进含钠盐少、含优质蛋白饮食。具体入量根据病情、病程、临床水肿程度、化验报告血 Na^+、K^+ 结果制定和调整。每日摄入水量=前一天尿量+500mL，保持出入量平衡。

3. 病情观察　准确记录 24 小时出入量，定时测量体重，必要时测量腹围，观察并记录患者生命体征，尤其是血压的变化。注意有无剧烈头痛、恶心、呕吐、视物模糊，甚至神志不清、抽搐等高血压脑病的表现。发现异常及时报告医生处理。

4. 遵医嘱给予利尿药，注意尿量及血钾变化。

5. 皮肤护理　水肿较严重患者应避免穿紧身衣服，卧床休息时宜抬高下肢，增加静脉回流，以减轻水肿。嘱患者经常变换体位，对年老体弱者可协助翻身，用软垫支撑受压部位，并适当予以按摩。对阴囊水肿者，可用吊带托起。协助患者进行全身皮肤清洁，嘱患者注意保护好皮肤，如清洗时勿过分用力，避免损伤皮肤、碰撞、跌伤等。严重水肿者应避免肌内注射，可采用静脉途径保证药物正确及时输入。注意无菌操作，防止感染。

6. 疾病知识指导　向患者介绍肾脏病引起水肿的原因、疾病相关知识、饮食及日常生活起居的注意事项。

五、肾区疼痛

是指脊肋角处（肾区）单侧或双侧持续性或间歇性隐痛、钝痛、剧痛或绞痛。

（一）评估

1. 病因评估　肾区痛多见于肾脏或附近组织炎症或肿瘤、积液等引起肾体积增大，牵拉包膜而致；肾绞痛是一种特殊的肾区痛，主要是由输尿管内结石、血块等移行所致。

2. 症状评估　钝痛或隐痛为肾包膜牵拉所致，见于间质性肾炎、肾盂肾炎、肾积水等；肾区剧痛见于肾动脉栓塞、深静脉血栓形成、肾周脓肿或肾周围炎等。肾结石等可发生绞痛，并向下腹部、会阴部发射。肾区胀痛多见于肾盂积水。肾区坠痛多见于肾下垂。

（二）护理措施

1. 准确评估疼痛的部位、程度、性质及伴随症状，并做好记录。

2. 肾绞痛时注意观察血压、脉搏、面色及皮肤湿冷情况，必要时用止痛剂。

3. 疾病急性期应卧床休息。

4. 肾盂肾炎者应多饮水冲洗尿道，按时给予抗生素控制炎症后疼痛会自然消失。

六、肾性高血压

高血压是指体循环动脉压的升高，即收缩压≥140mmHg和（或）舒张压≥90mmHg。可分为原发性高血压和继发性高血压。由肾脏病所致高血压称为肾性高血压。肾性高血压是继发性高血压的常见原因之一。

（一）评估

1. 病因评估

（1）按解剖因素评估

①肾血管性高血压：主要由肾动脉狭窄或堵塞引起，高血压程度较重，易进展为急进性高血压。

②肾实质性高血压：主要由急性或慢性肾小球肾炎、慢性肾盂肾炎、慢性肾衰竭等肾实质性疾病引起。

（2）按发生机制评估

①容量依赖型：因水钠潴留引起，用排钠利尿剂或限制水盐摄入可明显降低血压。

②肾素依赖型：由肾素-血管紧张素-醛固酮系统被激活引起，过度利尿常使血压更加升高，而应用血管紧张素转换酶抑制剂、钙通道阻滞剂可使血压下降。

2. 症状评估

（1）伴随症状：血压升高常有头晕、头痛、疲劳、心悸、失眠、记忆力下降、贫血、水肿等症状，观察是否呈持续性，在紧张或劳累后是否加重，可否自行缓解。注意是否出现视力模糊、鼻出血等较重症状。

（2）体格检查的结果：血压、脉搏、呼吸、神志情况，体重及其指数。

3. 相关因素评估

（1）患者的生活及饮食习惯：如是否摄入钠盐过多、大量饮酒、喝咖啡、摄入过多的脂肪酸；肥胖、剧烈运动、便秘、吸烟等。

（2）透析情况：透析不充分或透析间期体重增长过多致体内容量负荷过多。

（3）职业：是否从事高压力职业，经常有精神紧张等感觉。

（4）心理状况：是否情绪经常不稳定，个性脆弱，工作生活受到影响时情绪焦虑。

（二）护理措施

1. 减少压力，保持心理平衡　针对患者性格特征及有关心理-社会因素进行心理疏导。对易激动的患者，要调节紧张的情绪，避免过度兴奋，教会其训练自我控制能力，消除紧张压抑的心理。

2. 促进身心休息，提高机体活动能力

（1）注意休息：生活需规律，保证足够的睡眠，防止便秘。

（2）注意劳逸结合：但必须避免重体力活动，可安排适量的运动，1级高血压则不限制一般的体力活动，血压较高，症状过多或有并发症时需要卧床休息，嘱患者起床不宜太快，动作不可过猛。

（3）饮食要控制总热量：避免胆固醇含量高的食物，适当控制钠的摄入，戒烟，尽量少饮酒。

（4）沐浴时水温不宜过高。

3. 充分透析，控制透析间期体重　透析患者正确评估干体重，经充分透析达到干体重后，血压易于控制；2次透析间期体重增长<原体重的3%。

4. 病情观察

（1）观察血压：每日测量血压1～2次，测量前静息半小时，每次测量须在固定条件下进行。

（2）观察症状：如发现血压急剧增高，并伴有头痛、头晕、恶心、呕吐、气促、面色潮红、视力模糊和肺水肿、急性脑血管病等表现，应立即通知医生并同时备好降压药物及采取相应的护理措施。

（3）观察肾功能：定时检测血肌酐、尿素氮、内生肌酐清除率。肾功能障碍可影响降压药代谢，需及时调整患者用药，以防药物蓄积中毒导致血压骤降，危及生命。

5. 潜在并发症及高血压急症的护理

（1）潜在并发症的护理：指导患者摄取治疗饮食，避免情绪紧张，按医嘱服药；户外活动要有人陪伴；协助沐浴，水温不宜过热或过冷，时间不宜过长；注意对并发症征象的观察，有无夜间呼吸困难、咳嗽、咳泡沫痰、心悸、突然胸骨后疼痛等心脏受损的表现；头痛的性质，精神状况，有无眼花、失明、暂时性失语、肢体麻木、偏瘫等急性血管症的表现；尿量变化，昼夜尿量比例，有无水肿以及肾功能检查异常。

（2）高血压急症的护理：①绝对卧床休息，半卧床，少搬动患者，改变体位时要缓慢。②避免一切不良刺激和不必要的活动，并安定情绪。③吸氧，根据病情调节吸氧流量，保持呼吸道通畅，分泌物较多且患者自净能力降低时，应用吸引器吸出。④立即建立静脉通路，应用硝普钠静脉滴注时要避光，注意滴速，严密观察血压变化，如有血管过度扩张现象，应立即停止滴注；使用甘露醇时应快速静滴；静脉使用降压药过程中每5～10分钟测血压1次。⑤提供保护性护理，如患者意识不清时应加床栏等。⑥避免屏气，用力呼气或用力排便。⑦观察血压、脉搏、神志、瞳孔、尿量等变化，发现异常及时报告医师处理。

6. 用药护理

（1）掌握常用降压药物种类、剂量、给药途径、不良反应及适应证。

（2）指导患者按医嘱服用，不可自行增减或突然撤换药物。

（3）观察药物疗效，降压不宜过快过低，尤其对老年患者。

7. 活动指导　嘱患者改变体位时动作宜缓慢，如出现头昏、眩晕、眼花、恶心时，应立即平卧，抬高下肢以增加回心血量。

8. 健康教育

（1）指导坚持非药物治疗：合理安排饮食，超重者应调节饮食、控制体重、参加适度体育运动。

（2）坚持服药：学会观察药物不良反应及护理措施。

（3）避免各种诱因，懂得自我控制情绪和妥善安排工作和生活。

（4）教会患者家属测量血压的方法，出现病情变化时立即就医。

（5）透析患者控制水盐摄入，避免透析间期体重增加大于原体重的4％～5％。

（况红梅）

第三节　急性肾小球肾炎

急性肾小球肾炎简称急性肾炎，是以急性肾炎综合征为主要临床表现的一组疾病，起病急，以血尿、蛋白尿、水肿和高血压为主要表现，可伴有一过性氮质血症。本病常有前驱感染，多见于链球菌感染后，其他细菌、病毒和寄生虫感染后也可引起。好发于儿童，男性多见。前驱感染后常有1～3周（平均10天左右）的潜伏期，相当于致病抗原初次免疫后诱导机体产生免疫复合物所需时间。呼吸道感染的潜伏期较皮肤感染者短。本病大多预后良好，常在数月内临床自愈。

一、评估

1. 健康史　起病前有无上呼吸道感染如急性扁桃体炎、咽炎或皮肤感染如脓疱疮等。

2. 身体状况

（1）血尿：常为患者起病的首发症状和就诊原因，几乎所有患者均有血尿，40％～70％患者有肉眼血尿，尿液呈浑浊红棕色，或洗肉水样，一般数天内消失，也可持续数周转为镜下血尿。

（2）水肿：多表现为晨起眼睑水肿，面部肿胀感，呈现所谓"肾炎面容"，一般不重。少数患者水肿较重进展较快，数日内遍及全身，呈可凹陷性。严重水、钠潴留会引起急性左心衰。

（3）高血压：多为轻、中度高血压，收缩压、舒张压均增高，经利尿后血压可逐渐恢复正常。少数出现严重高血压，甚至高血压脑病。患者表现为头痛、头晕、失眠，甚至昏迷、抽搐等。血压增高往往与水肿、血尿同时发生，也可在其后发生，一般持续3～4周，多在水肿消退2周后降为正常。

（4）肾功能及尿量改变：起病初期可有尿量减少，尿量一般在500～800mL，少尿时可有一过性氮质血症，大多数在起病1～2周后，尿量渐增，肾功能恢复，只有极少数可表现为急性肾功能衰竭，出现少尿。

（5）其他表现：原发感染灶的表现及全身症状，可有头痛、食欲减退、恶心、呕吐、疲乏无力、精神不振、心悸气促，甚至发生抽搐。部分患者有发热，体温一般在38℃左右。

3. 实验室及其他检查　镜下血尿、蛋白尿、发病初期血清补体C_3及总补体下降。肾小球滤过率下降，血尿素氮和肌酐升高，B超示双肾形状饱满，体积增大，肾活检组织病理类型为毛细血管增生性肾炎。

二、治疗原则

以休息及对症处理为主，少数急性肾功能衰竭患者应予透析治疗。一般于发病2周内可用抗生素控制原发感染灶。

三、护理措施

1. 饮食护理

（1）限制钠盐摄入：有水肿、高血压或心力衰竭时严格限制钠盐摄入（<3g/d），特别严重者禁盐，以减轻水肿和心脏负担。当病情好转，血压下降，水肿消退，尿蛋白减轻后，由低盐饮食逐渐过渡到普通饮食，防止长期低钠饮食及应用利尿剂引起水、电解质紊乱或其他并发症。

（2）控制水和钾的摄入：严格记录24小时出入量。量出为入，每天摄入水量＝前一天出量+500mL，摄入水量包括米饭、水果等食物含水量、饮水、输液等所含水的总量。注意见尿补钾。

（3）蛋白质：肾功能正常时，给予正常量的蛋白质［1g/（kg·d）］，出现氮质血症时，限制蛋白质摄入，优质动物蛋白占50％以上，如牛奶、鸡蛋、鱼等，以防止增加血中含氮代谢产物的潴留。此外，注意饮食热量充足、易于消化和吸收。

2. 休息和活动　一般起病1～2周不论病情轻重均应卧床休息，能够改善肾血流量和减少并发症发生。水肿消退，肉眼血尿消失，血压接近正常后，即可下床在室内活动或到户外散步。血沉正常时可恢复轻体力活动或上学，但应避免剧烈体力活动。一年后方可正常活动。鼓励患者及家属参与休息计划的制订。

3. 病情观察

（1）定期测量患者体重，观察体重变化和水肿部位、分布、程度和消长情况，注意有无胸腔、腹腔、心包积液的表现；观察皮肤有无红肿、破损、化脓等情况发生。

（2）监测生命体征，尤其血压变化，注意有无剧烈头痛、恶心、呕吐、视力模糊，甚至神志不清、抽搐等高血压脑病的表现，发现问题及时报告医师处理。

（3）皮肤护理

①水肿较严重的患者应穿着宽松、柔软的棉质衣裤、鞋袜。协助患者做好全身皮肤黏膜清洁，指导患者注意保护好水肿皮肤，如清洗时注意水温适当、勿过分用力；平时避免擦伤、撞伤、跌伤、烫伤。

②注射时严格无菌操作，采用5～6号针头，保证药物准确及时的输入，注射拔完针后，用无菌干棉球按压穿刺部位直至无液体从针口渗漏。严重水肿者尽量避免肌内和皮下注射。

（4）用药护理：遵医嘱给予利尿剂、降压药、抗生素。观察药物的疗效及可能出现的不良反应，如低钾、低氯等电解质紊乱。呋塞米等强效利尿剂有耳鸣、眩晕、听力丧失等暂时性耳毒性，也可发生永久性耳聋。密切观察血压、尿量变化，静脉给药者给药速度宜慢。

（5）心理护理：血尿可让患者感到恐惧，限制患者活动可使其产生焦虑、烦躁、抑郁等心理，鼓励其说出自己的感受和心理压力，使其充分理解急性期卧床休息及恢复期限制运动的重要性。患者卧床期间，护士尽量多关心、巡视，及时询问患者的需要并给予解决。

四、健康教育

1. 预防疾病教育　教育患者及家属了解各种感染可能导致急性肾炎，因此，锻炼身体，增强体质，避免或减少上呼吸道及皮肤感染是预防的主要措施，并可降低演变为慢性肾炎的发生率。嘱咐患者及家属一旦发生细菌感染及时使用抗生素，尽量治愈某些慢性病，如慢性扁桃体炎，必要时可手术治疗。

2. 急性肾炎的恢复期可能需1～2年，当临床症状消失后，蛋白尿、血尿等可能依然存在，因此应加强定期随访。

（展颖颖）

第三节　急进性肾小球肾炎

急进性肾小球肾炎（RPGN）简称急进性肾炎，是指在肾炎综合征（血尿、蛋白尿、水肿、高血压）基础上，短期内出现少尿、无尿，肾功能急骤减退，短期内到达尿毒症的一组临床症候群，又称急进性肾炎综合征。本病病理特征表现为新月体肾小球肾炎。分为原发性和继发性两大类。一般将有肾外表现者或明确原发病者称为继发性急进性肾炎，如继发于过敏性紫癜、系统性红斑狼疮等，偶有继发于某些原发性肾小球疾病（如系膜毛细血管性肾炎及膜性肾病）者。病因不明者则称为原发性急进性肾炎，这里着重讨论原发性急进性肾炎。

我国急进性肾炎以Ⅱ型为多见，男性居多。

一、评估

1. 健康史 本病起病急，常有前驱呼吸道感染。

2. 身体状况

（1）迅速出现水肿，可以有肉眼血尿、蛋白尿、高血压等。

（2）短期内即有肾功能的进行性下降，以少尿或无尿较迅速地（数周至半年）发展为尿毒症。

（3）常伴有中度贫血，可伴有肾病综合征，如果得不到及时治疗，晚期出现慢性肾功能衰竭。部分患者也会出现急性左心衰竭、继发感染等并发症。

3. 实验室及其他检查

（1）尿常规：蛋白尿，血尿，也可有管型、白细胞。

（2）血液检查：白细胞轻度增高、血红蛋白、人血白蛋白下降、血脂升高。

（3）肾功能检查：血肌酐、血 BUN 进行性升高。

（4）免疫学检查：Ⅱ型可有血循环免疫复合物阳性，血清补体 C_3 降低；Ⅰ型有血清抗肾小球基底膜抗体阳性。

（5）B 超检查：双肾体积增大、饱满。

（6）肾活检组织病理检查：光学显微镜检查可见肾小囊内新月体形成是 RPGN 的特征性病理改变。

二、治疗原则

本病纤维化发展很快，故及时肾活检，早期诊断，及时以强化免疫抑制治疗，可改善患者预后。根据病情予血浆置换、肾脏替代治疗。

三、护理措施

1. 休息 一般要待病情得到初步缓解时，才开始下床活动，即使无任何临床表现，也不宜进行较重的体力活动。

2. 饮食护理 低盐优质蛋白饮食，避免进食盐腌制食品如咸菜、咸肉等，进食鸡蛋、牛奶、瘦肉、鱼等优质蛋白饮食。准确记录 24 小时出入量，量出为入。每日入液量 = 前一日出液量+500mL，保持出入量平衡。

3. 病情观察 监测患者生命体征、尿量。尿量迅速减少，往往提示急性肾功能衰竭的发生。监测肾功能及血清电解质的变化，尤其是观察有无出现高钾血症，发现病情变化，及时报告医师处理。

4. 观察药物及血浆置换的不良反应 大剂量糖皮质激素治疗可致上消化道出血、精神症状、骨质疏松、股骨头无菌性坏死、水钠潴留、血压升高、继发感染、血糖升高等表现。

环磷酰胺可致上腹部不适、恶心、呕吐、出血性膀胱炎、骨髓抑制等。血浆置换主要有出血、并发感染,特别是经血制品传播的疾病。

5. **用药护理** 大剂量激素冲击治疗、使用免疫抑制剂、血浆置换等时,患者免疫力及机体防疫能力受到很大抑制,应对患者实行保护性隔离,加强口腔、皮肤护理,防止继发感染。服用糖皮质激素和细胞毒药物时应注意:口服激素应饭后服用,以减少对胃黏膜的刺激;长期用药者应补充钙剂和维生素D,以防骨质疏松;使用环磷酰胺时注意多饮水,以促进药物从尿中排泄。

6. **心理护理** 由于该疾病不易治愈,多数患者可能会转变为慢性肾功能衰竭。因此,患者会产生焦虑、恐惧及悲观等心理,做好心理疏导、提高患者战胜疾病的信心。

四、健康教育

1. **预防措施** 本病有前驱感染的病史,预防感染是预防发病及防止病情加重的重要措施,避免受凉、感冒。

2. 对患者及家属强调遵医嘱用药的重要性,告知激素和细胞毒药物的作用、可能出现的不良反应和用药注意事项,鼓励患者配合治疗。服用激素及免疫抑制剂时,应特别注意交代患者及家属不可擅自增量、减量甚至停药。

3. 病情经治疗缓解后应注意长期追踪,防止疾病复发及恶化。

4. **预后** 早期诊断、及时合理治疗,可明显改善患者预后。

(展颖颖)

第四节 慢性肾小球肾炎

慢性肾小球肾炎简称慢性肾炎,是指以水肿、高血压、蛋白尿、血尿及肾功能损害为基本临床表现,起病方式不同、病情迁延、病情进展缓慢,最终将发展为慢性肾功能衰竭的一组肾小球疾病。多见于成年人,男性多于女性。仅少数患者由急性肾炎发展而来,绝大多数患者的病因不明,起病即属慢性肾炎,与急性肾炎无关。

一、评估

1. 健康史

(1)既往史:既往有无肾炎病史,其发病时间及治疗后的情况;病前有无上呼吸道感染、皮肤感染等病史;对病情急骤的患者还应询问有无引起肾功能恶化的诱发因素;父母、兄弟、姐妹及子女的健康状况。

(2)生活习惯:询问患者生活是否规律,饮食是否合理,有无营养不良,水、钠盐摄入过多等情况,有无过度疲劳及烟酒等不良嗜好。

2. 身体状况

（1）水肿：由水钠潴留或低蛋白血症所致，早晨眼睑、颜面水肿明显，下午及晚上下肢水肿明显，卧床休息后水肿减轻。重者可有胸腔或腹腔积液。

（2）蛋白尿：是慢性肾炎的主要表现，患者排尿时泡沫明显增多，并且不易消失，尿蛋白越多，泡沫越多，个别患者尿中有异味。

（3）血尿：多为镜下血尿，也有肉眼血尿。

（4）高血压：由于水钠潴留使血容量增加，血中肾素、血管紧张素增加，导致阻力血管收缩而致血压升高。有时高血压症状表现较为突出。

（5）其他：患者可有贫血、电解质紊乱，病程中有应激情况（如感染）可导致慢性肾炎急性发作，类似急性肾炎表现。有些病例可自行缓解。

（6）并发症：慢性肾功能衰竭为慢性肾炎的终末期并发症，其他有继发感染、心脑血管疾病等。

3. 实验室及其他检查

（1）尿液检查：24小时尿蛋白多在1～3g，不超过3.5g。尿蛋白电泳以大中分子蛋白为主，尿红细胞形态检查为多形性。

（2）血液检查：早期血常规检查多正常或轻度贫血，晚期可有红细胞及血红蛋白明显下降，尿素氮、肌酐增高。病情较重者血脂增高，人血白蛋白下降。

（3）B超检查：双肾可有结构紊乱、皮质回声增强及缩小等改变。

（4）肾活检组织病理学检查：以弥漫系膜增生性肾炎、局灶/节段增生性肾炎、局灶/节段性肾小球硬化、系膜毛细血管性肾炎、膜性肾病、IgA肾病等为常见，晚期导致肾小球纤维化、硬化等，称为硬化性肾炎。

4. 心理-社会状况　评估患者有无焦虑、恐惧、绝望等心理状况；评估社会及家庭对患者的经济及精神支持情况及其对患者病情的了解和关心程度。

二、治疗原则

有效控制血压以防止肾功能减退或使已经受损的肾功能有所改善，防止高血压的心血管并发症，从而改善长期预后。

三、护理措施

1. 一般护理

（1）休息：高度水肿，严重高血压伴心、肾功能不全时，应绝对卧床休息。

（2）饮食：给予低磷优质低蛋白饮食，当肾功能不全者血肌酐>350μmol/L时，应限制蛋白质摄入，一般为0.5～0.6g/（kg·d），其中60%以上为优质蛋白（如鸡蛋、牛奶、瘦肉等），极低蛋白饮食者可辅以α-酮酸或肾衰氨基酸治疗。以减轻肾小球高灌注、高压力、高滤过状态。由于每克蛋白质饮食中约含磷15mg，因此，限制蛋白质入量后即达到低磷饮食（少于600～800mg/d）。同时注意补充多种维生素及微量元素。有明显水肿和高血压时低盐饮食。饮食应根据患者的口味烹调，以增进食欲。

（3）口腔护理：肾功能受损，口腔内有氨臭味，进行口腔护理，可增进食欲，清洁口腔，抑制细菌繁殖。一般可于每日晨起饭后睡前用复方硼酸溶液漱口，以预防口腔炎和呼吸道感染。

（4）皮肤护理：晚期由于尿素刺激，皮肤瘙痒，应注意保持患者皮肤清洁，每天用温水擦洗，不用肥皂水和酒精，严防患者抓破皮肤和发生压疮。

（5）记录出入量：晚期发生肾功能不全时，可有尿少和尿闭，应密切注意尿量变化，准确记录出入水量，控制液体入量，入液量为前一日尿量另加500mL。

2. 药物治疗的护理

（1）降压药：治疗目标是力争把血压控制在理想水平：尿蛋白≥1g/d者，血压控制在125/75mmHg以下；尿蛋白<1g/d者，血压控制可放宽到130/80mmHg以下。

（2）抗血小板药：注意观察全身皮肤黏膜的出血情况。

（3）并发症的预防及护理：慢性肾炎患者易并发各种感染，对上呼吸道和尿路感染的预防更为重要。应加强环境和个人卫生预防措施，保持室内空气新鲜，每日开窗通风，紫外线消毒，或消毒剂喷雾一次，保持口腔和皮肤清洁，注意保暖，预防感冒，若有咽痛、鼻塞等症状，应卧床休息，并及时治疗。

四、健康教育

1. **休息与饮食** 嘱咐患者加强休息，以延缓肾功能减退。生活要有规律，保持精神愉快，避免劳累，坚持合理饮食并解释优质低蛋白、低磷、低盐、高热量饮食的重要性，指导其根据自己的病情选择合适的食物和进食量。

2. **避免加重肾损害的因素** 向患者及其家属讲解影响病情进展及避免加重肾损害的因素，注意适度锻炼身体，尽可能避免上呼吸道及其他部位感染；避免使用肾毒性药物如庆大霉素、磺胺药及非甾体消炎药；如有高脂血症、高血糖、高钙血症和高尿酸血症者应遵医嘱及时予以适当治疗；育龄妇女注意避孕，以免因妊娠导致肾炎复发和病情恶化。病情稳定，特别希望生育者，可在医生指导下怀孕，并定期随访。

3. **用药指导** 介绍各类降压药的疗效、不良反应及使用时的注意事项。如告诉患者ACEI抑制剂可致血钾升高，以及高血钾的表现等。

4. **自我病情监测与随访指导** 慢性肾炎病程长，需定期随访疾病的进展，包括肾功能、血压、水肿等的变化。发现尿异常（少尿、尿液浑浊、血尿）改变，及时就医治疗，定期复查尿常规和肾功能。

（孙桂贤）

第五节 肾病综合征

肾病综合征（NS）是指各种肾脏疾病引起的具有以下共同临床表现的一组综合征：包括大量蛋白尿（24小时尿蛋白定量超过3.5g）、低蛋白血症（人血白蛋白<30g/L）、水肿、高脂血症。其中大量蛋白尿及低白蛋白血症两项为诊断所必需。

一、评估

1. 健康史　患者有无发病诱因，病程长短，有无肾炎病史、感染、药物中毒或过敏史，有无系统性疾病、代谢性疾病、遗传性疾病、妊娠高血压综合征史，上呼吸道或其他部位的感染史及家族史等。

2. 身体状况

（1）大量蛋白尿：长期持续大量蛋白尿可导致营养不良，患者毛发稀疏、干脆及枯黄，皮肤苍白，消瘦或指甲上有白色横行的宽带条纹。

（2）低蛋白血症：长期低蛋白血症易引起感染、高凝、微量元素缺乏、内分泌紊乱和免疫功能低下等并发症。

（3）水肿：是最常见的症状，水肿部位随着重力作用而移动，久卧或清晨以眼睑、头枕部或骶部水肿为著，起床活动后则以下肢为明显，呈可凹陷性，水肿程度轻重不一，严重者常伴浆膜腔积液和（或）器官水肿，表现为胸腔、腹腔、心包或阴囊积液和（或）肺水肿、脑水肿以及胃肠黏膜水肿。高度水肿时局部皮肤发亮、变薄。皮肤破损时可有组织液渗漏不止。胸膜腔积液可致胸闷、气短或呼吸困难等；胃肠黏膜水肿和腹腔积液可致食欲减退和上腹部饱胀、恶心、呕吐或腹泻等。

（4）高血压或低血压：血压一般为中度增高，常在（140～160）/（95～110）mmHg。水肿明显者多见，部分患者随水肿消退可降至正常，部分患者存在血容量不足（由于低蛋白血症、利尿等）而产生低血压。

（5）高脂血症：血中胆固醇、三酰甘油含量升高，低及极低密度脂蛋白浓度也增高。

（6）并发症

①继发感染：常见感染部位顺序为呼吸道、泌尿道、皮肤。感染是导致NS复发和疗效不佳的主要原因之一，甚至导致患者死亡，应予以高度重视。

②血栓和栓塞：以深静脉血栓最常见；此外，肺血管血栓、栓塞，下肢静脉、冠状血管血栓和脑血管血栓也不少见。血栓、栓塞并发症是直接影响NS治疗效果和预后的重要因素。

③急性肾衰竭：低蛋白血症使血浆胶体渗透压下降，水分从血管内进入组织间隙，引起有效循环血容量减少，肾血流量不足，易致肾前性氮质血症，经扩容、利尿可恢复；少数

50岁以上的患者（尤以微小病变型肾病者居多）出现实质性肾衰竭。

④蛋白质及脂质代谢紊乱：长期低蛋白血症可导致营养不良、小儿生长发育迟缓；免疫球蛋白减少造成机体免疫力低下，易致感染；诱发内分泌紊乱（如低 T_3 综合征等）；高脂血症增加血液黏稠度，促进血栓、栓塞并发症发生，还将增加心血管系统并发症，并可促进肾小球硬化和肾小管、间质病变的发生，促进肾病变的慢性进展。

3. 实验室及其他检查

（1）尿液检查：24小时尿蛋白定量超过3.5g。尿中可查到免疫球蛋白、补体 C_3 红细胞管型等。

（2）血液检查：人血白蛋白<30g/L，血脂增高，以胆固醇增高为主，血 IgG 可降低。

（3）肾功能检查：可正常，也可异常。

（4）B超检查：双肾大小正常或缩小。

（5）肾活检组织病理检查：不但可以明确肾小球病变类型，而且对指导治疗具有重要意义。

4. 心理状况　本病病程长，易反复发作，因而患者可能出现各种不良情绪如焦虑、悲观、失望等，应了解患者及家属的心理反应，评估患者及家属的应对能力及患者的社会支持情况。

二、治疗原则

根据病情使用免疫抑制剂、利尿剂及中医药治疗，利尿、降尿蛋白、升人血白蛋白，预防并发症。

三、护理措施

1. 休息与活动　全身严重水肿，合并胸腔积液、腹腔积液、严重呼吸困难者应绝对卧床休息，取半坐卧位，必要时予吸氧。因卧床可增加肾血流量，使尿量增加。为防止肢体血栓形成，应保持肢体适度活动。水肿消退、一般情况好转后，可起床活动，逐步增加活动量，以利于减少并发症的发生。对高血压患者，应限制活动量。老年患者改变体位时不可过快，防止直立性低血压。

2. 饮食护理　合理饮食构成能改善患者的营养状况和减轻肾脏负担，应特别注意蛋白质的合理摄入。长期高蛋白饮食会加重肾小球高灌注、高滤过、高压力，从而加重蛋白尿、加速肾脏病变进展，应予正常量1.0g/（kg·d）的优质蛋白（富含必需氨基酸的动物蛋白）饮食。热量要保证充足，摄入能量应不少于126～147kJ（30～35kcal）/（kg·d）。水肿时应低盐（3g/d）饮食。为减轻高脂血症，应少进食富含饱和脂肪酸（动物油脂）的食物，多吃富含不饱和脂肪酸（如植物油、鱼油）及富含可溶性纤维（如燕麦、米糠、豆类）的食物。注意补充各种维生素和微量元素。

3. 用药护理

（1）激素、免疫抑制剂和细胞毒药物：使用免疫抑制剂必须按医生所嘱时间及剂量用药，不可任意增减或停服。激素采取全日量顿服。

①糖皮质激素：可有水、钠潴留，血压升高，动脉粥样硬化，血糖升高，神经兴奋性增高，消化道出血，骨质疏松，继发感染，伤口不愈合，以及类肾上腺皮质功能亢进症的表现如满月脸、水牛背、多毛、向心性肥胖等，应密切观察患者的情况。大剂量冲击治疗时，患者免疫力及机体防御能力受到很大抑制，应对患者实行保护性隔离，防止继发感染。

②环孢素：注意服药期间检测血药浓度，观察有无不良反应如肝肾毒性、高血压、高尿酸血症、高钾血症、多毛及牙龈增生等。

③环磷酰胺：容易引起出血性膀胱炎、骨髓抑制、消化道症状、肝损害、脱发等，注意是否出现血尿。这类药物对血管和局部组织刺激性较大，使用时要充分溶解，静脉注射要确定针头在静脉内才可推注，防止药液漏出血管外，引起局部组织坏死。

（2）利尿剂：观察治疗效果及有无低血钾、低钠、低氯性碱中毒等不良反应。使用大剂量呋塞米时注意有无恶心、直立性眩晕、口干、心悸等。

（3）中药：如雷公藤制剂，注意其对血液系统、胃肠道、生殖系统等的不良反应。

（4）抗凝剂：观察有无皮肤黏膜、口腔、胃肠道等出血倾向，发现问题及时减药并给予对症处理，必要时停药。抗凝治疗中有明显的出血症状，应停止抗凝、溶栓治疗，并注射特效对抗剂，如肝素用同剂量的鱼精蛋白对抗，用药期间应定期监测凝血时间。低分子肝素皮下注射部位宜在腹壁，肝素静脉滴注时，速度宜慢。

4. 病情观察　观察并记录患者生命体征尤其是血压的变化。准确记录24小时出入量，监测患者体重变化及水肿消长情况。监测尿量变化，如经治疗尿量没有恢复正常，反而减少甚至无尿，提示严重的肾实质损害。定期测量血浆白蛋白、血红蛋白、D-二聚体、尿常规、肾小球滤过率、尿素氮（BUN）、血电解质等指标的变化。

5. 积极预防和治疗感染

（1）指导患者预防感染：告知患者及家属预防感染的重要性，指导其加强营养，注意休息，保持个人卫生，指导或协助患者保持皮肤、口腔黏膜清洁，避免搔抓等导致损伤。尽量减少病区探访人次，限制上呼吸道感染者来访。寒冷季节外出注意保暖，少去公共场所等人多聚集的地方，防止外界环境中病原微生物入侵。定期做好病室的空气消毒，室内保持适的温湿度，定时开窗通风换气。

（2）观察感染征象：注意有无体温升高、皮肤感染、咳嗽、咳痰、尿路刺激征等。出现感染征象后，遵医嘱采集血、尿、痰等标本及时送检。根据药敏实验结果使用有效抗生素并观察疗效。

6. 皮肤护理　因患者体内蛋白质长期丢失、浮肿及血循环障碍，致皮肤抵抗力降低弹性差容易受损，若病重者卧床休息更应加强皮肤护理。使用便器应抬高臀部，不可拖拉，以防损伤皮肤。高度水肿患者可用气垫床，床单要保持平整、干燥，督促或帮助患者经常更换体位，每日用温水擦洗皮肤，教育患者及其家属擦洗时不要用力太大，衣着宽大柔软，勤换内衣裤，每天会阴冲洗一次。注意皮肤干燥、清洁。有阴囊水肿时可用提睾带将阴囊提起，以免摩擦破溃。注射拔针后应压迫一段时间，以避免注射部位长期向外溢液，搬动患者时注意防止皮肤擦损。

四、健康教育

1. **休息活动指导** 应注意休息，避免受凉、感冒，避免劳累和剧烈体育运动。适度活动，避免肢体血栓形成等并发症发生。

2. **心理指导** 引导患者乐观开朗，对疾病治疗和康复充满信心。

3. **检查指导** 密切监测肾功能变化，教会患者自测尿蛋白，了解其动态，此为疾病活动可靠指标。

4. **饮食指导** 告诉患者优质蛋白、高热量、低脂、高膳食纤维和低盐饮食的重要性，并合理安排每天饮食。水肿时注意限制水盐，避免进食腌制食品。

5. **用药指导** 避免使用肾毒性药物，遵医嘱用药，介绍各类药物的使用方法、使用时注意事项及可能的不良反应。服用激素不可擅自增减剂量或停药。在医生指导下调整用药剂量。

6. **自我病情监测与随访指导** 监测水肿、尿蛋白、肾功能等的变化，注意随访，不适时门诊随诊。

（孙桂贤）

第六节 急性肾衰竭

急性肾衰竭（ARF）是由各种病因引起的短期内（数小时或数日）肾功能急剧、进行性减退而出现的临床综合征。当肾衰竭发生时，原来应由尿液排出的废物，因为尿少或无尿而积存于体内，导致血肌酐（Cr）、尿素氮（BUN）升高，水、电解质和酸碱平衡失调，以及全身各系统并发症。

一、病因及发病机制

1. **病因** 分三类：①肾前性，主要病因包括有效循环血容量减少和肾内血流动力学改变（包括肾前小动脉收缩或肾后小动脉扩张）等。②肾后性，肾后性肾衰竭的原因是急性尿路梗阻，梗阻可发生于从肾盂到尿道的任一水平。③肾性，肾性肾衰竭有肾实质损伤，包括急性肾小管坏死（ATN）、急性肾间质病变及肾小球和肾血管病变。其中急性肾小管坏死是最常见的急性肾衰竭类型，可由肾缺血或肾毒性物质损伤肾小管上皮细胞引起，其结局高度依赖于并发症的严重程度。如无并发症，肾小管坏死的死亡率为7%～23%，而在手术后或合并多器官功能衰竭时，肾小管坏死的死亡率高达50%～80%。在此主要以急性肾小管坏死为代表进行叙述。

2. 发病机制　不同病因、病理类型的急性肾小管坏死有不同的发病机制。中毒所致的急性肾小管坏死，是年龄、糖尿病等多种因素的综合作用。对于缺血所致急性肾小管坏死的发病机制，当前主要有三种解释。①肾血流动力学异常，主要表现为肾皮质血流量减少，肾髓质淤血等。目前认为造成以上结果最主要的原因为：血管收缩因子产生过多，舒张因子产生相对过少。②肾小管上皮细胞代谢障碍，缺血引起缺氧，进而影响到上皮细胞的代谢。③肾小管上皮脱落，管腔中管型形成，肾小管管型造成管腔堵塞，使肾小管内压力过高，进一步降低了肾小球滤过，加剧了肾小管间质缺血性障碍。

二、临床表现

临床典型病程可分为三期。

1. 起始期　此期急性肾衰竭是可以预防的，患者常有诸如低血压、缺血、脓毒病和肾毒素等病因，无明显的肾实质损伤。但随着肾小管上皮损伤的进一步加重，肾小球滤过率（GFR）下降，临床表现开始明显，进入维持期。

2. 维持期　又称少尿期。典型持续7～14天，也可短至几日，长达4～6周。患者可出现少尿，也可没有少尿，称非少尿型急性肾衰竭，其病情较轻，预后较好。但无论尿量是否减少，随着肾功能减退，可出现一系列尿毒症表现。

（1）全身并发症

①消化系统症状：食欲降低、恶心、呕吐、腹胀、腹泻等，严重者有消化道出血。

②呼吸系统症状：除感染的并发症外，尚可因容量负荷增大出现呼吸困难、咳嗽、憋气、胸闷等。

③循环系统症状：多因尿少和未控制饮水，导致体液过多，出现高血压和心力衰竭；可因毒素滞留、电解质紊乱、贫血及酸中毒引起各种心律失常及心肌病变。

④其他：常伴有肺部、尿路感染，感染是急性肾衰竭的主要死亡原因之一，死亡率高达70%。此外，患者也可出现神经系统表现，如意识不清、昏迷等。严重患者可有出血倾向，如弥漫性血管内凝血（DIC）等。

（2）水、电解质和酸碱平衡失调：其中高钾血症、代谢性酸中毒最为常见。

①高钾血症：其发生与肾排钾减少、组织分解过快、酸中毒等因素有关。高钾血症对心肌细胞有毒性作用，可诱发各种心律失常，严重者出现心室颤动、心搏骤停。

②代谢性酸中毒：主要因酸性代谢产物排出减少引起，同时急性肾衰竭常合并高分解代谢状态，又使酸性产物明显增多。

③其他：主要有低钠血症，由水潴留过多引起。还可有低钙、高磷血症，但远不如慢性肾衰竭明显。

3. 恢复期　肾小管细胞再生、修复，肾小管完整性恢复，肾小球滤过率逐渐恢复正常或接近正常范围。患者开始利尿，可有多尿表现，每日尿量可达 3 000～5 000mL，通常持续 1～3 周，继而再恢复正常。少数患者可遗留不同程度的肾结构和功能缺陷。

三、辅助检查

1. 血液检查　少尿期可有轻、中度贫血；血肌酐每日升高 44.2～88.4μmol/L（0.5～1.0mg/dl），血 BUN 每日可升高 3.6～10.7mmol/L（10～30mg/dl）；血清钾浓度常大于 5.5mmol/L，可有低钠、低钙、高磷血症；血气分析提示代谢性酸中毒。

2. 尿液检查　尿常规检查尿蛋白多为+～++，尿沉渣可见肾小管上皮细胞，少许红、白细胞，上皮细胞管型、颗粒管型等；尿比重降低且固定，多在 1.015 以下；尿渗透浓度低于 350mmol/L；尿钠增高，多在 20～60mmol/L。

3. 其他　尿路超声显像对排除尿路梗阻和慢性肾功能不全很有帮助。如有足够理由怀疑梗阻所致，可做逆行性或下行性肾盂造影。另外，肾活检是进一步明确致病原因的重要手段。

四、诊断要点

患者尿量突然明显减少，肾功能急剧恶化（即血肌酐每天升高超过44.2μmol/L 或在 24～72 小时内血肌酐值相对增加 25％～100％），结合临床表现、原发病因和实验室检查，一般不难做出诊断。

五、治疗要点

1. 起始期治疗　治疗重点是纠正可逆的病因，预防额外的损伤。对于严重外伤、心力衰竭、急性失血等都应进行治疗，同时停用影响肾灌注或肾毒性的药物。

2. 维持期治疗　治疗重点为调节水、电解质和酸碱平衡，控制氮质潴留，供给足够营养和治疗原发病。

（1）高钾血症的处理：当血钾超过 6.5mmol/L，心电图表现异常变化时，应紧急处理如下。①10％葡萄糖酸钙 10～20mL 稀释后缓慢静注。②5％ NaHCO$_3$ 100～200mL 静滴。③50％葡萄糖液 50mL 加普通胰岛素 10U 缓慢静脉注射。④用钠型离子交换树脂 15～30g，每日 3 次口服。⑤透析疗法是治疗高钾血症最有效的方法，适用于以上措施无效和伴有高分解代谢的患者。

（2）透析疗法：凡具有明显尿毒症综合征者都是透析疗法的指征，具体包括：心包炎、严重脑病、高钾血症、严重代谢性酸中毒及容量负荷过重对利尿剂治疗无效。重症患者主张早期进行透析。对非高分解型、尿量正常的患者可试行内科保守治疗。

(3) 其他：纠正水、电解质和酸碱平衡紊乱，控制心力衰竭，预防和治疗感染。

3. 多尿期治疗　此期治疗重点仍为维持水、电解质和酸碱平衡，控制氮质血症，防治各种并发症。对已进行透析者，应维持透析，当一般情况明显改善后可逐渐减少透析，直至病情稳定后停止透析。

4. 恢复期治疗　一般无须特殊处理，定期复查肾功能，避免肾毒性药物的使用。

六、护理诊断/合作性问题

1. 体液过多　与急性肾衰竭所致肾小球滤过功能受损、水分控制不严等因素有关。

2. 营养失调：低于机体需要量　与患者食欲低下、限制饮食中的蛋白质、透析、原发疾病等因素有关。

3. 有感染的危险　与限制蛋白质饮食、透析、机体抵抗力降低等有关。

4. 恐惧　与肾功能急骤恶化、症状重等因素有关。

5. 潜在并发症　高血压脑病、急性左心衰竭、心律失常、心包炎、DIC、多脏器功能衰竭等。

七、护理措施

1. 一般护理

(1) 休息与活动：少尿期要绝对卧床休息，保持安静，以减轻肾脏的负担，对意识障碍者，应加床护栏。当尿量增加、病情好转时，可逐渐增加活动量，但应注意利尿后的过分代谢，患者会有肌肉无力的现象，应避免独自下床。患者若因活动使病情恶化，应恢复前一日的活动量，甚至卧床休息。

(2) 饮食护理

①糖及热量：对发病初期因恶心、呕吐无法由口进食者，应由静脉补充葡萄糖，以维持基本热量。少尿期应给予足够的糖类（150g/d）。若患者能进食，可将乳糖75g、葡萄糖和蔗糖各37.5g溶于指定溶液中，使患者在一日中饮完。多尿期可自由进食。

②蛋白质：对一般少尿期的患者，蛋白质限制为0.5g/（kg·d），其中60%以上应为优质蛋白，如尿素氮太高，则应给予无蛋白饮食。接受透析的患者予高蛋白饮食，血液透析患者的蛋白质摄入量为1.0～1.2g/（kg·d），腹膜透析为1.2～1.3g/（kg·d）。对多尿期的患者，如尿素氮低于8.0mmol/L时，可给予正常量的蛋白质。

③其他：对少尿期患者，尽可能减少钠、钾、磷和氯的摄入量。多尿期时不必过度限制。

(3) 维持水平衡：急性肾衰竭少尿时，对于水分的出入量应严格测量和记录，按照"量出为入"的原则补充入液量。补液量的计算一般以500mL为基础补液量，加前一日的出液量。在利尿的早期，应努力使患者免于发生脱水，给予适当补充水分，以维持利尿作用。当氮质血症消失后，肾小管对盐和水分的再吸收能力改善，即不需要再供给大量的液体。

2. 病情观察　应对急性肾衰竭的患者进行临床监护。监测患者的神志、生命体征、尿量、体重，注意尿常规、肾功能、电解质及血气分析的变化。观察有无高血钾、低血钠或代谢性酸中毒的发生；有无严重头痛、恶心、呕吐及不同意识障碍等高血压脑病的表现；有无气促、端坐呼吸、肺部湿啰音等急性左心衰竭的征象；有无出现水中毒或稀释性低钠血症的症状，如头痛、嗜睡、意识障碍、共济失调、昏迷、抽搐等。

3. 用药护理　用甘露醇、呋塞米利尿治疗时应观察有无脑萎缩、溶血、耳聋等副作用；使用血管扩张剂时注意监测血压的变化，防止低血压发生；纠正高血钾及酸中毒时，要随时监测电解质；使用肝素或双嘧达莫要注意有无皮下或内脏出血；输血要禁用库血；抗感染治疗时避免选用有肾毒性的抗生素。

4. 预防感染　感染是急性肾衰竭少尿期的主要死亡原因，故应采取切实措施，在护理的各个环节预防感染的发生。具体措施为：①尽量将患者安置在单人房间，做好病室的清洁消毒，避免与有上呼吸道感染者接触。②避免任意插放保留导尿管，可利用每 24～48 小时导尿一次，获得每日尿量。③需留置尿管的患者应加强消毒、定期更换尿管和进行尿液检查以确定有无尿路感染。④卧床及虚弱的患者应定期翻身，协助做好全身皮肤的清洁，防止皮肤感染的发生。⑤意识清醒者，鼓励患者每小时进行深呼吸及有效排痰；意识不清者，定时抽取气管内分泌物，以预防肺部感染的发生。⑥唾液中的尿素可引起口角炎及腮腺炎，应协助做好口腔护理，保持口腔清洁、舒适。⑦对使用腹膜或血液透析治疗的患者，应按外科无菌技术操作。⑧避免其他意外损伤。

5. 心理护理　病情的危重会使患者产生对于死亡和失去工作的恐惧，同时因治疗费用的昂贵又会进一步加重患者及家属的心理负担。观察了解患者的心理变化及家庭经济状况，通过讲述各种检查和治疗进展信息，解除患者的恐惧，树立患者战胜疾病的信心；通过与社会机构的联系取得对患者的帮助，解除患者的经济忧患。还应给予患者高度同情、安慰和鼓励，以高度的责任心认真护理，使患者具有安全感、信赖感及良好的心理状态。

八、健康指导

1. 生活指导　合理休息，劳逸结合、防止劳累；严格遵守饮食计划，并注意加强营养；注意个人清洁卫生，注意保暖。

2. 病情监测　学会自测体重、尿量；明确高血压脑病、左心衰竭、高钾血症及代谢性酸中毒的表现；定期门诊随访，监测肾功能、电解质等。

3. 心理指导　在日常生活中能理智调节自己的情绪，保持愉快的心情；遇到病情变化时不恐慌，能及时采取积极的应对措施。

4. 预防指导　禁用库血；慎用氨基糖苷类抗生素；避免妊娠、手术、外伤；避免接触重金属、工业毒物等；误服或误食毒物，立即进行洗胃或导泻，并采用有效解毒剂。

（吴凤霞）

第七节 慢性肾衰竭

慢性肾衰竭（CRF）简称肾衰，是在各种慢性肾脏病的基础上，肾功能缓慢减退至衰竭而出现的临床综合征。据统计，每1万人口中，每年约有1人发生肾衰。

随着病情的进展，根据肾小球滤过功能降低的程度，将慢性肾衰竭分为四期：①肾储备能力下降期，肾小球滤过率（GFR）减至正常的约50%～80%，血肌酐正常，患者无症状。②氮质血症期，是肾衰早期，GFR降至正常的25%～50%，出现氮质血症，血肌酐已升高，但小于450μmol/L，无明显症状。③肾衰竭期，GFR降至正常的10%～25%，血肌酐显著升高（约为450～707μmol/L），患者贫血较明显，夜尿增多及水电解质失调，并可有轻度胃肠道、心血管和中枢神经系统症状。④尿毒症期，是肾衰的晚期，GFR减至正常的10%以下，血肌酐大于707μmol/L，临床出现显著的各系统症状和血生化异常。

一、病因及发病机制

任何能破坏肾的正常结构和功能的泌尿系统疾病，均可导致肾衰。国外最常见的病因依次为糖尿病肾病、高血压肾病、肾小球肾炎、多囊肾等；在我国则为原发性慢性肾小球肾炎、糖尿病肾病、高血压肾病、多囊肾、梗阻性肾病等。有些由于起病隐匿、到肾衰晚期才就诊的患者，往往因双侧肾已固缩而不能确定病因。

肾功能恶化的机制尚未完全明了。目前多数学者认为，当肾单位破坏至一定数量，"健存"肾单位代偿性地增加排泄负荷，因此发生肾小球内"三高"，即肾小球毛细血管的高灌注、高压力和高滤过，而肾小球内"三高"会引起肾小球硬化、肾小球通透性增加，使肾功能进一步恶化。此外，血管紧张素Ⅱ、蛋白尿、遗传因素都在肾衰的恶化中起着重要的作用。尿毒症各种症状的发生与水电解质酸碱平衡失调、尿毒症毒素、肾的内分泌功能障碍等有关。

二、临床表现

肾衰早期仅表现为基础疾病的症状，到残余肾单位不能调节适应机体的最低要求时，尿毒症使各器官功能失调的症状才表现出来。

1. 水、电解质和酸碱平衡失调　可表现为钠、水平衡失调，如高钠或低钠血症、水肿或脱水；钾平衡失调，如高钾或低钾血症；代谢性酸中毒；低钙血症、高磷血症；高镁血症等。

2. 各系统表现

(1) 心血管和肺症状：心血管病变是肾衰最常见的死因，可有以下几个方面。

①高血压和左心室肥大：大部分患者存在不同程度的高血压，个别可为恶性高血压。高血压主要是由于水钠潴留引起的，也与肾素活性增高有关，使用重组人红细胞生成素（rHuEPO）、环孢素等药物也会发生高血压。高血压可引起动脉硬化、左心室肥大、心力衰竭，并可加重肾损害。

②心力衰竭：是常见死亡原因之一。其原因大多与水钠潴留及高血压有关，部分患者亦与尿毒症性心肌病有关。尿毒症心肌病的病因可能与代谢废物的潴留和贫血等有关。

③心包炎：主要见于透析不充分者（透析相关性心包炎），临床表现与一般心包炎相同，但心包积液多为血性，可能与毛细血管破裂有关。严重者有心包填塞征。

④动脉粥样硬化：本病患者常有高甘油三酯血症及轻度胆固醇升高，动脉粥样硬化发展迅速，是主要的死亡原因之一。

⑤肺症状：体液过多可引起肺水肿，尿毒症毒素可引起"尿毒症肺炎"。后者表现为肺充血，肺部X线检查出现"蝴蝶翼"征。

(2) 血液系统表现

①贫血：尿毒症患者常有贫血，为正常色素性正细胞性贫血，主要原因如下。a. 肾脏产生红细胞生成激素（EPO）减少。b. 铁摄入不足；叶酸、蛋白质缺乏。c. 血透时失血及经常性的抽血检查。d. 肾衰时红细胞生存时间缩短。e. 有抑制血细胞生成的物质等因素。

②出血倾向：常表现为皮下出血、鼻出血、月经过多等。出血倾向与外周血小板破坏增多、出血时间延长、血小板聚集和黏附能力下降等有关。

③白细胞异常：中性粒细胞趋化、吞噬和杀菌的能力减弱，因而容易发生感染。部分患者白细胞减少。

(3) 神经、肌肉系统表现：早期常有疲乏、失眠、注意力不集中等精神症状，后期可出现性格改变、抑郁、记忆力下降、谵妄、幻觉、昏迷等。晚期患者常有周围神经病变，患者可出现肢体麻木、深反射迟钝或消失、肌无力等。但最常见的是肢端袜套样分布的感觉丧失。

(4) 胃肠道表现：食欲不振是常见的早期表现。另外，患者可出现口腔有尿味、恶心、呕吐、腹胀、腹泻、舌和口腔黏膜溃疡等。上消化道出血在本病患者中也很常见，主要与胃黏膜糜烂和消化性溃疡有关，尤以前者常见。慢性肾衰竭患者的消化性溃疡发生率较正常人为高。

(5) 皮肤症状：常见皮肤瘙痒。患者面色较深而萎黄，轻度浮肿，称尿毒症面容，与贫血、尿素霜的沉积等有关。

(6) 肾性骨营养不良症：简称肾性骨病，是尿毒症时骨骼改变的总称。依常见顺序排列包括纤维囊性骨炎、肾性骨软化症、骨质疏松症和肾性骨硬化症。骨病有症状者少见。早期诊断主要靠骨活组织检查。肾性骨病的发生与继发性甲状旁腺功能亢进、骨化三醇缺乏、营养不良、代谢性酸中毒等有关。

(7) 内分泌失调：肾衰时内分泌功能出现紊乱。患者常有性功能障碍，小儿性成熟延迟，女性性欲差，晚期可闭经、不孕，男性性欲缺乏和阳痿。

(8) 易于并发感染：尿毒症患者易并发严重感染，与机体免疫功能低下、白细胞功能异常等有关。以肺部和尿路感染常见，透析患者易发生动静脉瘘或腹膜入口感染、肝炎病毒感染等。

(9) 其他：可有体温过低、碳水化合物代谢异常、高尿酸血症、脂代谢异常等。

三、辅助检查

1. 血液检查 血常规可见红细胞数目下降，血红蛋白含量降低，白细胞可升高或降低；肾功能检查结果为内生肌酐清除率降低，血肌酐增高；血清电解质增高或降低；血气分析有代谢性酸中毒等。

2. 尿液检查 尿比重低，为 1.010。尿沉渣中有红细胞、白细胞、颗粒管型、蜡样管型等。

3. B 超或 X 线平片 显示双肾缩小。

四、诊断要点

根据慢性肾衰竭的临床表现，内生肌酐清除率下降，血肌酐、血尿素氮升高，B 超等示双肾缩小，即可做出诊断。之后应进一步查明原发病。

五、治疗要点

1. 治疗原发疾病和纠正加重肾衰竭的因素 如治疗狼疮性肾炎可使肾功能有所改善，纠正水钠缺失、控制感染、解除尿路梗阻、控制心力衰竭、停止使用肾毒性药物等可使肾功能有不同程度的恢复。

2. 延缓慢性肾衰竭的发展 应在肾衰的早期进行。

(1) 饮食治疗：饮食治疗可以延缓肾单位的破坏速度，缓解尿毒症的症状，因此，慢性肾衰竭的饮食治疗非常关键。要注意严格按照饮食治疗方案，保证蛋白质、热量、钠、钾、磷及水的合理摄入。

(2) 必需氨基酸的应用：对于出于各种原因不能透析、摄入蛋白质太少的尿毒症患者，为了使其维持良好的营养状态，必须加用必需氨基酸（EAA）或必需氨基酸与 α-酮酸混合制剂。α-酮酸可与氨结合成相应的 EAA，EAA 在合成蛋白过程中，可利用一部分尿素，故可减少血中的尿素氮水平，改善尿毒症症状。EAA 的适应证为肾衰晚期患者。

（3）控制全身性和（或）肾小球内高压力：肾小球内高压力会促使肾小球硬化，全身性高血压不仅会促使肾小球硬化，且能增加心血管并发症的发生，故必须控制。首选血管紧张素Ⅱ抑制药。

（4）其他：积极治疗高脂血症、有痛风的高尿酸血症。

3. 并发症的治疗

（1）水、电解质和酸碱平衡失调

①钠、水平衡失调：对单纯水肿者，除限制盐和水的摄入外，可使用呋塞米利尿处理；对水肿伴稀释性低钠血症者，需严格限制水的摄入；透析者加强超滤并限制钠水摄入。

②高钾血症：如血钾中度升高，主要治疗引起高钾的原因，并限制钾的摄入。如血钾>6.5mmol/L，心电图有高钾表现，则应紧急处理。

③钙、磷失调和肾性骨病：为防止继发性甲旁亢和肾性骨病，肾衰早期应积极限磷饮食，并使用肠道磷结合物，如口服碳酸钙 2g，每日 3 次。活性维生素 D_3（骨化三醇）主要用于长期透析的肾性骨病患者，使用过程中要注意监测血钙、磷浓度，防止异位钙化的发生。对与铝中毒有关的肾性骨病，主要是避免铝的摄入，并可通过血液透析降低血铝水平。目前对透析相关性淀粉样变骨病还没有好的治疗方案。

④代谢性酸中毒：一般口服碳酸氢钠，严重者静脉补碱。透析疗法能纠正各种水、电解质、酸碱平衡失调。

（2）心血管和肺

①高血压：通过减少水和钠盐的摄入，以及对尿量较多者选用利尿剂清除水、钠潴留，多数患者的血压可恢复正常。对透析者可用透析超滤脱水降压。其他的降压方法与一般高血压相同，首选血管紧张素转化酶抑制剂（ACEI）。

②心力衰竭：除应特别强调清除水、钠潴留外，其他与一般心力衰竭治疗相同，但疗效较差。

③心包炎：积极透析可望改善，当出现心包填塞时，应紧急心包穿刺或心包切开引流。

④尿毒症肺炎：透析可迅速获得疗效。

（3）血液系统：透析、补充叶酸和铁剂均能改善肾衰贫血。而使用 rHuEPO 皮下注射疗效更为显著，同时注意补充造血原料，如铁、叶酸等。

（4）感染：治疗与一般感染相同，但要注意在疗效相近时，尽量选择对肾毒性小的药物。

（5）其他：充分透析、肾移植、使用骨化三醇和 EPO 可改善肾衰患者神经、精神和肌肉系统症状；外用乳化油剂、口服抗组胺药及强化透析对部分患者的皮肤瘙痒有效。

4. 替代治疗　透析（血液透析、腹膜透析）和肾移植是替代肾功能的治疗方法。尿毒症患者经药物治疗无效时，便应透析治疗。血液透析和腹膜透析的疗效相近，各有优缺点，应综合考虑患者的情况来选用。透析一个时期后，可考虑是否做肾移植。

六、护理评估

询问本病的有关病史，如有无各种原发性肾脏病史；有无其他导致继发性肾脏病的疾病史；有无导致肾功能进一步恶化的诱因。评估患者的临床症状，如有无出现厌食、恶心、呕吐、口臭等消化道症状；有无头晕、胸闷、气促等缺血的表现；有无出现皮肤瘙痒，以及鼻、牙龈、皮下等部位出血等症状；有无兴奋、淡漠、嗜睡等精神症状。评估患者的体征，如生命体征、精神意识状态有无异常；有无出现贫血面容、尿毒症面容；皮肤有无出血点、瘀斑、尿素霜的沉积等；皮肤水肿的部位、程度、特点，有无出现胸腔、心包积液，腹水征；有无心力衰竭、心包填塞征的征象；肾区有无叩击痛；神经反射有无异常等。判断患者的辅助检查结果，如有无血红蛋白含量降低；血尿素氮及血肌酐升高的程度；肾小管功能有无异常；血电解质和二氧化碳结合力的变化；肾影像学检查的结果。此外，应注意评估患者及其家属的心理变化及社会支持情况，如有无抑郁、恐惧、绝望等负性情绪；家庭、单位、社区的支持度如何等。

七、护理诊断/合作性问题

1. 营养失调：低于机体需要量　与长期限制蛋白质摄入、消化功能紊乱、水电解质紊乱、贫血等因素有关。

2. 体液过多　与肾小球滤过功能降低导致水钠潴留、多饮水或补液不当等因素有关。

3. 活动无耐力　与心脏病变，贫血，水、电解质和酸碱平衡紊乱有关。

4. 有感染的危险　与白细胞功能降低、透析等有关。

5. 绝望　与病情危重及预后差有关。

八、护理目标

1. 患者能保持足够营养物质的摄入，身体营养状况有所改善。

2. 能遵守饮食计划，水肿减轻或消退。

3. 自诉活动耐力增强。

4. 住院期间不发生感染。

5. 能按照诊疗计划配合治疗和护理，对治疗有信心。

九、护理措施

1. 一般护理

（1）休息与活动：慢性肾衰竭患者以休息为主，尽量减少对患者的干扰，并协助其做好日常的生活护理，如对视力模糊的患者，将物品放在固定易取的地方，对因尿素霜沉积而皮肤瘙痒的患者，每日用温水擦澡。但对病情程度不同的患者还应有所区别，如症状不明显、病情稳定者，可在护理人员或亲属的陪伴下活动，活动以不出现疲劳、胸痛、呼吸困难、头晕为度；对症状明显、病情加重者，应绝对卧床休息，且应保证患者的安全与舒适，如对意识不清者，加床护栏，防止患者跌落；对长期卧床者，定时为患者翻身和做被动肢体活动，防止压疮或肌肉萎缩。

（2）饮食护理

①蛋白质：在高热量的前提下，应根据患者的 GFR 来调整蛋白质的摄入量。当 GFR<50mL/min 时，就应开始限制蛋白质的摄入，其中 50%～60% 以上的蛋白质必须是富含必需氨基酸的蛋白（即高生物价优质蛋白），如鸡蛋、鱼、牛奶、瘦肉等。当 GFR<5mL/min 时，每日摄入蛋白约为 20g（0.3g/kg），此时患者需应用 EAA 疗法；当 GFR 在 5～10mL/min 时，每日摄入的蛋白约为 25g（0.4g/kg）；GFR 在 10～20mL/min 者约为 35g（0.6g/kg）；GFR>20mL/min 者，可加 5g。尽量少摄入植物蛋白，如花生、豆类及其制品，因其含非必需氨基酸多。米、面中所含的植物蛋白也要设法去除，如可部分采用麦淀粉作为主食。

静脉输入必需氨基酸应注意输液速度。输液过程中若有恶心、呕吐应给予止吐剂，同时减慢输液速度。切勿在氨基酸内加入其他药物，以免引起不良反应。

②热量与糖类：患者每日应摄取足够的热量，以防止体内蛋白质过度分解。每日供应热量至少 125.6kJ/kg（30kcal/kg），主要由碳水化合物和脂肪供给。低蛋白摄入会引起患者的饥饿感，这时可食芋头、马铃薯、苹果、马蹄粉等补充糖类。

③盐分与水分：肾衰早期，患者无法排出浓缩的尿液，需要比正常人摄入或排出更多的水分和盐分，才能处理尿中溶质。又因肾小管对钠的重吸收能力减退，而每日从尿中流失的钠增加，所以应增加水分和盐分的摄入。到肾衰末期，由于肾小球的滤过率降低，尿量减少，钠由尿的丢失已不明显，应注意限制水分和盐分的摄入。

④其他：低蛋白饮食时，钙、铁及维生素 B_{12} 含量不足，应注意补充；避免摄取含钾量高的食物，如白菜、萝卜、梨、桃、葡萄、西瓜等；低磷饮食，不超过 600mg/d；还应注意供给富含维生素 C、B 族维生素的食物。

2. 病情观察　认真观察身体症状和体征的变化；严密监测意识状态、生命体征；每日定时测量体重，准确记录出入水量。注意观察有无液体量过多的症状和体征，如短期内体重迅速增加、血压升高、意识改变、心率加快、肺底湿啰音、颈静脉怒张等；结合肾功能、血清电解质、血气分析结果，观察有无高血压脑病、心力衰竭、尿毒症性肺炎及电解质代谢紊乱和酸碱平衡失调等并发症的表现。观察有无感染的征象，如体温升高、寒战、疲乏无力、咳嗽、咳脓性痰，肺部湿啰音，尿路刺激征，白细胞增高等。

3. 预防感染　要注意慢性肾衰竭患者皮肤和口腔护理的特殊性。慢性肾衰竭患者由于尿素的刺激，常感皮肤瘙痒，注意勿用力搔抓，可每日用温水清洗后涂抹止痒剂。此外，慢性肾衰竭患者口腔容易发生溃疡、出血及口唇干裂，应加强口腔护理，保持口腔湿润，可增进食欲。

4. 用药护理　用红细胞生成激素纠正患者的贫血时，注意观察用药后副反应，如头痛、高血压、癫痫发作等，定期查血红蛋白和血细胞比容等。使用骨化三醇治疗肾性骨病时，要随时监测血钙、磷的浓度，防止内脏、皮下、关节血管钙化和肾功能恶化。用降压、强心、降脂等其他药物时，注意观察其副反应。

5. 心理护理　慢性肾衰患者的预后不佳，加上身体形象改变以及性方面的问题，常会有退缩、消极、自杀等行为。护理人员应以热情、关切的态度去接近他，使其感受到真诚与温暖，并应鼓励家属理解并接受患者的改变，安排有意义的知觉刺激环境或鼓励其参加社交活动，使患者意识到自身的价值，积极接受疾病的挑战。对于患者的病情和治疗，应使患者和家属都有所了解，因为在漫长的治疗过程中，需要家人的支持、鼓励和细心的照顾。

十、护理评价

1. 患者的贫血状况有无好转，血红蛋白、人血白蛋白在正常范围。
2. 机体的水肿程度是否减轻或消退。
3. 自诉活动耐力是否增强。
4. 体温是否正常，有无发生感染。
5. 患者是否情绪稳定，生活规律，定时服药或透析。

十一、健康指导

1. 生活指导　注意劳逸结合，避免劳累和重体力活动。严格遵从饮食治疗的原则，注意水钠限制和蛋白质的合理摄入。

2. 预防指导　注意个人卫生，保持口腔、皮肤及会阴部的清洁。皮肤痒时避免用力搔抓。注意保暖，避免受凉。尽量避免妊娠。

3. 病情观察指导　准确记录每日的尿量、血压、体重。定期复查肾功能、血清电解质等。

4. 用药指导　严格遵医嘱用药，避免使用肾毒性较大的药物，如氨基糖苷类抗生素等。

5. 透析指导　慢性肾衰竭患者应注意保护和有计划地使用血管，尽量保留前臂、肘等部位的大静脉，以备用于血透治疗。已行透析治疗的患者，血液透析者应注意保护好动-静脉瘘管，腹膜透析者保护好腹膜透析管道。

6. 心理指导　注重心理调节，保持良好的心态，培养积极的应对能力。

（吴凤霞）

第八节 糖尿病肾病

糖尿病肾病（DN）是糖尿病患者最主要的微血管病变之一。糖尿病肾病是一严重的糖尿病慢性并发症。糖尿病肾病是我国继发性肾小球疾病中一个非常多见的疾病，也是导致终末期肾衰竭的一个重要原因。通常所说的糖尿病肾病是指糖尿病性肾小球硬化症，是一种以血管损害为主的肾小球病变。已证明胰岛素依赖型或非胰岛素依赖型糖尿病患者中20%~30%的患者会发生肾病，终末期糖尿病肾病已占肾透析治疗的50%以上。

一、常见病因

糖尿病肾病发病原因十分复杂，包括众多参与因素。总的来说它起始于糖代谢障碍所致的血糖过高，在一定的遗传背景以及一些相关的获得危险性因子参与下，通过启动了许多细胞因子的网络，最终造成全身一些重要器官的损害，其中肾脏损害即为糖尿病肾病。糖尿病肾病病因包括以下几种。

1. 遗传因素　遗传因素与糖尿病肾病发生有十分密切的关系，在男女两性中，不论胰岛素依赖型或非胰岛素依赖型糖尿病，男性发生糖尿病肾病的比例一般较女性为高。

2. 肾脏血流动力学异常　在1型糖尿病肾病中约1/2病例肾小球滤过率（GFR）上升25%~50%。在2型糖尿病肾病中，GRF过高不仅表现为基础值较常人增高，还表现为增加蛋白质摄入后，上升的程度更为显著，除GFR过高以外，肾血流量在本病中也显著升高。

3. 血糖过高引致代谢改变为影响糖尿病肾病发生的关键　不少临床实验证明，糖尿病肾病的发生与血糖控制情况有关。血糖导致主要通过肾脏血流动力学改变以及代谢异常引致肾脏损害，其中代谢异常导致损害的机制主要有肾组织糖代谢紊乱。

4. 高血压　几乎任何糖尿病肾病均伴有高血压，在1型糖尿病肾病中高血压与蛋白尿平行发生，而在2型糖尿病肾病中则常在糖尿病肾病发生前即出现。

5. 血管活性物质代谢异常　①血管紧张素系统激活。②内皮系统代谢异常。③前列腺素族代谢异常。④生长因子代谢异常。

二、临床表现

1. 水肿　早期糖尿病肾病患者一般没有水肿，少数患者在血浆蛋白降低前，可有轻度水肿，当24小时尿蛋白超过3g时，水肿就会出现。明显的全身水肿，仅见于糖尿病性肾病迅速发展者。

2. 贫血　有明显氮质血症的糖尿病患者，可有轻度至中度的贫血，用铁剂治疗无效。贫血为红细胞生成障碍所致，可能与长期限制蛋白质饮食、氮质血症有关。

3. 蛋白尿　开始由于肾小球滤过压增高和滤过膜上电荷改变，尿中仅有微量白蛋白出现，为选择性蛋白尿，没有球蛋白增加，这种状态可持续多年。随着肾小球基底膜滤孔的增大，大分子物质可以通过而出现非选择性临床蛋白尿，随病变的进一步发展，尿蛋白逐渐变为持续性重度蛋白尿，如果尿蛋白每日超过 3g，是预后不良的征象。糖尿病性肾病患者蛋白尿的严重程度多呈进行性发展，直至出现肾病综合征。

4. 高血压　高血压在糖尿病性肾病患者中常见。严重的肾病多合并高血压，而高血压能加速糖尿病肾病的进展和恶化。故有效地控制高血压是十分重要的。

5. 其他症状

（1）网膜病变：如眼底出血、血管硬化等。

（2）神经病变：如累及自主神经时，膀胱反射功能减退导致排尿困难、尿潴留等。

（3）血管病变：如心力衰竭或心肌梗死。

三、辅助检查

1. 尿微量清蛋白测定　正常人尿清蛋白（UAE）每分钟<20μg，而微量白蛋白（每分钟 20～200μg）为早期糖尿病肾病的特征，若 6 个月内连现两次尿 UAE 每分钟>20μg 但<200μg 并能排除其他可能引起 UAE 增加的原因，如糖尿病酮症酸中毒、泌尿系感染、运动、原发性高血压、心力衰竭等，即可诊断为糖尿病肾病。

2. 尿 NAG 酶、THP（Tamm-Horsefall 蛋白）、[β_2-微球蛋白（β_2-MG）]测定　在正常白蛋白尿时其尿 NAG 酶已明显增高，微量白蛋白尿时尿 β_2-MG 升高，尿 THP 明显下降，均可视为糖尿病肾病的早期诊断标准。

3. 肾功能检测　用 ^{99m}Tc-DTPA 测定肾小球滤过率及肾血流量，以反映糖尿病肾病早期肾小球高滤过状态。

4. 肾脏 B 超和腹部 X 线片　肾脏体积增大，为早期糖尿病肾损害的标志。

5. 肾活检　可提供特异性的诊断依据，对糖尿病微量白蛋白尿者，进行肾活检有助确诊早期糖尿病肾病。

四、治疗原则

1. 内科治疗

（1）糖尿病的治疗：①饮食治疗，目前主张在糖尿病肾病的早期即应限制蛋白质的摄入（每日 0.8g/kg）。对已有水肿和肾功能不全的患者，在饮食上除限制钠的摄入外，对蛋白质摄入宜采取少而精的原则（每日 0.6g/kg），必要时可适量输氨基酸和血浆。在胰岛素保证下可适当增加糖类的摄入以保证足够的热量。脂肪宜选用植物油。②药物治疗，口服降糖药。对于单纯饮食和口服降糖药控制不好并已有肾功能不全的患者应尽早使用胰岛素。应用胰岛素时需监测血糖及时调整剂量。

（2）抗高血压治疗：高血压可加速糖尿病肾病的进展和恶化，要求控制糖尿病患者的血压水平比非糖尿病高血压患者低。舒张压<75mmHg，还应限制钠的摄入，戒烟、限制饮酒，减轻体重和适当运动。降压药多主张首先选用血管紧张素转化酶抑制药，常与钙离子拮抗药合用，也可选用 $α_1$ 受体拮抗药如哌唑嗪。根据病情可适当加用利尿药。

2. 血液净化治疗　终末期糖尿病肾病患者只能接受透析治疗，主要有两种方式：长期血透和不卧床持续腹膜透析。近来绝大多数终末期糖尿病肾病患者采取腹膜透析，因为它不增加心脏负荷及应激，能较好控制细胞外液容量和高血压。还可腹腔注射胰岛素，操作方便费用节省，但某些患者因长期腹透吸收大量葡萄糖而致肥胖和高血脂。关于透析时机的选择宜稍早于非糖尿病患者。

3. 肾或肾、胰联合移植　只有极少的患者能得到这种治疗。因此对糖尿病肾病最根本的措施还是尽可能地控制糖尿病以防止糖尿病肾病的发生和发展。

4. 活血化瘀应对糖尿病肾病　糖尿病肾病最主要的病理改变是肾小球硬化和基底膜的损伤。活血化瘀是药物活性物质选择性地靶向定位于各级动脉血管与其紧密融合，促使肾动脉扩张，增加肾脏的有效血液灌注，增加对受损肾小球的供氧，从而改善微循环，促进新陈代谢，从而有效缓解和恢复肾小球的硬化状态。

5. 针灸治疗　针灸治疗糖尿病，早在两千多年前的《史记·扁鹊仓公列传》中就有病案记载。针刺治疗糖尿病，强调辨证取穴和对症配穴相结合，治疗一般采用多种治疗方法相配合的综合治疗，其疗效比较可靠。但是，针刺的操作技术不是一般患者都能够正确掌握的，因此，针刺治疗不宜作为患者自我保健技术。应在医院由医师操作进行。

五、护理

1. 护理评估

（1）高血压：90％以上的患者有高血压。

（2）蛋白尿：常为本病早期最主要的临床表现。由早期的微量蛋白尿、间歇性蛋白尿发展到后期持续性蛋白尿，直至出现肾脏器质性改变。

（3）肾功能改变：糖尿病后期50％～70％的患者有肾功能损害。持续性大量蛋白尿患者，其肾功能呈进行性恶化，约25％糖尿病后期患者发生终末期尿毒症。

（4）网膜病变：如眼底出血、血管硬化等。

（5）神经病变：如累及自主神经时，膀胱反射功能减退导致排尿困难、尿潴留等。

（6）血管病变：如心力衰竭或心肌梗死。

（7）水肿：早期糖尿病肾病患者一般没有水肿，少数患者在血浆蛋白降低前，可有轻度水肿，当24小时尿蛋白超过3g时，水肿就会出现。明显的全身水肿，仅见于糖尿病性肾病迅速发展者。

（8）贫血：有明显氮质血症的糖尿病患者，可有轻度至中度的贫血，用铁剂治疗无效。贫血为红细胞生成障碍所致，可能与长期限制蛋白饮食、氮质血症有关。

2. 护理要点及措施

（1）一般护理

①提供安静并且没有感染的休养环境。

②向患者及其家属讲解糖尿病的危害，通过控制血糖减轻糖尿病肾病的病理改变。

③病情轻的患者注意劳逸结合，无高血压、水肿不明显、无肾功能损害、蛋白不多的患者可适当参加体育锻炼以增强体质，预防感染；对水肿明显、血压较高患者或肾功能不全的患者，强调卧床休息，按病情给予相应的护理级别。

④监测体重，每日2次，每次在固定时间穿着相同衣服测量。

⑤记录24小时出入量，限制水的摄入，水的摄入量应控制在前1日尿量加500mL。

⑥观察尿量、颜色、性状变化：有明显异常及时报告医师，每周至少化验尿常规和尿比重1次。

⑦注意观察患者的血压、水肿、尿量、尿检结果及肾功能变化，如有少尿、水肿、高血压，应及时报告主管医师给予相应的处理。

⑧注意观察患者神志、呼吸、血压心率的变化：注意高血压脑病、心功能不全的先兆症状。

⑨密切观察患者的生化指标：观察有无贫血、电解质紊乱、酸碱失衡、尿素氮升高、血糖变化等情况。如发现异常及时报告医师处理。

⑩指导使用胰岛素的患者根据血糖、尿糖计算胰岛素的剂量。

⑪密切观察患者的病情变化，监测患者尿糖、蛋白尿、肾功能尿酮体、血钾的变化，观察患者呼吸的频率和深度，有无库斯曼呼吸，有无烂苹果气味，有无恶心呕吐，"三多一少"症状是否加重等异常情况，如有异常应立即通知医生遵医嘱给予处理。

（2）皮肤护理

①糖尿病肾病患者皮肤内含糖量增加，适宜细菌繁殖，血糖增高，血液中嗜中性粒细胞移动缓慢，杀菌能力降低，加上机体形成抗体的能力下降，故常并发皮肤化脓性感染、真菌感染，应加强皮肤护理，保持皮肤清洁，勤换衣服，皮肤干燥者涂油保护，并及时治疗毛囊炎。

②糖尿病肾病患者常伴有血管病变，可引起肢体缺血或血管栓塞，在感染和外伤的基础上极易发生组织坏死，容易合并有足部坏死。

③创面处理，切除坏死组织，彻底清创，每日换药1次，换药时用生理盐水和3%过氧化氢溶液冲洗。

④每晚用温水（40℃）泡脚20分钟，泡后用软毛巾轻轻擦干，防止任何微小的损伤，忌用热水袋，以免烫伤。

⑤趾甲不宜过短，以免损伤甲沟引起感染。

⑥经常观察足背动脉搏动、皮肤色泽及弹性,及时发现缺血现象。

⑦避免各种外伤,如摔伤、挤压伤,鞋的松紧要适宜,鞋口不要太紧。

⑧做好皮肤清洁护理,特别是会阴部水肿的患者,尽量用软垫支撑起受摩擦部位,减少活动防止摩擦。

(3) 水肿护理

①糖尿病肾病患者因长期低蛋白,常发生水肿,加上小血管病变引起组织营养不良,易导致皮肤破损甚至压疮。

②卧床休息时应避免局部长时间受压,每2小时协助翻身1次,协助翻身时应避免拖、拉、拽等动作,特别是需用便盆的患者,动作要轻柔,以免擦伤皮肤。

③由于体内蛋白的丢失、长期水肿和循环障碍,皮肤抵抗力和愈合力降低、弹性渐丧失,容易受损伤,应经常擦洗和翻身,并保持被褥干燥平整,每日用50℃的温水擦背及骨突处,以免发生压疮。

④定时观察并按摩容易发生压疮的部位。

⑤适当抬高肢体,加快静脉回流以减轻水肿。

⑥对水肿轻者限制活动,重者卧床休息,并抬高下肢。

⑦对已发生压疮者,按常规治疗。

(4) 饮食护理

①教会患者及其家属根据标准体重、热量标准来计算饮食中的蛋白质、脂肪和糖类的含量,并教会患者如何分配三餐食物及合理安排膳食结构。对肾功能不全的患者可控制植物蛋白的摄入,以减轻肾脏负担。

②根据患者的具体情况,与营养师一起根据患者的体重、病情计算出每日所需要热量及糖类、蛋白质、脂肪的比例,并按照要求提供食物,鼓励患者按时定量进餐。

③提供优质高蛋白饮食,如牛奶、鸡蛋、鱼类,肾功能不全时要控制植物蛋白的摄入。

④在平时膳食时要保证膳食中糖类的摄入,又要控制糖类的摄入,控制血糖,通过提供足够的热量以减少自体蛋白质的分解。

⑤限制钠的摄入,每日膳食中钠应低于3g,少尿时应控制钾的摄入,保证全面营养。

(5) 心理护理

①安慰患者,鼓励患者讲出心中的感受,以消除紧张情绪,保持思想乐观,情绪稳定。

②主动向患者介绍环境及同病室的病友,消除患者的陌生和紧张感。

③耐心向患者解释病情,使患者认识到糖尿病目前不能根本治愈,如果控制不佳可以导致糖尿病肾病,糖尿病肾病应严格按糖尿病饮食进行治疗,还要注意肾功能的变化,大多数糖尿病肾病可以通过治疗得到控制。

④向患者解释使用胰岛素的好处,通过使用胰岛素可以降低血糖,有利于肾病的恢复。

⑤增加患者的探视次数，必要时留家人陪伴，通过良好的思想沟通，减轻患者的思想压力，有利于病愈。

3. 健康教育

（1）患者出院后随身带有卡片，姓名、年龄、住址、诊断证明，目前所用药物和剂量，携带急救盒，以便在低血糖抢救时参考。

（2）避免过劳、外伤、精神创伤，保持情绪稳定，按时服药，避免受凉感冒及各种感染。在呼吸道感染疾病流行期，尽量少到公共场所。

（3）督促、检查、协助患者及家属完成糖尿病的自我监测，按要求完成尿糖、血糖测定，以便为调整用药提供依据。

（4）督促患者按医嘱服药，并注意观察治疗效果，要严格控制血糖和尿糖，一般来说，空腹血糖应控制在 5.6～7.8mmol/L，合并高血压者应把血压控制在 125～131/79～86mmHg（16.7～17.5/10.5～11.5kPa）。

（5）指导饮食：低蛋白饮食可减少肾小球的滤过率，还可使尿蛋白排出量减少，故目前多主张低蛋白饮食。一期患者蛋白摄入量控制在每日每千克体重 1g，二期患者以每日每千克体重 0.6～0.8g 为宜，并以动物蛋白为主。

（6）利尿药的应用：对有水肿的患者可按医嘱使用利尿药，同时适当限制水和钠的摄入，以减轻肾脏负担。

（7）防止泌尿道感染：泌尿道感染会使糖尿病加重，最后导致肾衰竭，所以，积极预防和治疗泌尿道感染非常重要。要搞好个人卫生，尤其是女性要注意会阴部清洁卫生。对有感染者应查明感染细菌或做药敏试验，选择适当抗生素治疗。

（8）定期做尿微量白蛋白监测，尿常规、肾功能检查，以便及时掌握病情变化。

（9）注意保护肾脏，避免使用对肾脏有损害的药物及造影剂。

（10）尽量避免泌尿道各种器械检查及导尿，以免诱发感染。

（陈丹丹）

第九节 IgA 肾病

IgA 肾病是肾小球系膜区以 IgA 为主的免疫复合物沉积，以肾小球系膜增生为基本组织学改变，是一种常见的原发性肾小球疾病。其临床表现多种多样，主要表现为血尿，可伴有不同程度的蛋白尿、高血压和肾脏功能受损，是导致终末期肾脏病的常见的原发性肾小球疾病之一。

一、常见病因

IgA 肾病的病因不明，目前尚未发现与 IgA 抗体反应的稳定抗原。IgA 肾病通常呈散发性，一般不认为是一种家族性疾病，但有些家族性聚集的报道，提示免疫遗传因素可能在 IgA 肾病的发病中起到一定的作用。近年，对 IgA 肾病发病机制的研究有了不少新的进展，主要归纳为两点：①黏膜免疫缺陷。②IgA 分子异常。

二、临床表现

1. 起病前，多有感染　常为上呼吸道感染（24～27 小时，偶可更短）。

2. 发作性肉眼血尿　肉眼血尿持续数小时至数日不等。肉眼血尿有反复发生的特点，发作间隔随年龄增长而延长。肉眼血尿常继发于咽炎与扁桃体炎后，亦可以在受凉、过度劳累、预防接种、肺炎、胃肠炎等影响下出现。

3. 无症状镜下血尿伴或不伴蛋白尿　30%～40% 的 IgA 肾病患者表现为无症状性尿检异常，多为体检时发现。

4. 蛋白尿　多数患者表现为轻度蛋白尿，10%～24% 的患者出现大量蛋白尿，甚至肾病综合征。

5. 高血压　成年 IgA 肾病患者高血压的发生率为 9.1%，儿童 IgA 肾病患者中仅占 5%。IgA 肾病患者可发生恶性高血压，多见于青壮年男性。

三、辅助检查

1. 尿常规检查　持续镜下血尿和蛋白尿。

2. 肾功能检查　肌酐清除率降低，血尿素氮和肌酐逐渐升高，血尿酸常增高。

3. 免疫学检查　血清中 IgA 水平增高。有些患者血清存在抗肾小球基底膜、抗系膜细胞、抗内皮细胞的抗体和 IgA 类风湿因子。IgG、IgM 与正常对照相比无明显变化，血清 C_3、CH_{50} 正常或轻度升高。

四、治疗原则

1. 一般治疗

（1）注意保暖，感冒要及时治疗。

（2）避免剧烈运动。

（3）控制感染：感染刺激可诱发 IgA 肾病。因此，积极治疗和去除口咽部（咽炎、扁桃体炎）、上颌窦感染灶，对减少肉眼血尿反复发作有益。

（4）控制高血压：控制高血压是 IgA 肾病长期治疗的基础，目标血压控制在 17.29/10.64kPa 以下；若蛋白尿>1g/24 小时，目标血压控制在 16.63/9.98kPa 以下；血管紧张素转化酶抑制药（ACEI）或血管紧张素 I 型受体拮抗药（ARB）为首选降压药物。降压药应用同时，适当限制钠盐摄入，可改善和增强抗高血压药物的作用。

（5）饮食疗法：避免过度钠摄入及过量蛋白质摄入，保证足够热量供应。

2. 调整异常的免疫反应

（1）糖皮质激素：包括泼尼松和甲泼尼龙等。糖皮质激素和免疫抑制药在IgA肾病治疗中的应用。激素和免疫抑制药对肾脏有明显的保护作用。

（2）免疫抑制药：包括环磷酰胺和环孢素A等。激素联合细胞毒药物在IgA肾病治疗中的应用。可明显延缓IgA肾病肾功能的进展和降低尿蛋白、改善病理损伤。

3. 清除循环免疫复合物
血浆置换能迅速清除IgA免疫复合物，主要用于急进性IgA肾病患者。

4. 减轻肾小球病理损害，延缓其进展

（1）抗凝、抗血小板聚集及促纤溶药物：IgA肾病患者除系膜区有IgA沉积外，常并发有C_3、IgM、IgG沉积，部分还伴有纤维蛋白原沉积，故大多数主张用抗凝、抗血小板聚集及促纤溶药物治疗，如肝素、尿激酶、华法林、双嘧达莫等。

（2）血管紧张素转化酶抑制药（ACEI）：该类药物的作用主要是扩张肾小球出球小动脉，降低肾小球内高灌注及基底膜的通透性，抑制系膜增生，对于减少IgA肾病患者尿蛋白，降血压，保护肾功能有较肯定的疗效。ACEI/ARB在IgA肾病治疗中的应用。可明显减少患者蛋白尿的排出或改善和延缓肾功能进展。

（3）鱼油：鱼油含有丰富的多聚不饱和脂肪酸，可减轻肾小球损伤和肾小球硬化。

五、护理

1. 护理评估

（1）水肿：患者眼睑及双下肢水肿。

（2）血尿：肉眼血尿或镜下血尿。

（3）蛋白尿：泡沫尿、尿蛋白。

（4）上呼吸道感染：扁桃体炎、咽炎等。

（5）高血压。

2. 护理要点及措施

（1）病情观察

①意识状态、呼吸频率、心率、血压、体温。

②肾穿刺术后观察患者的尿色、尿量，有无腰痛、腹痛，有无出血。

③自理能力和需要，有无担忧、焦虑、自卑异常心理。

④观察患者水肿变化：详细记录24小时出入量，每天记录腹围、体重，每周送检尿常规2～3次。

⑤严重水肿和高血压时需卧床休息，一般无须严格限制活动，根据病情适当安排文娱活动，使患者精神愉快。

（2）症状护理

①监测生命体征、血压及用药反应。注意观察有无出血及感染现象。

②观察疼痛的性质、部位、强度、持续时间等，解释疼痛的原因。协助患者变换体位以减轻疼痛。让患者听音乐、与人交谈来分散注意力以减轻疼痛。遵医嘱给予镇痛药并观察疗效及不良反应。

③长时间卧床休息时注意皮肤的护理，预防压疮的出现，肾穿刺后4～6小时，在医师允许的情况下可翻身侧卧。

④观察尿色，如有血尿，立即告知医师，遵医嘱给予止血药物。

⑤观察患者排尿情况，对床上排尿困难的患者先给予诱导排尿，如仍排不出，可给予导尿。

（3）一般护理

①患者要注意休息：卧床休息可以松弛肌肉，有利于身体的康复。剧烈活动可见血尿，因剧烈活动时，肾脏血管收缩，导致肾血流量减少，氧供应暂时不足，导致肾小球毛细血管的通透性增加，从而引起血尿，使原有血尿加重。

②每日监测血压：密切观察血压、水肿、尿量变化；一旦血压上升，尿量减少时，应警惕慢性肾衰竭。

③观察疼痛的性质、部位、强度、持续时间等。疼痛严重时可局部热敷或理疗。

④加强锻炼：锻炼身体，增强体质，预防感冒，积极预防感染和疮疖等皮肤疾病。

⑤注意扁桃体的变化：急性扁桃体炎能诱发血尿的发作，扁桃体摘除后血尿明显减少、蛋白尿降低，血清中的IgA水平也降低。

⑥注意病情的变化：一要观察水肿的程度、部位、皮肤情况；二要观察水肿的伴随症状，如倦怠，乏力，高血压、食欲减退、恶心呕吐；三要观察尿量、颜色、饮水量的变化，经常监测尿镜检或尿沉渣分析的指标。

⑦注意避免使用对肾脏有损害的药物：有很多中成药和中草药对肾脏有一定的毒性，可以损害肾功能，应注意。

3. 健康教育

（1）患者出院后避免过度劳累、外伤，保持情绪稳定，按时服药，避免受凉感冒及各种感染。在呼吸道感染疾病流行期，尽量少到公共场所。

（2）在医师的指导下合理使用糖皮质激素（包括泼尼松和甲泼尼龙）、免疫抑制药等药物，不得私自减药，必须在医师的指导下，方可减药。

（3）注意可适量运动，锻炼身体增强体质，但不能运动过量，特别注意腰部不要过度受力，以免影响肾穿部位，导致出血。患者要根据自己的情况选择一些有助于恢复健康的运动。

（4）定期复查，随时门诊就医看诊。

（5）不能过于劳累，作息有规律，要保持健康、宽容的心态；季节交换时，注意加减衣服，以避免感冒；少食辛辣、高蛋白食物等。通过综合调节，达到治愈或延缓疾病进展的目的。

（陈丹丹）

第十节 狼疮性肾炎

系统性红斑狼疮是一种多因素参与的系统性自身免疫性疾病。其临床特征是由自身抗体引起的免疫炎症反应，最终导致细胞、器官的损伤和破坏。肾脏是系统性红斑狼疮侵袭的主要器官之一，肾脏受累后引起的肾小球肾炎称为狼疮性肾炎。目前，我国狼疮性肾炎是继发性肾小球疾病中的主要疾病。系统性红斑狼疮多发病于育龄女性，北京统计的男性女性之比，在14～39岁组中为1∶13，40～59岁组中为1∶4。

一、常见病因

目前，引发狼疮性肾炎的病因、发病机制尚未明确，可能与机体的遗传背景、内分泌、代谢紊乱、环境（如感染、药物、毒物）及机体免疫异常等因素有关。

1. 遗传因素　本病患者近亲发病率高达5％～12％。单卵双胎发病率24％～57％。于黑种人与亚裔人群中发病率明显提高。

2. 内分泌因素　本病女性患者显著高于男性，且多在生育期发病，均提示雌激素与本病发生有关。

3. 环境因素

（1）病毒感染：可能与慢病毒-C病毒感染有关，或与麻疹病毒，副流感病毒Ⅰ、Ⅱ型，EB病毒，风疹病毒和黏病毒等感染有关。

（2）药物因素：药物可诱发（如青霉素、磺胺类、保泰松等）或引起（如肼屈嗪、普鲁卡因胺、氯丙嗪、苯妥英钠、异烟肼）狼疮样综合征。

（3）物理因素：紫外线照射加重本病见于40％患者。紫外线可使DNA转化为胸腺嘧啶二聚体，而使抗原性增强，促发本病。寒冷、强烈电光照射均可诱发或加重本病。

4. 机体免疫异常　①体液免疫的变化：本病是机体对内源性（自身）抗原所发生的免疫复合物性疾病，并伴有T细胞功能紊乱。②细胞免疫：抑制性T细胞功能及数量下降，使机体体液免疫（抗体生成旺盛）。

二、临床表现

1. 狼疮性肾炎全身表现　间断发热；颧部红斑，由于形状似蝴蝶，狼疮性肾炎又称蝶形红斑；无痛性口腔溃疡；多个关节肿痛；发生癫痫或精神异常；狼疮性肾炎患者手足遇冷变得苍白，温暖后转为紫红，继之恢复常色，又称雷诺现象。

2. 肾脏表现　蛋白尿和（或）肾病综合征是狼疮肾炎常见的表现，约1/4的系统性红斑狼疮患者表现为肾病综合征范围的蛋白尿。与狼疮肾炎相关的临床表现还包括高血压、水电解质和酸碱平衡紊乱、高血脂等。

三、辅助检查

1. 尿常规检查　尿蛋白、镜下白细胞、红细胞及管型尿。

2. 血常规　多数有中度贫血，偶呈溶血性贫血、血白细胞下降，血小板多数少于 100×10^9/L，血沉较快。

3. 免疫学检查　血清多种自身抗体阳性，γ-球蛋白显著增高，血循环免疫复合物阳性，低补体血症，尤其在活动期。血红斑狼疮细胞阳性，皮肤狼疮带试验阳性。

4. 肾功能　重型活动性狼疮性肾炎伴有可逆性的 Ccr 不同程度下降、血尿素氮和肌酐升高、血白蛋白降低或肝功转氨酶增高；终末期狼疮性肾炎 Ccr 明显下降和血肌酐、尿素氮显著升高。

5. 影像学检查　B 超示双肾增大提示急性病变；部分患者并发肝、脾大或心包炎。

6. 肾活检　可了解病理类型、病变活动性从而决定治疗方案。以肾脏损害为首发表现的系统性红斑狼疮，肾活检有助于确诊。

四、治疗原则

1. 一般治疗　活动期患者应注意卧床休息，处慢性期或病情稳定者可适当活动，但要注意劳逸结合；注意预防感染，一旦感染应积极治疗；夏天穿长袖衣服，减少暴露部位，避免日晒。

2. 药物治疗

（1）免疫抑制治疗：主要以糖皮质激素为基本药物。糖皮质激素用量：病情较轻的患者采用泼尼松口服；病情较重者用大剂量甲泼尼龙冲击治疗。冲击治疗后泼尼松用量为每日 40mg（体重在 50～60kg 的患者）。

（2）细胞毒类药物：环磷酰胺。

（3）新型细胞毒类药物：包括环孢霉素 A、骁悉及中药雷公藤制剂等。

（4）抗血栓治疗：双嘧达莫、小分子量肝素、尿激酶等。

（5）血浆置换治疗。

（6）透析或肾移植。

五、护理

1. 护理评估

（1）80％患者有皮肤黏膜的损害，常见于暴露部位出现对称的皮疹，典型者在双面颊和鼻梁部有深红色及蝶形红斑。

（2）90%患者有关节受累，大多数关节肿痛是首发症状，受累的关节常是近端指间关节、腕、足部、膝和踝关节。呈对称分布，较少引起畸形。

2. 护理要点及措施

（1）密切观察病情：观察生命体征，观察皮肤黏膜情况，观察各组织器官功能等情况。

（2）皮肤黏膜护理：避免紫外线，保持清洁卫生，避免刺激，忌用碱性肥皂、化妆品及化学药品。忌染发、烫发、卷发。忌刺激性饮食。户外活动时面部可拭氯喹冷霜，穿长袖衣裤，戴宽边帽，减少阳光照射，以免皮肤损害加重。室内应有窗帘。做好口腔护理，出现溃疡、破溃时用呋喃西林溶液漱口；出现真菌感染时用制霉菌素、碳酸氢钠漱口，每日3~4次；必要时给予口腔护理。对指、趾、鼻尖、耳垂等部位广泛小动脉炎并发雷诺现象者，应给予保暖以免肢体末梢冻伤和坏死。

（3）用药护理：一旦出现感染应及时大量应用抗生素。狼疮性肾炎患者在家护理时，要时刻防治感冒，注意御寒保暖；如果感冒后，要遵照医嘱，服用肾毒性小的感冒药，如维C银翘片、双黄连口服液、板蓝根冲剂等。应用糖皮质激素的患者，病情控制后可采取每日或隔日上午7：00~8：00服药，以减少药物对肾上腺皮质的抑制作用，且采取逐量减药的方法，以免引起"反跳"现象。

（4）日常护理

①饮食护理：狼疮肾炎患者应摄取足够的营养，如蛋白质、维生素、矿物质，以清淡为宜。水分、盐分宜做适度限制。避免大量的烟、酒或刺激性食物。骨质疏松可以使用维生素D。

②休息活动：狼疮性肾炎患者要有充足的睡眠，以减轻疲劳，同时可适当参加各种活动、家务劳动和丰富的文娱活动，可进行轻体力劳动。运动可以促进血液循环，增进心肺功能，保持肌肉、骨骼的韧性，对任何人都有助益，狼疮患者也不例外，注意不要过度疲劳。

③心理护理：疾病以及服用激素可引起患者体态、相貌变化，不能生育，严重患者的部分功用丧失，使患者心情低落，心理负担过重，对生活失去信心，甚至拒绝医治。家人应多关心患者，让患者感觉社会的温暖和周围人的爱心，增加对医治的信心，并说明药物反应是可逆的。

3. 健康指导

（1）介绍疾病知识，提醒避免诱因，指导自我护理，保持良好心态，劳逸结合，避免劳累，定期门诊复查。

（2）介绍药物知识：告知患者药物的作用、不良反应及服用方法，嘱患者遵医嘱服药。

（3）介绍预防感染的方法：告知患者如何预防皮肤、口腔及其他部位的感染，嘱患者避免阳光直射，禁止日光浴，同时避免疲劳、预防接种及服用诱发本病的药物等。

（4）介绍生育知识：狼疮性肾炎好发于女性，患者应避孕，病情稳定及肾功能正常者可受孕，并在医师指导下妊娠。

（李鑫磊）

第十一节 过敏性紫癜性肾炎

过敏性紫癜属于系统性小血管炎，主要侵犯皮肤、胃肠道、关节和肾脏。其病理特点为含有 IgA 的免疫复合物沉积于受累脏器的小血管壁引起炎症反应。而肾脏受累为免疫复合物性肾小球肾炎。该病好发于儿童，但也可见于成年人，男性略多。儿童患者中 50% 以上 <5 岁，且发病高峰在 4～5 岁，可占儿童肾小球肾炎患者的 15%。

一、常见病因

本病为免疫复合物性系统性小血管炎，患者血清中可测得含有 IgA 的循环免疫复合物。免疫复合物的研究表明抗原成分尚不确切。IgA 肾病和过敏性紫癜的关系仍未明确，但多认为两者具有相同的发病机制，只是临床表现不同而已。此外，补体和血小板活化、抗凝、细胞因子和生长因子等都可能在过敏性紫癜的发病机制中起到一定的作用。

二、临床表现

过敏性紫癜的经典四联征如下：

1. 皮疹　出血性和对称性分布。皮疹初起时为红色斑点状，压之可消失，以后逐渐变为紫红色出血性皮疹，稍隆起皮表。皮疹常对称性分布于双下肢，以踝、膝关节周围多见，可见于臀部及上肢。皮疹消退时可转变为黄棕色。大多数病例皮疹可有 1～2 次或多次反复，个别可连续发作达数月甚至数年。

2. 关节症状　多数以游走性多发性关节痛为特征。常见受累关节是膝、踝和手。症状多于数日内消退，不遗留关节变形。

3. 胃肠道症状　最常见为腹痛，以脐周和下腹为主，阵发性绞痛。可伴有恶心呕吐及血便，偶见吐血。在儿童中有时可并发肠套叠、肠梗阻和肠穿孔。

4. 肾脏症状表现　肾脏病多发于全身其他脏器受累数天或数周。多为镜下血尿和蛋白尿，肉眼血尿少见。近一半患者表现为肾病综合征。少数病例可出现急性肾功能恶化。

三、辅助检查

1. 尿常规　血尿、尿蛋白和管型。
2. 免疫学检查　血清 IgA 可增高但无特异性，活动期血循环免疫复合物多增高。
3. 肾穿刺检查。

四、治疗原则

1. 抗过敏治疗。

2. 糖皮质激素及细胞毒类药物。

3. 血浆置换、肾移植。

五、护理

1. 护理评估

(1) 评估皮肤改变：判断皮疹性质。

(2) 评估关节疼痛程度。

(3) 评估胃肠道症状：判断并发肠套叠、肠梗阻和肠穿孔的指征。

(4) 评估肾脏症状表现：肾病综合征及急性肾功能恶化的征象。

2. 护理要点及措施

(1) 饮食护理

①控制盐的摄入，给予低盐、无盐或低钠膳食。低盐膳食一般每日食盐<3g 或酱油 10～15mL，避免食用咸菜、泡菜、咸蛋、松花蛋、腌肉、海产品、咸面包、挂面等。无盐饮食是指烹调时不加食盐和酱油；低钠膳食是指除烹调时不加食盐和酱油以外，凡含钠高的食品及蔬菜都应限制，如用发酵粉或碱制作的馒头、糕点、饼干、挂面等，全日膳食中含钠最好不超过 500mg。

②限制蛋白质：可给予优质蛋白质饮食，如鲜牛奶、鸡蛋、瘦肉等。

③避免辛辣刺激、生冷和鱼、虾、蟹、花粉等可能诱发过敏性紫癜性肾炎的饮食。

(2) 口腔护理：及时发现隐患，如龋齿、牙龈炎、口腔溃疡、扁桃体肿大、咽喉疼痛等，杜绝一切可能诱发本病加重的因素。平时多用消炎漱口水、淡盐水或金银花甘草水漱口，出血时用茅根、板蓝根、五倍子煎水含漱。

(3) 水肿时患者的饮水量应根据患者每日尿量的多少决定。

(4) 控制血压：应用血管紧张素转化酶抑制药（ACEI）及其受体拮抗药（ARB）。

(5) 注意防寒保暖，预防感冒，注意运动锻炼，增强体质，提高机体抗病能力。

3. 健康教育

(1) 避免接触可疑的过敏源，如进食鱼、虾，接触某些药物等。

(2) 避免感染（呼吸道、肠道）。

(3) 按规定的疗程服药，勿乱停药。

(4) 随访观察，定期门诊随访，在最初 6 个月内每个月复诊 1 次，此后根据病情 1～3 个月随访 1 次。

(5) 定期监测尿常规、血常规、血生化等指标，以评估疗效和治疗的不良反应。

（李鑫磊）

第六章

内分泌系统疾病的护理

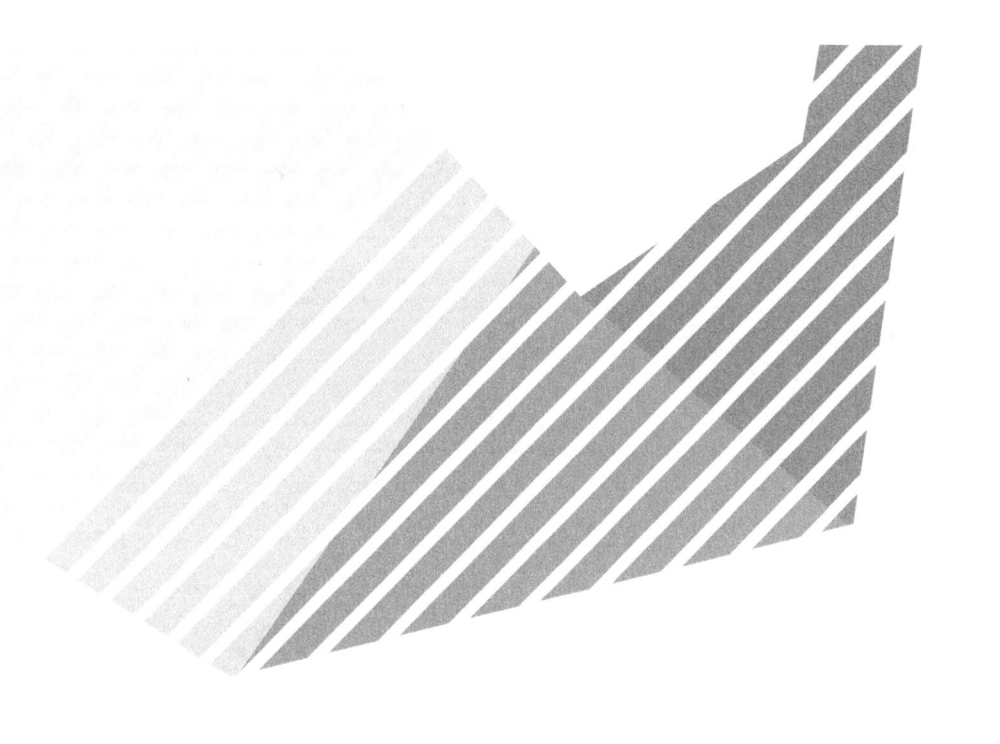

第六章 内分泌系统疾病的护理

第一节 甲状腺功能亢进症

一、概述

甲状腺功能亢进症（简称甲亢）可分为 Graves、继发性和高功能腺瘤三大类。Graves 甲亢最常见，指甲状腺肿大的同时，出现功能亢进症状。腺体肿大为弥漫性，两侧对称，常伴有突眼，故又称"突眼性甲状腺肿"。继发性甲亢较少见，由于垂体 TSH 分泌瘤分泌过多 TSH 所致。高功能腺瘤少见，多见于老人、病史有 10 多年，腺瘤直径多数大于 4～5cm，腺体内有单个的自主性高功能结节，结节周围的甲状腺呈萎缩改变，患者无突眼。

甲亢主要累及妇女，男女之比为 1∶4，一般患者较年轻，年龄多在 20～40 岁。

二、病因与发病机制

病因迄今尚未完全明了，可能与下列因素有关。

（一）自身免疫性疾病

近来研究发现，Graves 甲亢患者血中促甲状腺激素（TSH）浓度不高甚至低于正常，应用促甲状腺释放激素（TRH）也不能刺激这类患者的血中 TSH 浓度升高，故目前认为 Graves 甲亢是一种自身免疫性疾病。患者血中有刺激甲状腺的自身抗体，即甲状腺刺激免疫球蛋白，这种物质属于 G 类免疫球蛋白，来自患者的淋巴细胞，与甲状腺滤泡的 TSH 受体结合，从而加强甲状腺细胞功能，分泌大量 T_3 和 T_4。

（二）遗传因素

可见同一家族中多人患病，甚至连续几代患病，单卵双生胎患病率高达 50%，本病患者家族成员患病率明显高于普通人群。目前发现与主要组织相容性复合物（MHC）相关。

（三）精神因素

可能是本病的诱发因素，许多患者在发病前有精神刺激史，推测可能因应激刺激情况下，T 细胞的监测功能障碍，使有免疫功能遗传缺陷者发病。

三、病理

甲状腺多呈不同程度弥漫性、对称性肿大，或伴峡部肿大。质脆软，包膜表面光滑、透亮，也可不平或呈分叶状。甲状腺内血管增生、充血，腺泡细胞增生肥大，滤泡间组织中淋巴样组织呈现不同程度的增生，从弥漫性淋巴细胞浸润至形成淋巴滤泡，或出现淋巴组织生发中心扩大。有突眼者，球后组织中常有脂肪浸润，眼肌水肿增大，纤维组织增多，黏多糖沉积与透明质酸增多，淋巴细胞及浆细胞浸润。眼外肌纤维增粗，纹理模糊，球后脂肪增多，肌纤维透明变性、断裂及破坏，肌细胞内黏多糖也有增多。骨骼肌、心肌也有类似眼肌的改变。病变皮肤可有黏蛋白样透明质酸沉积，伴多数带有颗粒的肥大细胞、吞噬细胞和含有内质网的成纤维细胞浸润。

四、护理评估

（一）健康史

评估患者的年龄、性别；询问患者是否曾患结节性甲状腺肿大；了解患者家族中是否曾有甲亢患者；询问患者近期是否有精神刺激或感染史。

（二）身体评估

1. 高代谢综合征　甲状腺激素分泌增多导致交感神经兴奋性增高和代谢加速。患者怕热、多汗、体重下降、疲乏无力、皮肤温暖湿润，可有低热，体温常在38℃左右，糖类、蛋白质及脂肪代谢异常，出现消瘦软弱。

2. 神经系统　患者表现为神经过敏、烦躁多虑、多言多动、失眠、多梦、思想不集中、记忆力减退、有时有幻觉，甚至表现为焦虑症。少数患者出现寡言抑郁、神情淡漠（尤其是老年人），舌平伸及手举表现细震颤、腱反射活跃、反射时间缩短。

3. 心血管系统　患者的主要症状有心悸、气促，窦性心动过速，心率高达100～120次/分，休息与睡眠时心率仍快。血压收缩压增高，舒张压降低，脉压增大。严重者发生甲亢性心脏病，表现为心律失常，出现期前收缩、阵发性心房颤动或心房扑动、房室传导阻滞等。第一心音增强，心尖区心音亢进，可闻及收缩期杂音；长期患病的患者可出现心肌肥厚或心脏扩大、心力衰竭等。

4. 消化系统　患者出现食欲亢进，食量增加，但体重明显下降。少数患者（老人多见）表现厌食，消瘦明显，病程长者表现为恶病质。由于肠蠕动增加，患者大便次数增多或顽固性腹泻，粪便不成形，含较多不消化的食物。由于伴有营养不良、心力衰竭等，肝脏受损，患者可出现肝大和肝功能受损，重者出现黄疸。

5. 运动系统　肌肉萎缩导致软弱无力，行动困难。严重时称为甲亢性肌病，表现为浸润性突眼伴眼肌麻痹、急性甲亢性肌病或急性延髓麻痹、慢性甲亢性肌病、甲亢性周期性四肢麻痹、甲亢伴重症肌无力和骨质疏松。

6. 生殖系统　女性可出现月经紊乱，表现为月经量少，周期延长，久病可出现闭经、不孕，经抗甲状腺药物治疗后，月经紊乱可以恢复。男性性功能减退，常出现阳痿，偶可发生乳房发育、不育。

7. 内分泌系统　可以影响许多内分泌腺体，其中性腺功能异常，表现为性功能和性激素异常。本病早期肾上腺皮质可增生肥大，功能偏高，久病及病情加重时，功能相对减退，甚至功能不全。患者表现为色素轻度沉着和血ACTH及皮质醇异常。

8. 造血系统 因消耗增多、营养不良、维生素 B_{12} 缺乏和铁利用障碍，部分患者伴有贫血。部分患者有白细胞和血小板减少，淋巴细胞及单核细胞相对增加，其可能与自身免疫破坏有关。

9. 甲状腺肿大 甲状腺常呈弥漫性肿大（表6-1），增大 2～10 倍不等，质较柔软、光滑，随吞咽上下移动。少数为单个或多发的结节性肿大，质地为中等硬度或坚硬不平。由于甲状腺的血管扩张，血流量和流速增加，可在腺体上下极外侧触及震颤和闻及血管杂音。

表6-1 甲状腺肿大临床分度

分度	体征
一度	甲状腺触诊可发现肿大，但视诊不明显
二度	视诊即可发现肿大
三度	甲状腺明显肿大，其外缘超过胸锁乳突肌外缘

10. 突眼 多为双侧性，可分为非浸润性和浸润性突眼两种。

（1）非浸润性突眼（良性突眼）：主要由于交感神经兴奋性增高，使眼外肌群和上睑肌兴奋性增高，球后眶内软组织改变不大，病情控制后，突眼常可自行恢复，预后良好。患者出现眼球突出，可不对称，突眼度一般小于 18mm，表现为下列眼征：①凝视征（Darymple 征），因上眼睑退缩，引起睑裂增宽，呈凝视或惊恐状。②瞬目减少征（Stellwag 征），瞬目减少。③上睑挛缩征（Von Graefe 征），上睑挛缩，双眼下视时，上睑不能随眼球同时下降，使角膜上方巩膜外露。④辐辏无能征（Mobius 征），双眼球内聚力减弱，视近物时，集合运动减弱。⑤向上看时，前额皮肤不能皱起（Joffroy 征）。

（2）浸润性突眼（恶性突眼）：目前认为其发生与自身免疫有关，在患者的血清中已发现眶内成纤维细胞结合抗体水平升高。患者除眼外肌张力增高外，球后脂肪和结缔组织出现水肿、淋巴细胞浸润，眼外肌显著增粗。突眼度一般在 19mm 以上，双侧多不对称。除上述眼征外，患者常有眼内异物感、畏光、流泪、视力减退、因眼肌麻痹而出现复视、斜视、眼球活动度受限。严重突眼者，可出现眼睑闭合困难，球结膜及角膜外露引起充血、水肿，易继发感染形成角膜溃疡或全角膜炎而失明。

（三）辅助检查

1. 基础代谢率测定 基础代谢率是指人体在清醒、空腹、无精神紧张和外界环境刺激的影响下的能量消耗。了解基础代谢率的高低有助于了解甲状腺的功能状态。基础代谢率的正常值为±10%，增高至+20%～+30%为轻度升高，+30%～+60%为中度升高，+60%以上为重度甲亢。检验公式可用脉率和脉压进行估计：基础代谢率=（脉率+脉压）-111。

做此检查前数日应指导患者停服影响甲状腺功能的药物，如甲状腺制剂、抗甲状腺药物和镇静剂等。测定前一日晚餐应较平时少进食，夜间充分睡眠（不要服安眠药）。护士应向患者讲解测定的过程，消除顾虑。检查日清晨嘱患者进食，可少量饮水，不活动，不多讲话，测定前排空大小便，用轮椅将患者送至检查室，患者卧床 0.5～1 小时后再进行测定。由于基础代谢率测定方法烦琐，受影响因素较多，临床已较少应用。

2. 血清甲状腺激素测定　血清游离甲状腺素（FT_4）与游离三碘甲腺原氨酸（FT_3）是循环血中甲状腺激素的活性部分，直接反映甲状腺功能状态，其敏感性和特异性高，正常值 FT_4 为 9～25pmol/L，FT_3 为 3～9pmol/L。血清中总甲状腺素（TT_4）是判断甲状腺功能最基本的筛选指标，与血清总三碘甲腺原氨酸（TT_3）均能反映甲状腺功能状态，正常值 TT_4 为 65～156nmol/L，TT_3 为 1.7～2.3nmol/L。甲亢时血清甲状腺激素升高比较明显，测定血清甲状腺激素对甲状腺功能的诊断具有较高的敏感性和特异性。

3. TSH 免疫放射测定分析　血清 TSH 浓度的变化是反映甲状腺功能最敏感的指标。TSH 正常值为 0.3～4.8mIU/L，甲亢患者因 TSH 受抑制而减少，其血清高敏感 TSH 值往往＜0.1mIU/L。

4. 甲状腺摄^{131}I 率测定　给受试者一定量的^{131}I，再探测甲状腺摄取^{131}I 的程度，可以判断甲状腺的功能状态。正常人甲状腺摄取^{131}I 的高峰在 24 小时后，3 小时为 5%～25%，24 小时为 20%～45%。24 小时内甲状腺摄^{131}I 率超过人体总量的 50%，表示有甲亢。如果患者近期内食用含碘较多的食物，如海带、紫菜、鱼虾，或某些药物，如抗甲状腺药物、溴剂、甲状腺素片、复方碘溶液等，需停服两个月才能做此试验，以免影响检查的效果。

5. TSH 受体抗体（TRAb）　甲亢患者血中 TRAb 抗体阳性检出率可达 80%～95%，可作为疾病早期诊断、病情活动判断、是否复发及能否停药的重要指标。

6. TSH 受体刺激抗体（TSAb）　是诊断 Graves 病的重要指标之一。与 TRAb 相比，TSAb 反映了这种抗体不仅与 TSH 受体结合，而且这种抗体产生了对甲状腺细胞的刺激功能。

（四）心理-社会状况

患者的情绪因内分泌紊乱而受到不良的影响，心情可有周期性的变化，从轻微的欣快状态到活动过盛，甚至到谵妄的地步。过度的活动导致极度的疲倦和抑郁，接着又是极度的活动，如此循环往复。因患者纷乱的情绪状态，使其人际关系恶化，于是更加重了患者的情绪障碍。患者外形的改变，如突眼、颈部粗大，可造成患者自我形象紊乱。

五、常见的护理诊断/问题

1. 营养失调：低于机体需要量　与基础代谢率升高有关。
2. 活动无耐力　与基础代谢过高而致机体疲乏、负氮平衡、肌肉萎缩有关。
3. 腹泻　与肠蠕动增加有关。
4. 有受伤的危险　与突眼造成的眼睑不能闭合、有潜在的角膜溃烂、角膜感染而致失明的可能有关。

5. 体温过高　与基础代谢率升高、甲状腺危象有关。

6. 睡眠形态紊乱　与基础代谢率升高有关。

7. 有体液不足的危险　与腹泻及大量出汗有关。

8. 自我形象紊乱　与甲状腺肿大及突眼有关。

9. 知识缺乏　与患者缺乏甲亢治疗、突眼护理及并发症预防的知识有关。

10. 潜在并发症　甲亢性肌病，心排出量减少，甲状腺危象，手术中并发症包括出血、喉上、喉返神经损伤，手足抽搐等。

六、护理措施

患者能够得到所需热量，营养需求得到满足，体重维持在标准体重的 90％～110％；眼结膜无溃烂、感染的发生；能够进行正常的活动，保证足够的睡眠；体温 37℃；无腹泻，出入量平衡，无脱水征象；能够复述出甲亢治疗、突眼护理及并发症预防的知识；正确对待自我形象，社交能力改善，与他人正常交往。护士能够及时发现并发症，通知医师及时处理。

（一）病情观察

护士每天监测患者的体温、脉搏、心率（律）、呼吸改变，出汗、皮肤状况，排便次数，有无腹泻、脱水症状，体重变化，突眼症状改变，甲状腺肿大情况及有无精神、神经、肌肉症状如失眠、情绪不安、神经质、指震颤、肌无力、肌力消失等改变。准确记录每日饮水量、食欲与进食量、尿量及液体量出入平衡情况。

（二）提供安静轻松的环境

因患者常有乏力、易疲劳等症状，故需要充分的休息，避免疲劳，且休息可使机体代谢率降低。重症甲亢及甲亢并发心功能不全、心律失常、低钾血症等必须卧床休息。因而提供一个能够使患者身心均获得休息的环境，帮助患者放松和休息，对于患者疾病的恢复非常重要。病室要保持安静，室温稍低，色调和谐，避免患者精神刺激或过度兴奋，使患者得到充分休息和睡眠。必要时可给患者提供单间，以防止患者间的相互打扰。患者的被子不宜太厚，衣服应轻便宽松，定期沐浴，勤更换内衣。为患者提供一些活动，分散患者的注意力，如拼图，听轻松、舒缓的音乐，看电视等。

（三）饮食护理

为满足机体代谢亢进的需要，应为患者提供高热量、高蛋白、高维生素的均衡饮食。因患者代谢率高，常常会感到很饿，大约每天需 6 餐才能满足患者的需要，护士应鼓励患者吃高蛋白质、高热量、高维生素的食物，如瘦肉、鸡蛋、牛奶、水果等。不要让患者吃增加肠蠕动和易导致腹泻的食物，如味重刺激性食物、粗纤维多的食物。每天测体重，当患者体重降低 2kg 以上时需通知医师。在患者持续出现营养不良时，要补充维生素，尤其是 B 族维生素。由于患者出汗较多，应给饮料以补充出汗等所丢失的水分，忌饮浓茶、咖啡等对中枢神经有兴奋作用的饮料。

（四）心理护理

甲亢是与精神、神经因素有关的内分泌系统心身疾病，必须注意对躯体治疗的同时应进行心理、精神治疗。

甲亢患者常有神经过敏、多虑、易激动、失眠、思想不集中、烦躁易怒，严重时可抑郁或躁狂等，任何不良的外界刺激均可使症状加重，故医护人员应耐心、温和、体贴，建立良好的护患关系，解除患者焦虑和紧张心理，增强治愈疾病的信心。指导患者自我调节，采取自我催眠、放松训练、自我暗示等方法来恢复已丧失平衡的身心调节能力，必要时辅以镇静、安眠药。同时医护人员给予精神疏导、心理支持等综合措施。向患者介绍甲亢的治疗方法以减少因知识缺乏所造成的不安，常用治疗方法有抗甲状腺药物治疗、放射性碘治疗和手术治疗三种方法。同时护士应向患者家属、亲友说明患者任何怪异的、难懂的行为都是暂时性的，可随着治疗而获得稳定的改善。在照顾患者时，应保持一种安静和理解的态度，接受患者的烦躁不安及情绪的爆发，将之视为疾病的自然表现，通过家庭的支持促进甲亢患者的早日康复。

（五）突眼的护理

对严重突眼者应加强心理护理，多关心体贴，帮助其树立治疗的信心，避免烦躁焦虑。

加强眼部护理，对于眼睑不能闭合者必须注意保护角膜和结膜，经常点眼药，防止干燥、外伤及感染，外出戴墨镜或使用眼罩以避免强光、风沙及灰尘的刺激。睡眠时头部抬高，以减轻眼部肿胀。当患者不易或根本无法闭上眼睛时，应涂抗生素眼膏，并覆盖纱布或眼罩，预防结膜炎和角膜炎。结膜发生充血水肿时，用0.5%醋酸可的松滴眼，并加以冷敷。眼睑闭合严重障碍者可行眼睑缝合术。

配合全身治疗，给予低盐饮食，限制进水量，可减轻球后水肿。

突眼异常严重者，应配合医师做好手术前准备，做眶内减压术，球后注射透明质酸酶，以溶解眶内组织的黏多糖类，减轻眶内压力。

（六）用药护理

药物治疗较方便和安全，为甲亢的基础治疗方法，常用抗甲状腺药物分为硫脲类和咪唑类。硫脲类包括丙硫氧嘧啶和甲硫氧嘧啶。咪唑类包括甲巯咪唑和卡比马唑等。主要作用是阻碍甲状腺激素的合成，但对已合成的甲状腺激素不起作用，故须待体内储存的过多甲状腺激素消耗到一定程度才能显效。近年来发现此类药物可轻度抑制免疫球蛋白生成，使甲状腺中淋巴细胞减少，血循环中的TRAb抗体下降。此类药物适用于病情较轻、甲状腺肿大不明显、甲状腺无结节的患者。用药剂量区别对待，护士应告诉患者整个药物治疗需要较长时间，一般需要1.5~2年，分为初治期、减量期及维持期。按病情轻重决定药物剂量，疗程中除非有较严重的反应,一般不宜中断,并定期随访疗效。

该类药物存在一些不良反应,如粒细胞减少和粒细胞缺乏,变态反应如皮疹、发热、肝脏损害,部分患者出现转氨酶升高,甚至出现黄疸。护士应督促患者按时按量服药,告诉患者进餐后服药,以减少胃肠反应,并告诉患者用药期间监测血常规及肝功能变化,密切观察有无发热、咽痛、乏力、黄疸等症状,发现异常及时告知医师。

(七) 放射性碘治疗患者的护理

口服放射性^{131}I后,碘浓集在甲状腺中。^{131}I产生的β射线可以损伤甲状腺,使腺泡上皮细胞破坏而减少甲状腺激素的分泌,但很少损伤其他组织,起到药物性切除作用。同时,也可使甲状腺内淋巴细胞产生抗体减少,从而起到治疗甲亢的作用。

2007年,中华医学会内分泌学会和核医学分科学会制定的《中国甲状腺疾病诊治指南》达成共识,放射性碘的适应证:①成人Graves甲亢伴甲状腺肿大二度以上。②对药物治疗有严重反应,长期治疗失效或停药后复发者。③甲状腺次全切除后复发者。④甲状腺毒症心脏病或甲亢伴其他病因的心脏病。⑤甲亢并发白细胞和/或血小板减少或全血细胞减少。⑥老年甲亢。⑦甲亢并发糖尿病。⑧毒性多结节性甲状腺肿。⑨自主功能性甲状腺结节并发甲亢。相对适应证:①青少年和儿童甲亢,使用抗甲状腺药物治疗失败,拒绝手术或有手术禁忌证。②甲亢并发肝、肾器官功能损害。③Graves眼病,对轻度和稳定期的中、重度病例可单用^{131}I治疗,对病情处于进展期患者,可在^{131}I治疗前后加用泼尼松。

禁忌证:①妊娠或哺乳妇女。②有严重肝、肾功能不全。③甲状腺危象。④重症浸润性突眼。⑤以往使用大量碘使甲状腺不能摄碘者。

凡采用放射性碘治疗者,治疗前和治疗后一个月内避免使用碘剂及其他含碘食物及药物。^{131}I治疗本病的疗效较满意,缓解率达90%以上。一般一次空腹口服,于服^{131}I后2～4周症状减轻,甲状腺缩小,体重增加,于3～4个月后大多数患者的甲状腺功能恢复正常。

^{131}I治疗甲亢后的主要并发症是甲状腺功能减退。国内报告早期甲减发生率为10%,晚期达59.8%。^{131}I治疗的近期反应较轻微,由于放射性甲状腺炎,可在治疗后第一周有甲亢症状的轻微加重,护士应严密观察病情变化,注意预防感染和避免精神刺激。

(八) 手术治疗患者的护理

甲状腺大部分切除是一种有效的治疗方法,其优点是疗效较药物治疗迅速,不易复发,并发甲状腺功能减退的机会较放射性碘治疗低,其缺点是有一定的手术并发症。

1. 术前护理

(1) 术前评估:对于接受甲状腺手术治疗的患者,护士要在术前对患者进行仔细评估,包括甲状腺功能是否处于正常状态,甲状腺激素的各项检验是否处于正常范围内,营养状况是否正常。了解患者心脏问题是否得到控制,脉搏是否正常,心电图有无心律不齐,患者是否安静、放松,患者是否具有与手术有关的知识如手术方式、适应证、禁忌证、手术前的准备和手术后的护理及有哪些生理、心理等方面的需求。

(2) 心理护理：甲亢患者性情急躁、容易激动，极易受环境因素的影响，对手术顾虑较重，存在紧张情绪，术前应多与患者交谈，给予必要的安慰，解释手术的有关问题。必要时可安排甲亢术后恢复良好的患者现身说法，以消除患者的顾虑。避免各种不良刺激，保持室内安静和舒适。对精神过度紧张或失眠者给予口服镇静剂或安眠药，使患者消除恐惧，配合治疗。

(3) 用药护理：术前给药降低基础代谢率，减轻甲状腺肿大及充血是术前准备的重要环节，主要方法如下。①通常先用硫氧嘧啶类药物，待甲亢症状基本控制后减量继续服药，加服1～2周的碘剂，再进行手术。大剂量碘剂可使腺体减轻充血，缩小变硬，有利于手术。常用的碘剂是复方碘化钾溶液，每日3次。每次10滴，2～3周可以进行手术。由于碘剂可刺激口腔和胃黏膜，引发恶心、呕吐、食欲不振等不良反应，因此护士可指导患者于饭后用冷开水稀释后服用，或在用餐时将碘剂滴在馒头或饼干上一同服用。值得注意的是大剂量碘剂只能抑制甲状腺素的释放，而不能抑制其合成，因此一旦停药后，贮存于甲状腺滤泡内的甲状腺球蛋白分解，大量甲状腺素释放到血液，使甲亢症状加重。因此，碘剂不能单独治疗甲亢，仅用于手术前准备。②开始即用碘剂，2～3周后甲亢症状得到基本控制（患者情绪稳定，睡眠好转，体重增加，脉率稳定在每分钟90次以下），便可进行手术。少数患者服用碘剂2周后，症状减轻不明显者，可在继续服用碘剂的同时，加用硫氧嘧啶类药物，直至症状基本控制后，再停用硫氧嘧啶类药物，但仍继续单独服用碘剂1～2周，再进行手术。③对用上述药物准备不能耐受或不起作用的病例，主张单用普萘洛尔或与碘剂合用作术前准备，普萘洛尔剂量为每6小时给药1次，每次20～60mg，一般在4～7天后脉率即降至正常水平，可以施行手术。要注意的是普萘洛尔在体内的有效半衰期不到8小时，所以最末一次口服普萘洛尔要在术前1～2小时，术后继续口服4～7天。此外，术前不宜使用阿托品，以免引起心动过速。

(4) 床单位准备：患者离开病房后，护士应做好床单位的准备，床旁备气管切开包、无菌手套、吸引器、照明灯、氧气和抢救物品。

(5) 体位练习：术前要指导患者练习手术时的头、颈过伸体位和术后用于帮助头部转动的方法，以防止瘢痕挛缩，可指导患者点头、仰头，尽量伸展颈部，以及向左向右转动头部。

2. 术后护理

(1) 术后评估：患者返回病室后，护士应仔细评估患者的生命体征，伤口敷料，观察患者有无出血、喉返神经及甲状旁腺损伤等并发症，观察有无呼吸困难、窒息、手足抽搐等症状。

(2) 体位：术后患者清醒和生命体征平稳后，取半卧位，有利于渗出液的引流和保持呼吸道通畅。

(3) 饮食护理：术后1～2天，进流质饮食，随病情的恢复逐渐过渡到正常饮食，但不可过热，以免引起颈部血管扩张，加重创口渗血。患者如有呛咳，可给静脉补液或进半固体食物，协助患者坐起进食。

(4) 指导颈部活动：术前护士已经教会患者颈部活动的方法，术后护士应提醒并协助患者做点头、仰头，以及向左向右转动头部，尽量伸展颈部。

(5) 并发症的观察与护理

①术后呼吸困难和窒息：是术后最危急的并发症，多发生在术后48小时内。常见原因为：a. 切口内出血压迫气管，主要是手术时止血不彻底、不完善，或因术后咳嗽、呕吐、过频活动或谈话导致血管结扎滑脱所引起。b. 喉头水肿，手术创伤或气管插管引起。c. 气管塌陷，气管壁长期受肿大的甲状腺压迫，发生软化，切除大部分甲状腺体后，软化的气管壁失去支撑所引起。d. 痰液阻塞。e. 双侧喉返神经损伤。患者发生此并发症时，务必及时采取抢救措施。

患者临床表现为进行性呼吸困难、烦躁、发绀，甚至发生窒息。如因切口内出血所引起者，还可出现颈部肿胀，切口渗出鲜血等。护士在巡回时应严密观察呼吸、脉搏、血压及伤口渗血情况，有时血液自颈侧面流出至颈后，易被忽视，护士应仔细检查。如发现患者有颈部紧压感、呼吸费力、气急烦躁、心率加速、发绀等应及时处理，包括立即检查伤口，必要时剪开缝线，敞开伤口，迅速排除出血或血肿压迫。如血肿清除后，患者呼吸仍无改善，应果断施行气管切开，同时吸氧。术后痰多而不易咳出者，应帮助和鼓励患者咳痰，进行雾化吸入以保持呼吸道通畅。护士应告诉患者术后48小时内避免过于频繁的活动、谈话，若患者有咳嗽、呕吐等症状时，应告知医务人员采取对症措施，并在咳嗽、呕吐时保护好伤口。

②喉返神经损伤：患者清醒后，应诱导患者说话，以了解有无喉返神经损伤。暂时性损伤可由术中钳夹、牵拉或血肿压迫神经引起，永久性损伤多因切断、结扎神经引起。喉返神经损伤的患者术后可出现不同程度的声嘶或失音，喉镜检查可见患侧声带外展麻痹。对已有喉返神经损伤的患者，护士应认真做好安慰解释工作，告诉患者暂时性损伤经针刺、理疗可于3～6个月内逐渐恢复；一侧的永久性损伤也可由对侧代偿，6个月内发音好转。双侧喉返神经损伤会导致两侧声带麻痹，引起失音或严重呼吸困难，需做气管切开，护士应做好气管切开的护理。

③喉上神经损伤：手术时损伤喉上神经外支会使环甲肌瘫痪，引起声带松弛，音调降低。如损伤其内支，则喉部黏膜感觉丧失，表现为进食时，特别是饮水时发生呛咳，误咽。护士应注意观察患者进食情况，如进水及流质时发生呛咳，要协助患者坐起进食或进半流质饮食，并向患者解释该症状一般在治疗后自行恢复。

④手足抽搐：手术时甲状旁腺被误切、挫伤或其血液供应受累，均可引起甲状旁腺功能

低下，出现低血钙，从而使神经肌肉的应激性显著增高。症状多发生于术后1～3天，轻者只有面部、口唇周围和手、足针刺感和麻木感或强直感，2～3周后由于未损伤的甲状旁腺代偿增生而使症状消失，重症可出现面肌和手足阵发性痛性痉挛，甚至可发生喉及膈肌痉挛，引起窒息死亡。

护士应指导患者合理饮食，限制含磷较高的食物，如牛奶、瘦肉、蛋黄、鱼类等。症状轻者可口服碳酸钙1～2g，每日3次；症状较重或长期不能恢复者，可加服维生素D_3，每日5万～10万IU，以促进钙在肠道内的吸收。最有效的治疗是口服二氢速固醇（ATIO）油剂，有迅速提高血中钙含量的特殊作用，从而降低神经肌肉的应激性。抽搐发作时，立即用压舌板或匙柄垫于上下磨牙间，以防咬伤舌头，静脉注射10％葡萄糖酸钙或氯化钙10～20mL，并注意保证患者安全，避免受伤。

⑤甲状腺危象：是由于甲亢长期控制不佳，涉及心脏、感染、营养障碍、危及患者生命的严重并发症，而手术、感染、电解质紊乱等的应激会诱发危象。危象先兆症状表现为甲亢症状加重，患者严重乏力、烦躁、发热（体温39℃以下）、多汗、心悸、心率每分钟在120～160次，伴有食欲不振、恶心、腹泻等。甲状腺危象临床表现为高热（体温39℃以上），脉快而弱，大汗、呕吐、水泻、谵妄，甚至昏迷，心率每分钟常在160次以上。如处理不及时或不当，患者常很快死亡。因此护士应严密观察病情变化，一旦发现上述症状，应立即通知医师，积极采取措施。

甲状腺危象处理包括以下几方面：a. 吸氧，以减轻组织的缺氧。b. 降温，使用物理降温、退热药物、冬眠药物等综合措施，使患者的体温保持在37℃左右。c. 静脉输入大量葡萄糖溶液。d. 碘剂，口服复方碘化钾溶液3～5mL，紧急时用10％碘化钠5～10mL加入10％葡萄糖溶液500mL中做静脉滴注，以降低循环血液中甲状腺素水平，或抑制外周T_4转化为T_3。e. 氢化可的松，每日200～400mg，分次做静脉滴注，以拮抗应激。f. 利血平1～2mg肌内注射，或普萘洛尔5mg，加入葡萄糖溶液100mL中做静脉滴注，以降低周围组织对儿茶酚胺的反应。g. 镇静剂，常用苯巴比妥100mg，或冬眠合剂Ⅱ号半量肌内注射，6～8小时一次。h. 有心力衰竭者，加用洋地黄制剂。护士应密切观察用药后的病情变化，病情一般于36～72小时逐渐好转。

（李相萱）

第二节 甲状腺功能减退症

甲状腺功能减退症（简称甲减）是各种原因导致的低甲状腺激素血症或甲状腺激素抵抗而引起的全身性低代谢综合征。按起病年龄分为三型，起病于胎儿或新生儿，称为呆小病；起病于儿童者，称为幼年性甲减；起病于成年，称为成年性甲减。前两者常伴有智力障碍。

一、病因

1. 原发性甲状腺功能减退　由于甲状腺腺体本身病变引起的甲减，占全部甲减的95%以上，且90%以上原发性甲减是由自身免疫、甲状腺手术和甲亢 ^{131}I 治疗所致。

2. 继发性甲状腺功能减退症　由下丘脑和垂体病变引起的促甲状腺激素释放激素（TRH）或者促甲状腺激素（TSH）产生和分泌减少所致的甲减，垂体外照射、垂体大腺瘤、颅咽管瘤及产后大出血是其较常见的原因；其中由于下丘脑病变引起的甲减称为三发性甲减。

3. 甲状腺激素抵抗综合征　由于甲状腺激素在外周组织实现生物效应障碍引起的综合征。

二、临床表现

1. 一般表现　易疲劳、怕冷、体重增加、记忆力减退、反应迟钝、嗜睡、精神抑郁、便秘、月经不调、肌肉痉挛等。体检可见表情淡漠，面色苍白，皮肤干燥发凉、粗糙脱屑，颜面、眼睑和手皮肤水肿，声音嘶哑，毛发稀疏、眉毛外1/3脱落。由于高胡萝卜素血症，手脚皮肤呈姜黄色。

2. 肌肉与关节　肌肉乏力，暂时性肌强直、痉挛、疼痛，嚼肌、胸锁乳突肌、股四头肌和手部肌肉可有进行性肌萎缩。腱反射的弛缓期特征性延长，超过350毫秒（正常为240～320毫秒），跟腱反射的半弛缓时间明显延长。

3. 心血管系统　心肌黏液性水肿导致心肌收缩力损伤、心动过缓、心排血量下降。ECG显示低电压。由于心肌间质水肿、非特异性心肌纤维肿胀。左心室扩张和心包积液导致心脏增大，有学者称之为甲减性心脏病。冠心病在本病中高发。10%患者伴发高血压。

4. 血液系统　由于下述四种原因发生贫血：①甲状腺激素缺乏引起血红蛋白合成障碍。②肠道吸收铁障碍引起铁缺乏。③肠道吸收叶酸障碍引起叶酸缺乏。④恶性贫血是与自身免疫性甲状腺炎伴发的器官特异性自身免疫病。

5. 消化系统　厌食、腹胀、便秘，严重者出现麻痹性肠梗阻或黏液水肿性巨结肠。

6. 内分泌系统　女性常有月经过多或闭经。长期严重的病例可导致垂体增生、蝶鞍增大。部分患者血清催乳素（PRI）水平增高，发生溢乳。原发性甲减伴特发性肾上腺皮质功能减退和1型糖尿病者，属自身免疫性多内分泌腺体综合征的一种。

7. 黏液性水肿昏迷　本病的严重并发症，多在冬季寒冷时发病。诱因为严重的全身性疾病、甲状腺激素替代治疗中断、寒冷、手术、麻醉和使用镇静药等。临床表现为嗜睡、低体温（T<35℃）、呼吸徐缓、心动过缓、血压下降、四肢肌肉松弛、反射减弱或消失，甚至昏迷、休克、肾功能不全危及生命。

三、辅助检查

1. 血常规　多为轻、中度正细胞正色素性贫血。

2. 生化检查　血清三酰甘油、总胆固醇、LDL-C 增高，HDL-C 降低，同型半胱氨酸增高，血清 CK、LDH 增高。

3. 甲状腺功能检查　血清 TSH 增高，T_4、FT_4 降低是诊断本病的必备指标。在严重病例中血清 T_3 和 FT_3 减低。亚临床甲减仅有血清 TSH 增高，但是血清 T_4 或 FT_4 正常。

4. TRH 刺激试验　主要用于原发性甲减与中枢性甲减的鉴别。静脉注射 TRH 后，血清 TSH 不增高者提示为垂体性甲减；延迟增高者为下丘脑性甲减；血清 TSH 在增高的基值上进一步增高，提示原发性甲减。

5. X 线检查　可见心脏向两侧增大，可伴心包积液和胸腔积液，部分患者有蝶鞍增大。

四、治疗要点

1. 替代治疗　左甲状腺素（L-T_4）治疗，治疗的目标是将血清 TSH 和甲状腺激素水平恢复到正常范围内，需要终身服药。治疗的剂量取决于患者的病情、年龄、体重和个体差异。补充甲状腺激素，重新建立下丘脑-垂体-甲状腺轴的平衡一般需要 4～6 周，所以治疗初期，每 4～6 周测定激素指标。然后根据检查结果调整 L-T_4 剂量，直到达到治疗的目标。治疗达标后，需要每 6～12 个月复查 1 次激素指标。

2. 对症治疗　有贫血者补充铁剂、维生素 B_{12}、叶酸等胃酸低者补充稀盐酸，并与 TH 合用疗效好。

3. 黏液水肿性昏迷的治疗

（1）补充甲状腺激素：首选 TH 静脉注射，直至患者症状改善，至患者清醒后改为口服。

（2）保温、供氧、保持呼吸道通畅，必要时行气管切开、机械通气等。

（3）氢化可的松 200～300mg/d 持续静滴，患者清醒后逐渐减量。

（4）根据需要补液，但是入水量不宜过多。

（5）控制感染，治疗原发病。

五、护理措施

1. 观察病情　监测生命体征变化，观察精神、神志、语言状态、体重、乏力、动作、皮肤情况，注意胃肠道症状，如大便的次数、性状、量的改变，腹胀、腹痛等麻痹性肠梗阻的表现有无缓解等。

2. 用药护理　甲状腺制剂从小剂量开始，逐渐增加，注意用药的准确性。用药前后分别测脉搏、体重及水肿情况，以便观察药物疗效；用药后若有心悸、心律失常、胸痛、出汗、情绪不安等药物过量的症状时，要立即通知医师处理。

3. 对症护理　对于便秘患者，遵医嘱给予轻泻剂，指导患者每天定时排便，适当增加运动量，以促进排便。注意皮肤防护，及时清洗并用保护霜，防止皮肤干裂。适量运动，注意保护，防止外伤的发生。

4. 黏液性水肿昏迷的护理

（1）保持呼吸道通畅，吸氧，备好气管插管或气管切开设备。

（2）建立静脉通道，遵医嘱给予急救药物，如 L-T_3、氢化可的松静滴。

（3）监测生命体征和动脉血气分析的变化，观察神志，记录出入量。

（4）注意保暖，主要采用升高室温的方法，尽量不给予局部热敷，以防烫伤。

（李相萱）

第三节　糖尿病

一、概述

糖尿病是一组由遗传和环境因素相互作用而引起的临床综合征。由于胰岛素相对或绝对不足及靶组织细胞对胰岛素敏感性降低而引起糖、蛋白质、脂肪、水和电解质代谢的紊乱。以葡萄糖耐量减低、血糖增高和糖尿为特征，临床表现有多饮、多尿、多食、疲乏及消瘦等，并可并发心血管、肾、视网膜及神经的慢性病变，病情严重或应激时可发生急性代谢紊乱。

据世界卫生组织（WHO）估计，全球目前有超过 1.5 亿糖尿病患者，2025 年这一数字将增加一倍。西方发达国家糖尿病患病率为 5%。我国糖尿病调查于 1979—1980 年调查成人糖尿病患病率为 1%，1994—1995 年调查成人糖尿病患病率为 2.5%，1995—1996 年调查成人糖尿病患病率为 3.21%。随着经济发展和生活方式改变，糖尿病患病率正在逐渐上升。估计我国现有糖尿病患者超过 4 000 万，居世界第 2 位。本病多见于中老年，患病率随年龄增长而增长，自 45 岁后明显上升，至 60 岁达高峰，年龄在 40 岁以上者患病率高达 40‰，年龄在 40 岁以下者患病率低于 2‰，男女患病率无明显差别。国内各地区患病率相差悬殊，以宁夏最高（10.94‰），北京次之，贵州最低（1.15‰）。职业方面，干部、知识分子、退休工人、家庭妇女较高，农民最低，脑力劳动者高于体力劳动者，城市高于农村。体重超重者（身体体重指数 BMI≥24）患病率是体重正常者的 3 倍。民族方面以回族最高，汉族次之。我国糖尿病绝大多数属 2 型糖尿病（非胰岛素依赖性糖尿病）。

（一）胰腺的分泌功能

胰腺横卧于 $L_{1\sim2}$ 腰椎前方，前面被后腹膜所覆盖，固定于腹后壁，它既是外分泌腺，也是内分泌腺。胰腺的外分泌功能是由腺泡细胞和导管壁细胞来完成的,这些细胞分泌出能消化蛋白质、糖类和脂肪的消化酶;内分泌来源于胰岛,胰岛是大小不一、形态不定的细胞集团,散布在腺泡之间,在胰体、尾部较多。胰岛有多种细胞,其中以β细胞较多,产生胰岛素,有助于蛋白质、糖类和脂肪的代谢;α细胞产生胰高血糖素,通过促进肝糖分解成葡萄糖来升高血糖。

(二) 影响糖代谢的激素

影响糖代谢作用的激素包括胰岛素、胰高血糖素、促肾上腺皮质激素(ACTH)、皮质激素、肾上腺素及甲状腺激素。

1. 胰岛素和胰高血糖素　胰岛素和胰高血糖素是控制糖代谢的两种主要激素,均属小分子蛋白质。胰岛素是体内降血糖的唯一激素,并有助于调节脂肪和蛋白质的新陈代谢。

(1) 刺激葡萄糖主动运输进入肌肉及脂肪组织细胞内,为能穿过细胞膜,葡萄糖必须与胰岛素结合,而且必须与细胞上的受体连接在一起。有些糖尿病患者虽然有足够的胰岛素,但是受体减少,因此减少了胰岛素送入细胞的量。其他的人则是胰岛素分泌不足,当胰岛素分泌不足时,葡萄糖就留在细胞外,使血糖浓度升高,超过正常值。

(2) 调节细胞将糖类转变成能量的速率。

(3) 促进葡萄糖转变成肝糖原贮存起来,并抑制肝糖原转变成葡萄糖。

(4) 促进脂肪酸转变成脂肪,形成脂肪组织贮存起来,且能抑制脂肪的破坏、脂肪的利用及脂肪转换成酮体。

(5) 刺激组织内的蛋白质合成作用,且能抑制蛋白质转变成氨基酸。

总之,正常的胰岛素可主动地促进以上过程,以降低血糖,抑制血糖升高。

胰岛β细胞分泌胰岛素的速率是由血中葡萄糖的量来调节的,当血糖升高时,胰岛细胞就分泌胰岛素进入血中,从而使葡萄糖进入细胞内,并将葡萄糖转变成肝糖原;当血糖降低时,胰岛分泌胰岛素的速率降低;当食物消化吸收后,胰岛细胞再分泌胰岛素。

当胰岛素分泌不足时,血糖浓度便高于正常值;当胰岛素过量时,如体外补充胰岛素过量时,血糖过低会发生胰岛素诱发的低血糖反应(胰岛素休克)。

胰高血糖素的作用与胰岛素相反,当血糖降低时,刺激胰高糖素分泌,胰高糖素通过促进肝糖原转化为葡萄糖的方式来升高血糖。糖尿病患者常常同时有胰岛素与胰高血糖素分泌异常的情况,单独影响胰岛α细胞的疾病(胰高血糖素的分泌过量或不足)非常罕见。下面通过进餐后血糖的变化,来说明胰岛素与胰高血糖素相反而互补的作用。

如当一个人早上7:00用早餐,血糖开始升高,胰岛素约在7:15开始分泌,大约在上午9:30血糖升到最高值,稍后胰岛素的分泌将减少,到了上午11:00,胰岛素促进葡萄糖进入到细胞内,因此机体会利用这些葡萄糖作为两餐间的能量来源。胰岛素与胰高血糖素的合成及释放依赖以下三种要素。

(1) 健全的胰脏：具有正常功能的 α 细胞及 β 细胞。

(2) 含有充分蛋白质饮食：胰岛素和胰高血糖素都是蛋白质物质。

(3) 正常的血钾浓度：低血钾会使胰岛素分泌减少，当胰岛素或胰高血糖素分泌不足对，患者可由胃肠以外的途径补充。因为胃肠中的蛋白溶解酶可使它们失去活性，注射胰高血糖素可逆转因注射过量胰岛素导致的低血糖。

2. 其他激素的作用

(1) 肾上腺皮质所分泌的糖皮质激素刺激蛋白质转换成葡萄糖，使血糖升高。在身体处于应激情况下，或血糖非常低时，这些激素便可分泌。

(2) 肾上腺素在人体处于应激时，可将肝糖原转换成葡萄糖而使血糖升高。

(3) 甲状腺素和生长激素也可使血糖升高。

(三) 糖尿病分型

目前国际上通用 WHO 糖尿病专家委员会提出的病因学分型标准。此标准将糖尿病分成四大类型，包括 1 型糖尿病（胰岛素依赖性糖尿病）、2 型糖尿病（非胰岛素依赖性糖尿病）、其他特殊类型糖尿病和妊娠期糖尿病。

二、病因与发病机制

糖尿病的病因和发病机制目前尚未完全阐明，不同类型的糖尿病其病因也不相同。

(一) 1 型糖尿病

1. **遗传易感性** 糖尿病病因中遗传因素可以肯定，1 型糖尿病患者的父母患病率为 11%，三代直系亲属中遗传 6%，这主要是因为基因异常所致人类白细胞组织相容抗原（HLA）与自身免疫相关的这些抗原是糖蛋白，分布在全身细胞（红细胞和精子除外）的细胞膜上。研究发现，携带 HLA-DR$_3$ 和/或 HLA-DR$_4$ 的白种人和携带 HLA-DR$_3$、HLA-DR$_9$ 的中国人易患糖尿病。

2. **病毒感染** 1 型糖尿病与病毒感染有明显关系。已发现的病毒有柯萨奇 B 病毒、腮腺炎病毒、风疹病毒、巨细胞病毒。病毒感染可直接损伤胰岛组织引起糖尿病，也可能损伤胰岛组织后，诱发自身免疫反应，进一步损伤胰岛组织引起糖尿病。

3. **自身免疫** 目前发现 90% 新发生的 1 型糖尿病患者，其循环血中有多种胰岛细胞自身抗体。此外，细胞免疫在发病中也起重要作用。临床观察 1 型患者常伴有其他自身免疫病，如 Graves 病、桥本病、重症肌无力等。

总之，HLA-D 基因决定了 1 型糖尿病的遗传易感性，易感个体在环境因素的作用下，通过直接或间接的自身免疫反应，引起胰岛 β 细胞破坏，体内可检测出各种胰岛细胞抗体，胰岛 β 细胞数目开始减少，但仍能维持糖耐量正常。当胰岛 β 细胞持续损伤达一定程度（通常只残存 10% β 细胞），胰岛素分泌不足，糖耐量降低或出现临床糖尿病，需用胰岛素治疗，最后胰岛β细胞完全消失，需依赖胰岛素维持生命。

（二）2型糖尿病

2型糖尿病与遗传和环境因素的关系更为密切，其遗传方式与1型糖尿病患者不同，不存在特殊的HLA单型的优势。中国人与2型糖尿病关联的基因有4个，即胰岛素受体基因载脂蛋白A_1和B基因、葡萄糖激酶基因。不同的糖尿病患者可能与不同的基因缺陷有关此为2型糖尿病的遗传异质性特点。2型糖尿病有明显的家族史，其父母糖尿病患病率达85%，单卵双生子中，两人同患糖尿病的比例达90%以上。环境因素中，肥胖是2型糖尿病发病的重要诱因，肥胖者因外周靶组织细胞膜胰岛素受体数目减少，亲和力降低，周围组织对胰岛素敏感性降低，即胰岛素抵抗，胰岛β细胞长期超负荷，其分泌功能将逐渐下降一旦胰岛β细胞分泌的胰岛素不足以代偿胰岛素抵抗，即可发生糖尿病。此外，感染、应激、缺乏体力活动、多次分娩均可能是2型糖尿病的诱因。胰高血糖素、肾上腺素等胰岛素拮抗激素分泌过多，对糖尿病代谢紊乱的发生也有重要作用。2型糖尿病早期存在胰岛素抵抗而胰岛β细胞代偿性分泌胰岛素增多时，血糖可维持正常；当β细胞功能出现缺陷而对胰岛素抵抗不能代偿时，可进展为葡萄糖调节受损和糖尿病。

三、病理

1型糖尿病患者胰腺的病理改变明显，β细胞数量减少，仅为正常的10%左右，50%～70%可出现胰岛β细胞周围淋巴细胞和单核细胞浸润，另外还有胰岛萎缩和β细胞变形。2型糖尿病的主要病理改变有胰岛玻璃样变，胰腺纤维化，β细胞空泡变性和脂肪变性。

糖尿病患者的大、中血管病变主要是动脉粥样硬化，微血管的基本病变为毛细血管基底膜增厚。神经病变的患者有末梢神经纤维轴突变性，继以节段性或弥漫性脱髓鞘改变，病变可累及神经根、椎旁交感神经节和颅神经。糖尿病控制不良时，常见的病理改变为肝脏脂肪沉积和变性。

由于胰岛素生物活性作用绝对或相对不足而引起糖、脂肪和蛋白质代谢的紊乱，葡萄糖在肝、肌肉和脂肪组织的利用减少，肝糖输出增多，因而发生高血糖。升高的血糖使细胞内液进入血液，从而导致细胞内液不足，当血糖浓度升高超过10mmol/L时，便超过肾糖阈，葡萄糖进入尿中，而引起糖尿。尿中葡萄糖的高渗透作用，阻止肾小管对水分的再吸收，引起细胞外液不足。脂肪代谢方面，因胰岛素不足，脂肪组织摄取葡萄糖及血浆清除甘油减少，脂肪合成减少，脂蛋白酶活性低下，使血浆游离脂肪酸和三酰甘油浓度升高。在胰岛素极度缺乏时，储存脂肪动员和分解加速，可使血游离脂肪酸浓度更高。脂肪代谢障碍，可产生大量酮体（包括乙酰乙酸、β羟丁酸、丙酮酸）。当酮体生成超过组织利用和排泄能力时，大量酮体堆积形成酮症或进一步发展为酮症酸中毒。蛋白质代谢方面，肝、肌肉等组织摄取氨基酸减少，蛋白质合成减少，分解代谢加速，而出现负氮平衡。血浆中生糖氨基酸浓度降低，同时血中生酮氨基酸水平增高，导致肌肉摄取氨基酸合成蛋白质的能力下降，患者表现为消瘦、乏力，组织修复能力和抵抗力降低，儿童生长发育障碍、延迟。1型患者和2型患者在物质代谢紊乱方面是相同的，但2型患者一般症状较轻，不少患者可在相当长时期内无代谢紊乱，有的患者基础胰岛素分泌正常，有的患者进食后胰岛素分泌高峰延迟。

四、护理评估

（一）健康史

评估患者家族中糖尿病的患病情况，详细询问患者的生活方式、饮食习惯、食量、妊娠次数、新生儿出生体重、身高等。

（二）身体评估

1. 代谢紊乱症状群　本病典型症状是"三多一少"，即多饮、多尿、多食及体重减轻，此外还有糖尿病并发症的症状。

（1）多尿：由于血糖升高，大量葡萄糖从肾脏排出，引起尿渗透压增高，阻碍水分在肾小管被重吸收，大量水分伴随葡萄糖排出，形成多尿，患者的排尿次数和尿量明显增多，每日排尿量2～10L。血糖越高，排糖越多，尿量也越多。

（2）烦渴多饮：多尿使机体失去大量水分，因而口渴，饮水量增多。

（3）易饥多食：葡萄糖是体内能量及热量的主要来源，由于胰岛素不足，摄入的大量葡萄糖不能被利用而随尿丢失，机体处于半饥饿状态，为补偿失去的葡萄糖，大多患者有饥饿感，从而导致食欲亢进，易饥多食。

（4）消瘦（体重减轻）、乏力：由于机体不能充分利用葡萄糖，故需用蛋白质和脂肪来补充能量和热量，使体内蛋白质和脂肪消耗增多，加之水分的丧失，患者体重减轻，消瘦乏力。1型糖尿病患者体型均消瘦，2型糖尿病患者发病前多有肥胖，病后虽仍较胖，但较病前体重已有减轻。

（5）其他：患者常有皮肤疖肿及皮肤瘙痒，由于尿糖浓度较高和尿糖的局部刺激，患者外阴部瘙痒较常见，有时因局部湿疹或真菌感染引起。此外还可见腰背酸痛、视物模糊、月经失调等。

2. 并发症

（1）酮症酸中毒：为最常见的糖尿病急症。糖尿病加重时，脂肪分解加速，大量脂肪酸在肝脏经β氧化产生酮体（包括乙酰乙酸、β羟丁酸、丙酮酸），血酮升高时称酮血症，尿酮排出增多时称酮尿，统称酮症。乙酰乙酸和β羟丁酸的酸性较强，故易产生酸中毒。病情严重时可出现糖尿病昏迷，1型糖尿病患者多见，2型糖尿病患者在一定诱因作用下也可发生酮症酸中毒，尤其是老年人常因并发感染而易患此症。

酮症酸中毒的诱发因素很多，如急、慢性感染，以呼吸道、泌尿系、胃肠感染最常见。

胰岛素突然中断或减量过多、饮食失调、过多摄入甜食和含脂肪的食物或过分限制糖类，应激如外伤、手术麻醉、精神创伤、妊娠分娩均可诱发此病。

酮症酸中毒时患者可表现出糖尿病症状加重，如明显的软弱无力，极度口渴，尿量较前更多，食欲减退，恶心呕吐以至不能进水和食物。当 pH<7.2 或血浆 CO_2 结合力低于 15mmol/L 时，呼吸深大而快（Kussmaul 呼吸），患者呼气中含丙酮，故有烂苹果味。失水加重可致脱水表现，如尿量减少，皮肤干燥无弹性，眼球下陷，严重者出现休克，表现为心率加快，脉细速，血压下降，四肢厥冷等。患者早期有头晕、头痛、精神萎靡，继而嗜睡，烦躁不安，当病情恶化时，患者反应迟钝、消失，最后陷入昏迷。

（2）高血糖高渗状态：是糖尿病急性代谢紊乱的另一临床类型。多见于老年 2 型糖尿病患者中。发病前多无糖尿病史或症状轻微未引起注意，患者有严重高血糖、脱水及血渗透压增高而无显著的酮症酸中毒，可表现为突然出现神经精神症状，表现为嗜睡、幻觉、定向障碍、昏迷等，病死率高达 40%。

（3）大血管病变：大、中动脉粥样硬化主要侵犯主动脉、冠状动脉、脑动脉、肾动脉和肢体外周动脉等，引起冠心病、缺血性或出血性脑血管病、肾动脉硬化、肢体动脉硬化等。

（4）微血管病变：微血管病变是糖尿病的特异性并发症，其典型改变是微循环障碍和微血管基底膜增厚。其主要病变主要表现在视网膜、肾、神经和心肌组织，其中尤以糖尿病肾病和视网膜病为重要。

①糖尿病肾病：常见于病史超过 10 年的患者中。包括肾小球毛细血管间硬化症、肾动脉硬化病和慢性肾盂肾炎。糖尿病肾损害的发生、发展分为Ⅰ～Ⅴ五期，患者可表现为蛋白尿、水肿和高血压，晚期伴氮质血症、肾衰竭。

②糖尿病视网膜病变：大部分病程超过 10 年的患者可并发不同程度的视网膜病变，是失明的主要原因之一。视网膜病变可分为六期，Ⅰ～Ⅲ期为背景性视网膜病变，Ⅳ～Ⅵ期为增殖性视网膜病变。出现增殖性病变时常伴有糖尿病肾病及神经病变。

（5）神经病变：多发性周围神经病变最常见，患者出现对称性肢体隐痛、刺痛或烧灼样痛，夜间及寒冷时加重，一般下肢比上肢明显。肢端呈手套、袜子状分布的感觉异常。自主神经损害表现为瞳孔改变、排汗异常、便秘、腹泻、尿潴留、尿失禁、直立性低血压、持续心动过速、阳痿等。

（6）糖尿病足：与下肢远端神经异常和不同程度周围血管病变相关的足部溃疡、感染和/或深层组织破坏。轻者表现为足部皮肤干燥苍白和发凉，重者可出现足部溃疡、坏疽。糖尿病足是糖尿病患者截肢、致残的主要原因。

（7）感染：糖尿病患者易感染疖、痈等皮肤化脓性疾病，皮肤真菌的感染也较常见，如足癣、甲癣、体癣等。女性患者常并发真菌性阴道炎、肾盂肾炎和膀胱炎等常见的泌尿系感染，常反复发作，多转为慢性肾盂肾炎。

（8）其他：糖尿病患者还容易出现白内障、青光眼、屈光改变和虹膜睫状体病变等其他眼部并发症。皮肤病变也很常见，大多数为非特异性，但临床表现和自觉症状较重。

（三）辅助检查

1. 尿糖测定　轻症患者空腹尿糖可阴性，但饭后尿糖均为阳性。每日尿糖总量一般与病情平行，因而是判断治疗控制程度的指标之一。但患有肾脏病变者血糖虽高但尿糖可为阴性，妊娠时血糖正常，但尿糖可阳性。

2. 尿酮体　并发酮症酸中毒时，尿酮体阳性。

3. 血糖测定　空腹及饭后 2 小时血糖是诊断糖尿病的主要依据，同时也是判断糖尿病病情和疗效的主要指标。血糖值反映的是瞬间血糖状态。当空腹血糖 ≥ 7.0mmoL/L（126mg/dl）和/或餐后 2 小时血糖 ≥ 11.1mmol/L（200mg/dl）时，可确诊为糖尿病。酮症酸中毒时，血糖可达 16.7～33.3mmol/L（300～600mg/dl）；高血糖高渗状态时，血糖高至 33.3mmol/L（600mg/dl）。空腹静脉血血糖正常值为 3.9～6.4mmoL/L（70～115mg/dl）。诊断糖尿病时必须用静脉血浆测定血糖，随访血糖控制情况可用便携式血糖仪。

4. 口服葡萄糖耐量试验（OGTT）　对怀疑患有糖尿病，而空腹或饭后血糖未达到糖尿病诊断标准者，应进行本试验。OGTT 应在清晨进行。目前葡萄糖负荷量成人为 75g，溶于 250～300mL 水中，5 分钟内饮完，2 小时后测静脉血浆糖。儿童为 1.75g/kg，总量不超过 75g。

5. 糖化血红蛋白测定（GHbA1）　糖化血红蛋白的量与血糖浓度呈正相关，分为 A、B、C 三种，其中以 GHbA1C 最为主要，正常人 A1C 占血红蛋白总量的 3%～6%，可反映近 8～12 周内血糖总的水平，为糖尿病控制情况的主要监测指标之一。

6. 病情未控制的患者，常见血三酰甘油、胆固醇、β 脂蛋白增高。并发肾脏病变者尿常规可见不同程度的蛋白质、白细胞、红细胞、管型等，并可有肾功能减退；并发酮症酸中毒时，血酮阳性，重者可 > 4.8mmol/L（50mg/dl），CO_2 结合力下降，可至 13.5～9.0mmol/L（40～20vol%）或以下，血 pH 在 7.35 以下，外周血中白细胞增高。高血糖高渗状态者血钠可达 155mmol/L，血浆渗透压达 330～460mOsm/（kg·H_2O）。

（四）心理-社会状况

1. 评估患者对疾病的反应　如否认、愤怒、悲伤。

2. 评估家庭成员情况　是否有家庭、社区的支持，家庭成员是否协助患者进行饮食控制，督促患者按时服药，胰岛素注射，定期进行血尿糖检验。

3. 评估家庭的经济状况　是否能够保证患者的终生用药。

4. 评估患者对疾病治疗的态度　有的患者认识不到糖尿病的危害，不注意饮食控制。继续吸烟、饮酒等不良生活习惯。对于 1 型糖尿病患者，能否坚持餐前胰岛素注射；对于 2

型糖尿病患者，是否按时服药，自觉地自测血糖、尿糖等。

五、常见的护理诊断/问题

1. 知识缺乏　与缺乏糖尿病疾病及治疗、护理知识有关。

2. 营养失调：低于机体需要量　与胰岛素分泌绝对或相对不足引起糖、蛋白质、脂肪代谢紊乱有关。

3. 有感染的危险　与糖、蛋白质、脂肪代谢紊乱所致的机体抵抗力下降和微循环障碍有关。

4. 潜在并发症　糖尿病酮症酸中毒、低血糖。

5. 焦虑　与疾病的慢性过程有关。

六、护理措施

通过治疗与护理，患者情绪状态稳定，焦虑程度减轻，患者能够遵循医嘱按时用药，控制饮食、有运动计划。患者多饮、多尿、多食的症状缓解，体重增加，血糖正常或趋于正常。患者在健康教育之后，能够进行自我照顾、病情监测，如进行足部护理、胰岛素注射，正确测量血糖、尿糖等，护士能够及时发现并发症，及时通知医师，使并发症得到及时处理。患者顺利接受手术，术后无感染的发生。

（一）用药护理

护士在患者用药过程中应指导患者按时按量服药，不可随意增量或减量；用药后注意观察药物疗效，监测血糖、尿糖、尿量、体重变化，并观察药物不良反应。护士应给患者讲解胰岛素和口服降糖药对糖尿病控制的重要性，药物的作用及不良反应，演示胰岛素注射方法，说明用药与其他因素的关系，如饮食、锻炼等，保证患者及家属了解低血糖症状和治疗方法及持续高血糖、酮症酸中毒的处理方法。指导的对象包括患者及其家庭成员。

1. 胰岛素治疗患者的护理

（1）胰岛素治疗的适应证：①1 型糖尿病患者尤其是青少年、儿童，无论有否酮症酸中毒，都必须终身坚持用胰岛素替代治疗。②显著消瘦的成年糖尿病患者、与营养不良相关的糖尿病患者及生长发育迟缓者，均应采用胰岛素治疗。③2 型糖尿病患者经严格饮食控制，适当运动及口服降糖药物未获良好控制者，可补充胰岛素治疗，以便减轻 β 细胞负担，尽快控制临床症状和高血糖。但胰岛素用量不宜过大，以免发生胰岛素抵抗性。④2 型糖尿病患者在严重感染、创伤、手术、结核病等消耗性疾病以及应激状态如急性心肌梗死等情况下，为预防酮症酸中毒或其他并发症的发生，宜用胰岛素治疗，待病情好转后可停用。⑤糖尿病伴有酮症酸中毒，高血糖高渗状态或乳酸性酸中毒等急性并发症的患者，都必须使用胰岛素治疗。⑥妊娠期糖尿病或糖尿病妇女妊娠期间，为了纠正代谢紊乱，保证胎儿正常发育，防止出现胎儿先天性畸形，宜采用胰岛素治疗。⑦糖尿病患者伴有视网膜病变、肾脏病变、神经病变、心脏病变或肝硬化、肝炎、脂肪肝、下肢坏疽等，宜采用胰岛素治疗。⑧外科手术前后患者，须采用胰岛素治疗。⑨成年或老年糖尿病患者起病很急，体重明显减轻，可采用胰岛素治疗。⑩伴重度外阴瘙痒，宜暂时用胰岛素治疗，有继发性糖尿病如垂体性糖尿病、胰源性糖尿病时，亦应采用。

（2）胰岛素制剂类型及作用时间：按作用快慢和维持作用时间，胰岛素制剂可分为速（短）效、中效、长（慢）效三类。短效胰岛素可皮下、肌内、静脉注射，注射后吸收快、作用迅速，维持时间短。中效胰岛素又称中性鱼精蛋白锌胰岛素，只能皮下注射，其作用较慢，维持时间较长，可单独使用，也可与短效胰岛素合用。长效胰岛素又称鱼精蛋白锌胰岛素，只供皮下注射，不能做静脉注射，吸收速度慢，维持时间长。

（3）胰岛素贮存：胰岛素的贮存温度为 2～3℃，贮存时间不宜过长，过期会影响胰岛素的效价，不能存放于冰冻层，同时要避免剧烈晃动，不要受日光照射，短效胰岛素如不清亮或中、长效胰岛素呈块状时，不能使用。

（4）胰岛素的抽吸：我国常用胰岛素制剂的浓度有每毫升 40IU 或 100IU，使用时应看清浓度。一般用 1mL 注射器抽取胰岛素以保证剂量准确，当患者需要长、短效胰岛素混合使用时，应先抽短效，再抽长效胰岛素，然后轻轻混匀，不可反向操作，以免将长效胰岛素混入短效胰岛素瓶内，影响其疗效。某些患者需混用短、中效胰岛素，现有各种比例的预混制作，最常用的是含 30％短效和 70％中效胰岛素的制剂。胰岛素"笔"型注射器装满预混胰岛素笔芯，使用方便且便于携带。目前经肺、口腔黏膜和鼻腔黏膜吸收的 3 种胰岛素吸入剂已开始上市。

（5）给药时间：生理性胰岛素分泌有两种模式，包括持续性基础分泌和进餐后胰岛素分泌迅速增加，胰岛素治疗应力求模拟生理性胰岛素分泌的模式。使用短效胰岛素，每次餐前半小时皮下注射一次，有时夜宵前再加一次，每日 3～4 次。使用中效胰岛素，早餐前 1 小时皮下注射一次，或早餐及晚餐前分别皮下注射一次。使用长效胰岛素，每日于早餐前 1 小时皮下注射一次。

（6）胰岛素强化治疗：强化胰岛素治疗法，目前较普遍应用的方案是餐前多次注射短效胰岛素加睡前注射中效或长效胰岛素。采用胰岛素强化治疗的患者有时早晨空腹血糖仍高，可能原因为夜间胰岛素作用不足、"黎明"现象和"苏木杰"效应，夜间多次测定血糖有助于鉴别上述原因。另外采用胰岛素强化治疗时，低血糖症发生率增加，应注意预防、早期识别和及时处理。

（7）常见不良反应及护理：①低血糖反应，由于胰岛素使用剂量过大、饮食失调或运动过量，患者可出现低血糖反应，表现为饥饿、头昏、心悸多汗甚至昏迷。对于出现低血糖反应的患者，护士应及时检测血糖，根据患者的具体情况给患者进食糖类食物，如糖果、饼干、含糖饮料，或静脉推注50%葡萄糖40～100mL，随时观察病情变化。②变态反应，胰岛素变态反应是由IgE引起的，患者首先出现注射部位瘙痒，随之出现荨麻疹样皮疹，可伴有恶心、呕吐、腹泻等胃肠症状。如出现变态反应，应立即更换胰岛素制剂的种类，使用抗组胺药物和糖皮质激素及脱敏疗法等，严重变态反应者需停止或暂时中断胰岛素治疗。③局部反应，胰岛素注射后可出现局部脂肪营养不良，在注射部位呈皮下脂肪萎缩或增生，停止该部位注射后自然恢复。护士在进行胰岛素注射时，应注意更换注射部位。另外，通过使用高纯度胰岛素制剂可明显减少脂肪营养不良。胰岛素注射部位包括前臂、大腿前侧、外侧、臀部和腹部（脐周不要注射），两周内同一个注射部位不能注射两次，每个注射点相隔2cm。

（8）护士应教会患者进行自我胰岛素注射方法，自我监测注射后的反应，讲解注意事项。先指导患者准确抽吸药液，注射前，用左拇指及示指将皮肤夹住提起，右手持注射器与皮肤成45°～60°角的方向，迅速刺进皮肤，抽吸回血，确定无回血后，注入胰岛素。注射完毕后，用棉签轻压穿刺点，以防止少量胰岛素涌出，但不要按摩局部。

2. 口服降糖药患者的护理

（1）促胰岛素分泌剂

①磺脲类：此类药物作用机制为通过作用于胰岛β细胞表面的受体，促进胰岛素释放。主要适用于通过饮食治疗和体育活动不能很好控制病情的2型糖尿病患者。1型糖尿病、有严重并发症或晚期β细胞功能很差的2型糖尿病、对磺脲类过敏或有严重不良反应等是本药的禁忌证或不适应证。药物主要的不良反应为低血糖反应，当剂量过大、饮食过少、使用长效制剂或同时应用增强磺脲类降血糖的药物时，可发生低血糖反应。患者还可出现胃肠反应，如恶心、呕吐、消化不良等，偶尔可出现药物变态反应如荨麻疹、白细胞减少等。常见的第二代药物有：a. 格列本脲（优降糖），具有较强而迅速的降糖作用，剂量范围为2.5～20mg/d，分1～2次餐前半小时口服。b. 格列吡嗪（美吡达），剂量范围为2.5～30mg/d，分1～2次口服，于餐前半小时口服。c. 格列齐特（达美康），剂量范围为80～240mg/d，分1～2次口服，于餐前半小时口服。d. 格列喹酮（糖适平），剂量范围为30～180mg/d，分1～2次服用，于餐前半小时口服，肾功能不全时仍可使用。

②格列奈类：此类药物的作用机制、禁忌证或不适应证与磺脲类大致相同。降血糖作用快而短，主要用于控制餐后高血糖。低血糖症发生率低、程度较轻。较适用于餐后高血糖为主的老年2型糖尿病患者。常用药物为瑞格列奈（每次0.5～4mg）和那格列奈（每次60～120mg），于餐前或进餐时口服。

（2）双胍类：此类药物的作用机制为通过促进肌肉等外周组织摄取葡萄糖加速无氧酵解、抑制葡萄糖异生、抑制或延缓葡萄糖在胃肠道吸收等作用改善糖代谢，与磺脲类联合使用，可增强降血糖作用。此类药物适用于肥胖或超重的2型糖尿病患者，常见的不良反应是胃肠反应，服药后患者出现口干苦、有金属味，厌食、恶心、呕吐、腹泻等，偶见皮肤红斑、荨麻疹等。常用药物为甲福明（又称二甲双胍），每日剂量500～1 500mg，分2～3次服，进餐中口服。

（3）α-葡萄糖苷酶抑制剂：此类药物的作用机制为通过抑制小肠黏膜上皮细胞表面的α葡萄糖苷酶，延缓糖类的吸收，从而降低餐后高血糖。常见药物有阿卡波糖，开始服用剂量为25mg。每日3次，进食第一口饭时服药，若无不良反应，剂量可增至50mg，每日3次。最大剂量可增至100mg，每日3次。常见的不良反应有腹胀、腹泻、肠鸣音亢进、排气增多等胃肠反应。

（4）噻唑烷二酮：格列酮类药物。其作用机制是增强靶组织对胰岛素的敏感性，减轻胰岛素抵抗，被视为胰岛素增敏剂。此类药物有罗格列酮，用法为4～8mg/d，每日1次或分次服用；吡格列酮，剂量为15mg，每日1次。

（二）饮食护理

糖尿病治疗除采用必要的口服降糖药或胰岛素注射外，饮食治疗是治疗糖尿病的重要措施。适当节制饮食可减轻胰岛β细胞的负担。对于老年人，肥胖者而无症状或轻型患者，尤其是空腹及餐后血浆胰岛素不低者，饮食控制非常重要。护士可组织患者、家属、营养师共同参与制定饮食计划，在制定计划过程中，要考虑患者的种族、宗教、文化背景及饮食习惯。

糖尿病患者的饮食原则是在合理控制热量的基础上，合理分配糖类、脂肪、蛋白质的进量，以纠正糖代谢紊乱引起的血糖、尿糖、血脂异常等。

1. 合理控制总热量　人体所需总热量由基础代谢、体力劳动及食物在消化吸收代谢过程所需热量三部分组成。

总热量=基础代谢热量+体力劳动热量+食物消化吸收代谢所需热量

患者总热量的摄入以能维持标准体重为宜，热量的需要应根据患者的具体情况而定。肥胖者应先减少热量的摄入，减轻体重；消瘦者应提高热量的摄入，增加体重，使之接近标准体重；孕妇、哺乳期妇女、儿童需增加热量摄入，维持其特殊的生理需要和正常生长发育。

糖尿病患者每日所需总热量应根据标准体重和每日每千克体重所需热量来计算。标准体重由身高来定，而每日每千克所需热量与患者的体型和活动性质有关。

标准体重（kg）= 身高（cm）-105

每日所需总热量（kJ）= 标准体重（kg）×热量（kJ/kg体重）

2. 糖尿病患者所需三大营养素量及其分配比例

（1）糖类：应根据患者的实际情况限制糖类的摄入量，但不能过低。饮食中糖类太少，患者不易耐受。大量实验和临床观察表明，在控制热能的基础上提高糖类进量，不但可以改善葡萄糖耐量，而且还可以提高胰岛素的敏感性。机体因少糖而利用脂肪代谢供给能量，更易发生酸中毒。对于空腹血糖高于11.2mmol/L（200mL/dl）的患者，不宜采用高糖类饮食，但每日摄入量不应少于150g；对于空腹血糖正常或同时应用磺脲类降糖药患者，以及某些使用胰岛素的患者，糖类的供给量应占总热量的50%～65%，折合主食250～400g/d。

有利于患者血糖控制的糖类食品有：燕麦片、莜麦粉、荞麦粉、玉米渣、白芸豆饭、绿豆、海带、粳米、二合一面或三合一面窝头。

（2）蛋白质：蛋白质是人体细胞的重要组成部分，对人体的生长发育、组织的修补和更新起着极为重要的作用。在糖尿病患者的饮食中，蛋白质摄入量应比正常人高一些。这主要因为糖尿病患者蛋白质代谢紊乱，如果蛋白质摄入不足，出现负氮平衡，会出现消瘦、乏力、抵抗力差、易感染、创口不易愈合、小儿生长发育受阻等。蛋白质摄入量成人按每日每千克体重0.8～1.2g供给，占总热量的15%～20%；孕妇、哺乳期妇女、营养不良及消耗性疾病患者，酌情加至1.5g/（kg·d），个别可达2.0g/（kg·d）；小儿2～4g/（kg·d）。

蛋白质食物的选择包括动物性和植物性两类。其中至少应选用1/3的优质蛋白质，优质蛋白质的主要来源有瘦肉、鱼、虾、鸡、鸭、鸡蛋、牛奶、豆类等。

（3）脂肪：脂肪是人体结构的重要材料，在体内起着保护和固定作用，是体内热量的储存部分，有利于维生素A、维生素D、维生素E的吸收。脂肪可增加饱腹感，但可导致动脉粥样硬化。糖尿病患者每日进食脂肪量为每千克体重1.0g，占总热量的30%～35%。饮食中要限制动物性脂肪如羊、牛、猪油的进量，少吃胆固醇含量高的食物，如肝、肾、脑、蛋黄、鱼子等，偏向选用植物油。

3. 糖尿病患者的食物选择和禁忌　糖尿病患者主食可选用大米、白面、玉米面、小米、莜面，每日控制在250～450g。副食可选用富含蛋白质的食物，如瘦肉、鸡蛋、鱼、鸡、牛奶、豆类等。烹调油宜用豆油、菜籽油、花生油、玉米油、芝麻油、葵花子油等，这类植物油含不饱和脂肪酸较高，有预防动脉粥样硬化的作用，但也不能大量食用。如按膳食单的标准吃完后，仍有饥饿感，可加食含糖3%以下的蔬菜，如芹菜、白菜、菠菜、韭菜、黄瓜、西红柿、生菜等。

糖尿病患者禁止食用含糖过高的甜食如红糖、白糖、冰激凌、甜饮料、糖果、饼干、糕点、蜜饯、红薯等。如想吃甜味食品可采用木糖醇、山梨醇或甜叶菊等调味品；如想吃土豆、藕粉、胡萝卜等，则需从主食中相应减量。

（三）运动指导

体力活动或体力锻炼是糖尿病治疗的重要组成部分。运动可使身体强壮，改善机体的代谢功能，促进能量消耗，减少脂肪组织的堆积，提高机体对胰岛素的敏感性，增加肌肉对血糖的利用，改善血液循环，从而降低血糖，使肥胖者减轻体重，减少糖尿病并发症的发生。同时运动使糖尿病患者保持良好的心态，树立战胜疾病的信心，从而提高生存质量。

适用于糖尿病患者的锻炼方式多种多样，如散步、步行、健身操、太极拳、打球、游泳、滑冰、划船、骑自行车等。选择运动的方式应根据患者的年龄、性别、性格、爱好及糖尿病控制程度、身体状况和是否有并发症等具体情况而定。运动的强度应掌握在运动后收缩压不超过 24.0kPa，中青年心率达 130～140 次/分，老年人不超过 120 次/分。运动每天可进行 1～2 次，每周不少于 5 天。

糖尿病患者运动时要做好自我防护，如穿厚底防滑运动鞋、戴护膝、保护足跟等，随手携带易吸收的糖类食品，如糖果、饮品等，若感觉血糖过低，立即进食。运动宜在饭后 1 小时左右开始，可从短时间的轻微活动开始，逐渐增加运动量。切忌过度劳累，每次活动以 15～30 分钟为宜。不适合运动的情况包括：血糖太高、胰岛素用量太大、病情波动较大；有急性感染、发热；有酮症酸中毒，严重的心、肾病变，高血压，腹泻，反复低血糖倾向等。

（四）病情监测

1. **四次尿、四段尿糖** 四次尿即早、午、晚餐前和睡觉前的尿液，做尿糖定性检查。应注意留尿前 30 分钟先把膀胱排空，然后收集半小时的尿液，这样才能根据每次尿糖多少，比较真实地反映和推测血糖水平。四段尿糖是指将 24 小时分为四段。

（1）第一段：早饭后到午饭前（7：30am～11：30am）。

（2）第二段：午饭后到晚饭前（11：30am～5：30pm）。

（3）第三段：晚饭后到晚睡前（5：30pm～10：30pm）。

（4）第四段：睡觉后到次日早饭前（10：30pm～次日 7：30am）。

每段尿不论排尿几次，全放在一个容器内混匀，四段尿分别留在四个瓶子里，分别记录，做尿量定性检查，并将结果详细记录。

烧尿糖的方法用滴管吸班氏液 20 滴，放于玻璃试管中，再滴 2 滴尿，将试管放沸水中煮沸 5 分钟后，观察颜色改变。不要用火烧液面以上的试管，防止将试管烧裂。

2. **使用尿糖试纸法和酮体试纸法** ①尿糖试纸法，将纸浸入尿液中，湿透（约 1 分钟）后取出，1 分钟后观察试纸颜色，并与标准色板对照，即能测得结果。使用时注意试纸的有效期，把一次所需的试纸取出后，立即将瓶盖紧，保存于阴凉干燥处，以防受潮变质。②酮体试纸法，将酮体试纸浸于新鲜尿中后当即取出，多余尿液于容器边缘除去，3 分钟后在白光下与标准色板比较判断结果。

3. **血糖自测** ①血糖仪的种类，目前血糖仪的类型较多，较具代表性的新产品有德国 BM 公司血糖仪。BM 公司产品准确、可靠、便携、简便，测试时间仅 12 秒，测试血糖范围为 0.33～27.75mmol/L；美国强生公司生产的 ONE TOUCH Ⅱ 血糖仪，液晶显示，不需擦血，经济实惠。患者可根据自身情况进行选择。②自测血糖注意事项，采血前用温水、肥皂清洁双手，用酒精消毒手指，待酒精完全挥发后，方可采血。采血前手臂下垂 10～15 秒使局部充血，有利于采血，每次更换采血部位。采血量要严格控制，血滴一定要全部覆盖试纸垫或试纸孔。

试纸拿出后随时盖紧瓶盖，不要使用过期或变质的试纸，采血针不可重复使用，用后加针帽再丢弃。

（五）足部护理

1. 每日检查足部是否有水泡、裂口、擦伤及其他改变。细看趾间及足底有无感染征象，一旦发现足部有伤口，特别是当足部出现水泡、皮裂和磨伤、鸡眼和胼胝及甲沟炎时，要及时进行有效处理，以预防糖尿病足的发生。

2. 每日晚上用温水（不超过40℃）及软皂洗脚，并用柔软且吸水性强的毛巾轻柔地擦干双脚，特别要擦干足趾缝间，但注意不要擦得太重以防任何微小创伤，每次洗脚不要超过10分钟。

3. 将脚擦干后，用羊毛脂或植物油涂抹，轻柔而充分地按摩皮肤，以保持皮肤柔软，清除鳞屑，防止干燥。

4. 汗多时，可用少许滑石粉放在趾间、鞋里及袜中。

5. 不要赤足行走，以免受伤。

6. 严禁使用强烈的消毒药物如碘酒等，不要用药膏抹擦鸡眼及胼胝，以免造成溃疡。

7. 禁用热水袋温热足部，不用电热毯或其他热源，避免暴晒于日光下，足冷时可多穿一双袜子。

8. 糖尿病患者早晚起床或晚睡前可穿拖鞋，平时不穿，最好不穿凉鞋。鞋要合脚，鞋尖宽大且够长，使脚在鞋内完全伸直，并可稍活动。鞋的透气性要好，以布鞋为佳，不穿高跟鞋。最好有两双鞋轮换穿用，保证鞋的干爽。袜子要穿吸水性好的毛袜或线袜，袜子要软、合脚，每日换洗，汗湿后及时更换。不要穿有松紧口的袜子，以免影响血液循环。不穿有洞或修补不平整的袜子，袜子尖部不要太紧。糖尿病患者应禁止吸烟。

（六）心理护理

糖尿病的慢性病程及疾病的治疗过程，会给患者造成许多心理问题，如精神紧张、忧虑、发怒、恐惧、孤独、绝望、忧郁、沮丧等，而这些不良的心理问题使病情加重，甚至发生酮症酸中毒。相反，当消除紧张情绪时，血糖下降，胰岛素需要量也减少。因此糖尿病患者保持乐观稳定的情绪，对糖尿病的控制是有利的。护士应鼓励患者说出自己的感受，支持其恰当的应对行为。为了摆脱不良情绪的困扰，糖尿病患者可采用以下几种方法。

1. 加强健身运动　现代研究证实，人在运动之后，由于大脑血液供应的改善及血中电解质的不断置换，使人的精神状态趋向安逸、宁静，不良情绪得到发泄。运动引起舒畅心情的作用，是药物所达不到的。所以糖尿病患者在病情允许的情况下，在医师指导下，可根据自己的爱好去选择运动方式，如散步、慢跑、打太极拳、骑车、游泳等。每日一次，每次至少30分钟,以不感到明显疲劳为标准。

2. 观赏花草　许多研究表明,花香有益于健康,利于精神调节。糖尿病患者在心情烦闷时多到公园散步,多看看大自然的景色。若条件允许,也可自己栽培花卉以供观赏。

3. 欣赏音乐疗法　糖尿病的音乐保健必须根据不同的年龄、病情和情绪而有所选择。

4. 多接触自然光线　人的心态受着自然光线照射的影响,自然光线照射太少令人缺乏生气,照射充分令人充满朝气和信心。故居室要明亮,多采用自然光线。要多到野外、室外活动,多沐浴阳光,这样可使患者心情舒畅,有利于疾病的治疗。

5. 进行自我安慰法　当糖尿病患者因患病而感到烦恼时,可想一想遭受更多不幸的人们,或许会得到一些安慰,进而从"精神胜利法"中增添治疗和战胜疾病的信心。

6. 培养有益的兴趣与爱好　有益的兴趣与爱好可消除不良情绪,使人愉快乐观、豁达、遇事心平气和,有利于心身健康。糖尿病患者尤其是老年患者,可根据自己的爱好,听听京剧,欣赏音乐,练习书法、绘画,养鸟,培育花草,或散步、打太极拳等,生活增添了乐趣,精神上有了寄托,心情愉快,情绪稳定,以利于糖尿病的康复。

7. 外出旅游　旅游是调剂精神的最好办法,但糖尿病患者外出旅游必须注意以下几点。

(1) 胰岛素必须随身携带：胰岛素有效时间通常在24小时以内,所以注射胰岛素的患者必须坚持每天定时注射,否则会产生严重的后果,即使是病情稳定的患者,1~2天不注射,血糖也会上升。因此糖尿病患者外出旅游,应该随身携带足够的胰岛素,胰岛素是比较稳定的激素,在室温25℃以下不会影响其性能,即使温度稍高也不影响太大。旅途中没有冰箱冷藏也没有关系,可放在随身携带的皮包或行李箱内。

(2) 携带甜食以备低血糖：在旅游时必须把握饮食定时定量的原则。最好在平时进食时间的30分钟以前,就找好用餐场所。患者可随身携带面包、饼干等,以备错过吃饭时间时随时补充。吃饭时间不得已需要延迟时,以每延误1小时,摄食20g食物为原则,如半个苹果、半个香蕉或6片全麦饼干等。还应随身准备巧克力或糖果等,以便在轻微低血糖时食用。另外,需根据活动量,随时补充些食物,以减少低血糖的发生。

(3) 携带病历卡：患者外出旅游,最好随身携带病历卡,注明联络电话、目前所使用的药物及使用剂量及"一旦意识障碍,请目击者即送医院急诊"的字条,以备一旦发生意外,可立即送往医院,及时得到救治。

(4) 准备好舒适的鞋袜：旅游时比平时走路时间长得多,为防止足部的损伤,应准备适宜的鞋袜。为了确保途中不出问题,绝对不要穿新鞋上路,即使穿新鞋,也应在旅行前至少2周开始试穿。袜子最好买没有松紧带的袜子,以免阻碍下肢的血流。在旅途中,如有机会就把鞋袜脱掉,光着足抬高摆放,使足部血流通畅。

(七) 密切观察病情,及时发现并处理并发症

密切观察患者有无酮症酸中毒的表现,如恶心、呕吐、疲乏、多尿、皮肤干燥或潮红、

黏膜干燥、口渴、心动过速、嗜睡等。定时监测呼吸、血压、心率，准确记录出入量。如怀疑酮症酸中毒，立即通知医师，协助医师做好各项检查，定时留血、尿标本，送检血糖、尿糖、尿酮体、血电解质及 CO_2 结合力。嘱患者绝对卧床休息，注意保暖，使体内消耗能量达到最低水平，以减少脂肪、蛋白质分解。昏迷患者按照昏迷护理常规进行，定时翻身、拍背，预防压疮及继发感染，并保持口腔、皮肤、会阴的清洁卫生。及时准确执行医嘱，保证液体、胰岛素输入。

（八）接受手术的糖尿病患者护理

1. 术前及术中护理　糖尿病患者手术前的护理目标是，在进手术室之前，尽量控制好血糖。1型糖尿病患者在择期手术前数天甚至数周即需住院调节血糖，以减少手术的危险性。有时会遇到1型糖尿病患者在血糖控制不好的情况下必须进行急诊手术，那么该努力将血糖、电解质、血气和血压等情况控制好，术中与术后需严密监测患者的生命体征，做好实验室检查。2型糖尿病患者，在血糖控制好的情况下，其手术的危险性仅比没有糖尿病的手术患者稍大一些。手术尽量安排在清晨，使患者的饮食及胰岛素疗法中断时间尽量减少。

术前护士需协助医师做好各种实验室及其他辅助检查，包括空腹血糖及餐后血糖、尿糖及尿酮体检查，CO_2 结合力，血中尿素氮，心电图及胸部X线等。

在手术日晨，患者需禁食一切食物、水、胰岛素、口服降糖药，长效降糖药物需在术前两天停药。手术前1小时要测血糖，并告知医师，以确保患者在术中不会发生低血糖。如果患者血糖值低，应在麻醉诱导前给患者静脉滴注葡萄糖。手术开始之后，所有的措施需根据糖尿病的严重程度及手术范围大小而定，轻微糖尿病且接受小手术的患者，在回恢复室之前，通常不需胰岛素或静脉注射葡萄糖。假如患者接受的是大手术，或患中度甚至严重的糖尿病时，术中应给予患者葡萄糖静脉输入，同时给予正常剂量一半的胰岛素并严密监测血糖。

2. 手术后护理　术后的护理目标是稳定患者的生命体征，重建糖尿病控制，预防伤口感染，促进伤口愈合。护士应遵医嘱静脉输入5%葡萄糖及胰岛素直到患者能经口进食。患者能进食后，除一天正常的三餐外，还要依据血糖控制的情况，餐间加点心。每天查三次血糖值，留尿查尿糖及尿酮体。一旦血糖控制，应给予术前所规定的胰岛素种类及剂量。尽量避免导尿，防止膀胱感染。换药时严格无菌操作，以防伤口感染。

（吕红莉）

第四节　皮质醇增多症

皮质醇增多症又称库欣综合征，是多种原因引起肾上腺皮质分泌过量糖皮质激素所致疾病的总称。其中垂体促肾上腺皮质激素（ACTH）分泌亢进所引起者称为库欣病。库欣综合征可发生于任何年龄，但以20～40岁最多见，女性多于男性。主要临床表现为满月脸、多血质、向心性肥胖、皮肤紫纹、痤疮、血压升高、糖尿病倾向、骨质疏松、抵抗力下降等。

一、病因与发病机制

1. **垂体分泌 ACTH 过多**　ACTH 过多可导致双侧肾上腺增生，分泌大量的皮质醇，Cushing 病最常见，约占 70%，如垂体瘤或下丘脑-垂体功能紊乱等。

2. **异位 ACTH 综合征**　是由于垂体以外的癌瘤产生 ACTH 刺激肾腺皮质增生，分泌过量的皮质类固醇，最常见的是肺癌（约占 50%），其次为胸腺癌、胰腺癌等。

3. **不依赖 ACTH 的 Cushing 综合征**　不依赖 ACTH 的双侧小结节性增生或小结节性发育不良，此类患者多为儿童或青年。

4. **肾上腺皮质病变**　如原发性肾腺皮质肿瘤等。

5. **医源性皮质醇增多**　长期或大量使用 ACTH 或糖皮质激素所致。

二、临床表现

本病的临床表现主要由于皮质醇分泌过多，引起代谢障碍、多器官功能障碍和对感染抵抗力降低。

1. **脂肪代谢障碍**　皮质醇增多能促进脂肪的动员和合成，引起脂肪代谢紊乱和脂肪重新分布而形成本病特征性向心性肥胖，表现为面如满月，胸、腹、颈、背部脂肪甚厚，四肢相对瘦小，与面部、躯干形成明显对比。

2. **蛋白质代谢障碍**　大量皮质醇促进蛋白分解，抑制蛋白合成。表现为皮肤菲薄、毛细血管脆性增加、皮肤紫纹，甚至肌萎缩。

3. **糖代谢障碍**　大量皮质醇抑制葡萄糖进入组织细胞，影响外周组织对葡萄糖的利用，同时促进肝糖原异生，使血糖升高，有部分患者继发类固醇性糖尿病。

4. **电解质紊乱**　大量皮质醇有潴钠排钾作用，低血钾可加重乏力，并引起肾脏浓缩功能障碍，部分患者因潴钠而有水肿。

5. **心血管病变**　高血压常见，长期高血压可并发心脏损害、肾脏损害和脑血管意外。

6. **性功能异常**　女性患者大多出现月经减少、不规则或停经，轻度多毛，痤疮，明显男性化者少见，但如出现要警惕为肾上腺癌；男性患者性欲减退，阴茎缩小，睾丸变软，与大量皮质醇抑制垂体促腺激素有关。

7. **造血系统**　皮质醇刺激骨髓，使红细胞计数和血红蛋白含量增高，加以患者皮质变薄，故面容呈多血质、面红等表现。

8. **感染**　长期大量皮质醇，可以抑制免疫功能，使机体抵抗力下降，易发生感染。多见于肺部感染、化脓性细菌感染，且不易局限化，可发展为蜂窝组织炎、菌血症、败血症。

9. **其他**　如骨质疏松、皮肤色素沉着等。

10. 心理表现　常有不同程度的精神、情绪变化，表现为失眠、易怒、焦虑、注意力不集中等。因体形、外貌的改变，往往产生悲观情绪。

三、辅助检查

1. 血液检查　红细胞计数和血红蛋白含量偏高，白细胞总数及中性粒细胞增多，淋巴细胞和嗜酸粒细胞绝对值可减少。血糖高、血钠高、血钾低。

2. 皮质醇测定　血浆皮质醇浓度升高且昼夜规律消失。24小时尿17-羟皮质类固醇、尿游离皮质醇含量升高。

3. 地塞米松抑制试验　①小剂量地塞米松抑制试验，17-羟皮质类固醇不能被抑制到对照值的50%以下。②大剂量地塞米松试验，能被抑制到对照值的50%以下者，病变大多为垂体性，不能被抑制者，可能为原发性肾上腺皮质肿瘤或异位ACTH综合征。

4. ACTH试验　垂体性Cushing病和异位ACTH综合征者有反应，高于正常；原发性肾上腺皮质肿瘤则大多数无反应。

5. 影像学检查　包括肾上腺超声检查、蝶鞍区断层摄片、CT、MRI等，可显示病变部位属于定位检查。

四、诊断要点

典型病例可根据临床表现及实验室检查等做出诊断，但应注意与单纯性肥胖症、Ⅱ型糖尿病肥胖者进行鉴别。

五、治疗要点

治疗以病因治疗为主，病情严重者应先对症治疗以避免并发症。

1. 对症治疗　如低钾时给予补钾，糖代谢紊乱时用降糖药治疗。

2. 肾上腺皮质病变　以手术治疗为主。

3. 库欣病治疗　主要有手术切除、垂体放射、药物治疗3种方法。经蝶窦切除垂体微腺瘤为近年治疗本病的首选方法。临床上几乎没有特效药物能有效治疗本病。

4. 异位ACTH综合征　以治疗原发性癌肿为主，根据具体病情做手术、放疗及化疗。

六、常见的护理诊断/问题

1. 自我形象紊乱　与库欣综合征引起身体外形改变有关。

2. 体液过多　与糖皮质激素过多引起水钠潴留有关。

3. 有感染的危险　与皮质醇增多导致机体免疫力下降有关。

4. 有受伤的危险　与代谢异常引起钙吸收障碍导致骨质疏松有关。

5. 无效性性生活型态　与体内激素水平变化有关。

6. 有皮肤完整性受损的危险　与皮肤干燥、水肿有关。

7. 潜在并发症　心力衰竭、脑卒中、类固醇性糖尿病。

七、护理措施

1. 一般护理

（1）环境与休息：给予安静、舒适的环境，促进患者休息。取平卧位，抬高双下肢，以利于静脉回流，避免水肿加重。

（2）饮食护理：给予高蛋白、高钾、高钙、低钠、低热量、低糖类饮食，以纠正因代谢障碍所致机体负氮平衡和补充钾、钙，鼓励患者食用柑橘、香蕉等含钾高的水果。有糖尿病症状时应限制进食量，按糖尿病饮食给予。避免刺激性食物，戒烟、戒酒。

2. 病情观察　注意患者水肿情况，记录24小时液体出入量，观察有无低钾血症的表现，如出现恶心、呕吐、腹胀、乏力、心律失常等表现，应及时测血钾和心电图，并与医师联系和配合处理。观察体温变化，定期检查血常规，注意有无感染征象。注意观察患者有无糖尿病表现，必要时及早做糖耐量试验或测空腹血糖，以明确诊断。观察患者有无关节痛或腰背痛等情况。

3. 感染的预防和护理　对患者的日常生活进行保健指导，保持皮肤、口腔、会阴等清洁卫生；注意保暖，预防上呼吸道感染；保持病室通风，温湿度适宜，并定期进行紫外线照射消毒，保持被褥清洁、干燥。

4. 用药护理　注意观察药物的疗效和不良反应。在治疗过程中若发现有Addison病症状等不良反应发生应及时通知医生进行处理。

5. 心理护理　患者因身体外形的改变，易产生焦虑和悲观情绪，应予耐心解释和疏导，对出现精神症状者，应多予关心照顾，尽量减少情绪波动。

八、健康指导

1. 向患者及家属介绍本病有关知识，以利自我适应，教会患者自我护理，避免感染，防止摔伤、骨折，保持心情愉快。

2. 指导患者和家属有计划地安排力所能及的生活活动，让患者独立完成，增强其自信心和自尊感。

3. 指导患者遵医嘱用药，并详细介绍用法和注意事项，用药过程中要观察药物疗效及不良反应，应定期复查有关化验指标。

（张　静）

第五节 垂体前叶功能减退

一、护理关键点

1. 垂体激素减退症群。
2. 潜在并发症　垂体危象。
3. 活动无耐力。
4. 便秘。
5. 体温过低。
6. 身体意象紊乱。
7. 性功能障碍。
8. 用药观察。
9. 教育需求。

二、护理评估

1. 生命体征。
2. 体重和营养状况。
3. 症状体征评估

（1）性腺功能减退：女性产后无乳、乳房萎缩、闭经、性毛脱落、性欲减退、不育、性交痛等；检查有阴道分泌物减少，外阴、子宫和阴道萎缩，毛发脱落，尤以阴毛、腋毛为甚。成年男性胡须减少、阳痿、性欲减退、勃起功能障碍，检查睾丸松软缩小，胡须、腋毛和阴毛稀少，无男性气质，皮质分泌减少，骨质疏松。

（2）甲状腺功能减退：促甲状腺激素不足症群，畏寒、嗜睡、思维迟钝、精神淡漠，皮肤干而粗、苍白少汗，甚至有黏液性水肿、食欲减退、便秘、抑郁、精神失常。

（3）肾上腺功能减退：极度疲乏、虚弱、畏食、体重减轻、脉搏细弱、血压偏低，因黑色素细胞刺激素减少可有皮肤色素减退、面色苍白，乳晕色素减淡，生长激素缺乏可加重低血糖发作。

（4）生长激素不足：成人一般无特殊症状，儿童可引起侏儒症。

（5）垂体内或其附近肿瘤压迫症群：视野缺损、眼外肌麻痹、视力减退、头痛、嗜睡、多饮多尿、多食、偏盲甚至失明等。

（6）垂体功能减退危象（简称垂体危象）：在全垂体功能减退症基础上，各种应激如感染、败血症、腹泻、呕吐、失水、饥饿、寒冷、急性心肌梗死、脑血管意外、手术、外伤、麻醉及使用镇静药、安眠药、降糖药等均可诱发垂体危象。临床呈现：①高热型（>40℃）。

②低温型（<30℃）。③低血糖型。④低血压、循环虚脱型。⑤水中毒型。⑥混合型。各种类型可伴有相应的症状，突出表现为消化系统、循环系统和神经精神方面的症状，诸如高热、循环衰竭、休克、恶心、呕吐、头痛、神志不清、谵妄、抽搐、昏迷等严重垂危状态。

4. 心理状况。

5. 对疾病的认知程度。

6. 辅助检查垂体及靶腺兴奋试验。

7. 治疗用药情况。

三、护理措施

1. 饮食　注意营养，给予高热量、高蛋白、高维生素饮食；提供钠钾平衡饮食，避免过多饮水。

2. 休息　避免过度劳累与情绪激动，保持身心健康，生活规律。

3. 心理护理　解除患者焦虑情绪，保持良好的心态。患者患此病后，阴毛、腋毛及眉毛脱落，头发稀疏，伴性功能低下，故长期心情抑郁，思想负担重，羞于与人交谈，对疾病存在恐惧心理和悲观情绪，同时认为自己给家人及社会造成麻烦和经济负担。护士注意与患者交谈的方式、方法及语音技巧，尽量避免使用简短、生硬、冷漠的语言。治疗之余，经常与患者交谈病情以外的事情，既改善护患关系，又转移了患者对疾病的注意力。又由于长期药物治疗，可有明显的体相失调，如满月脸、水牛背、向心性肥胖、痤疮、多毛、男性化等，应指导患者克服心理障碍，逐步适应体相变化，重建体相。并根据病情和提供的可能条件，促进患者的康复。

4. 用药护理　多采用靶腺激素替代治疗，需要长期甚至终身维持治疗。治疗过程中应先补给糖皮质激素，然后补充甲状腺激素，以防肾上腺危象的发生。激素替代治疗，从小剂量开始，剂量应个体化，并观察药物的不良反应，以免发生危象。

（1）肾上腺皮质激素：用药期间要注意观测体重指数、腰围、血压、血糖、血脂等。

（2）甲状腺激素：对于老年、患冠心病、骨密度低的患者，宜从最小剂量开始，并缓慢递增剂量，以免增加代谢率而加重肾上腺皮质负担，诱发危象。

（3）性激素：病情较轻的育龄女性需采用人工月经周期，可维持第二性征和性功能，促进排卵和生育。男性患者用丙酸睾酮治疗，可促进蛋白质合成、增强体质、改善性功能和性生活，但不能生育。

5. 病因治疗　垂体瘤可手术治疗或放疗。

6. 垂体危象的抢救

（1）首先给予50％葡萄糖液40～60mL静脉推注，以抢救低血糖，然后用10％葡萄糖盐水，每500～1 000mL中加入氢化可的松50～100mg静脉滴注，以解除急性肾上腺功能减退危象。

（2）循环衰竭者按休克原则治疗，感染性败血症者应积极抗感染治疗，有水中毒者应加强利尿，可给予氢化可的松或泼尼松。

（3）低温与甲状腺功能减退有关，可给予小剂量甲状腺激素，并用保暖毯逐渐加温。

（4）禁用或慎用麻醉剂、镇静剂、催眠药或降糖药等，以防止诱发昏迷。

7. 垂体危象观察及护理

（1）严密观察生命体征，随时评估患者的意识状态。注意有无低血糖、低血压、低体温等情况。

（2）评估患者神经系统体征以及瞳孔大小、对光反射的变化。

（3）避免诱发因素，如感染、失水、饥饿、寒冷、外伤、手术、不恰当用药等。

（4）保持呼吸道通畅，给予氧气吸入。

（5）建立静脉通道，补充适当的水分，保证激素类药的及时准确使用。

（6）高热者予降温，低温者注意保暖。

（7）低温者予以保温，病房应保持温度。

（8）做好口腔护理及皮肤护理，保持排尿通畅，防止尿路感染。

（9）准备好抢救药物，配合医生做好抢救工作。

四、健康教育

1. 饮食　进食高热量、高蛋白、高维生素、易消化的饮食，少量多餐，以增强机体抵抗力。

2. 避免诱因　保持情绪稳定，注意生活规律，保证充分的休息，避免过度劳累。保持心情愉快，避免压力过大或情绪激动。冬天注意保暖，更换体位时动作应缓慢，以免发生晕厥。平时注意皮肤的清洁，预防外伤，少到公共场所或人多之处，以防发生感染。

3. 用药指导　认识所服药物的名称、剂量、用法及不良反应，如肾上腺糖皮质激素过量易致欣快感、失眠；服甲状腺激素应注意心率、心律、体温、体重变化等。指导患者认识到随意停药的危险性，必须严格遵医嘱按时按量服用药物，不得随意增减药物剂量。

4. 观察与随访　识别垂体危象的征兆，若有感染、发热、外伤、腹泻、呕吐、头痛等情况发生时，应立即就医。教育患者预防发生意外，避免长途旅行，外出时携带识别卡，以备发生意外时紧急处理。

5. 加强产妇围产期的监护，及时纠正产科病理状态。积极预防产后大出血及产褥热。

（张　美）

第七章

神经系统疾病的护理

第一节 短暂性脑缺血发作

1965年，美国第四届脑血管病普林斯顿会议对短暂性脑缺血发作（TIA）的定义为：突然出现的局灶性或全脑的神经功能障碍，持续时间不超过24小时，且排除非血管源性原因。

2002年，美国TIA工作组提出了新的TIA定义：由于局部脑或视网膜缺血引起的短暂性神经功能缺损发作，典型临床症状持续不超过1小时，且在影像学上无急性脑梗死的证据。

2009年，美国卒中协会（ASA）发布的TIA定义：脑、脊髓或视网膜局灶性缺血所致的、不伴急性梗死的短暂性神经功能障碍。

我国TIA的专家共识中建议由于脊髓缺血诊断临床操作性差，暂推荐定义为：脑或视网膜局灶性缺血所致的、未伴急性梗死的短暂性神经功能障碍。

TIA临床症状一般持续10～15分钟，多在1小时内，不超过24小时，不遗留神经功能缺损症状和体征，结构性影像学（CT、MRI）检查无责任病灶。

TIA好发于50～70岁，男多于女，患者多伴有高血压、动脉粥样硬化、糖尿病或高脂血症等脑血管病的危险因素。

一、临床表现

TIA起病突然，历时短暂，症状和体征出现后迅速达高峰，持续时间为数秒至数分钟、数小时，24小时内完全恢复正常而无后遗症。各个患者的局灶性神经功能缺失症状常按一定的血管支配区而反复刻板地出现，多则一日数次，少则数周、数月甚至数年才发作1次，椎-基底动脉系统TIA发作较频繁。根据受累的血管不同，临床上将TIA分为两大类：颈内动脉系统TIA和椎-基底动脉系统TIA。

1. 颈内动脉系统TIA 症状多样，以大脑中动脉支配区TIA最常见。常见的症状可有患侧上肢和（或）下肢无力、麻木、感觉减退或消失，亦可有失语、失读、失算、书写障碍，偏盲较少见，瘫痪通常以上肢和面部较重。短暂的单眼失明是颈内动脉分支眼动脉缺血的特征性症状，为颈内动脉系统TIA所特有。如果发作性偏瘫伴有瘫痪对侧的短暂单眼失明或视觉障碍，则临床上可诊断为失明侧颈内动脉短暂性脑缺血发作。上述症状可单独或合并出现。

2. 椎-基底动脉系统TIA 有时仅表现为头昏、视物模糊、走路不稳等含糊症状而难以诊断，局灶性症状以眩晕为最常见，一般不伴有明显的耳鸣。若有脑干、小脑受累的症状如复视、构音障碍、吞咽困难、交叉性或双侧肢体瘫痪等感觉障碍、共济失调，则诊断较为明确，大脑后动脉供血不足可表现为皮质性盲和视野缺损。倾倒发作为椎-基底动脉系统TIA所特有，患者突然双下肢失去张力而跌倒在地，而无可觉察的意识障碍，患者可即刻站起，此乃双侧脑干网状结构缺血所致。枕后部头痛，猝倒，特别是在急剧转动头部或上肢运动后发作，上述症状均提示椎-基底动脉系供血不足并有颈椎病、锁骨下动脉盗血征等存在的可能。

3. 共同症状　症状既可见于颈内动脉系统，亦可见于椎-基底动脉系统。这些症状包括构音困难、同向偏盲等。发作时单独表现为眩晕（伴或不伴恶心、呕吐）、构音困难、吞咽困难、复视者，最好不要轻易诊断为 TIA，应结合其他临床检查寻找确切的病因。上述 2 种以上症状合并出现，或交叉性麻痹伴运动、感觉、视觉障碍及共济失调，即可诊断为椎-基底动脉系统 TIA 发作。

4. 发作时间　TIA 的时限短暂，持续 15 分钟以内，一般不超过 30 分钟，少数也可达 12～24 小时。

二、辅助检查

1. CT 和 MRI 检查　多数无阳性发现。恢复几天后，MRI 可有缺血改变。

2. TCD 检查　了解有无血管狭窄及动脉硬化程度。椎-基底动脉供血不足（VBI）患者早期发现脑血流量异常。

3. 单光子发射计算机断层显像（SPECT）检查　脑血流灌注显像可显示血流灌注减低区。发作和缓解期均可发现异常。

4. 其他检查　血生化检查血液成分或流变学检查等。

三、诊断

短暂性脑缺血发作的诊断主要是依据患者和家属提供的病史，而无客观检查的直接证据。临床诊断要点如下：

1. 突然的、短暂的局灶性神经功能缺失发作，在 24 小时内完全恢复正常。
2. 临床表现完全可用单一脑动脉病变解释。
3. 发作间歇期无神经系统体征。
4. 常有反复发作史，临床症状常刻板地出现。
5. 起病年龄大多在 50 岁以上，有动脉粥样硬化症。
6. 脑部 CT 或 MRI 检查排除其他脑部疾病。

四、治疗

1. 病因治疗　对病因明显的患者，应针对病因进行积极治疗，如控制高血压、糖尿病、高脂血症，治疗颈椎病、心律失常、血液系统疾病等等。

2. 抗血小板聚集治疗　抗血小板聚集剂可减少微栓子的发生，预防复发，常用药物有阿司匹林和噻氯匹定（抵克立得）。

3. **抗凝治疗** 抗凝治疗适用于发作次数多，症状较重，持续时间长，且每次发作症状逐渐加重，又无明显禁忌证的患者，常用药物有肝素、低分子量肝素和华法林。

4. **危险因素的干预** 控制高血压、糖尿病；治疗冠状动脉性疾病和心律不齐、充血性心力衰竭、瓣膜性心脏病；控制高脂血症；停用口服避孕药；停止吸烟；减少饮酒；适量运动。

5. **手术治疗** 如颈动脉狭窄超过70%或药物治疗效果较差、反复发作者可进行颈动脉内膜剥脱术或者血管内支架及血管成形术。

6. **其他治疗** 还可给予钙通道阻滞剂（如尼莫地平、氟桂利嗪）、脑保护治疗和中医中药（如丹参、川芎、红花、血栓通等）治疗。

五、护理评估

1. 健康史

（1）了解既往史和用药情况：①了解既往是否有原发性高血压病、心脏病、高脂血症及糖尿病病史，临床上TIA患者常伴有高血压、动脉粥样硬化、糖尿病或心脏病病史。②了解患者既往和目前的用药情况，患者的血压、血糖、血脂等各项指标是否控制在正常范围之内。

（2）了解患者的饮食习惯及家族史：①了解患者是否有肥胖、吸烟、酗酒，是否偏食、嗜食，是否长期摄入高胆固醇饮食，因为长期高胆固醇饮食常使血管发生动脉粥样硬化。②了解其长辈及亲属有无脑血管病的患病情况。

2. 身体状况

（1）询问患者的起病形式与发作情况，是否症状突然发作，持续时间是否短暂，本病一般持续时间为5～30分钟，恢复快，不留后遗症。是否反复发作，且每次发作出现的症状基本相同。

（2）评估有无神经功能缺失：①检查有无肢体乏力或偏瘫、偏身感觉异常，因为大脑中动脉供血区缺血可致对侧肢体无力或轻偏瘫、偏身麻木或感觉减退。②有无一过性单眼黑矇或失明、复视等视力障碍，以评估脑缺血的部位。颈内动脉分支眼动脉缺血可致一过性单眼盲，中脑或脑桥缺血可出现复视和眼外肌麻痹，双侧大脑后动脉距状支缺血因视皮质受累可致双眼视力障碍（暂时性皮质盲）。③有无跌倒发作和意识丧失，下部脑干网状结构缺血可致患者因下肢突然失去张力而跌倒，但意识清楚。④询问患者起病的时间、地点及发病过程，以了解记忆力、定向力、理解力是否正常。因为大脑后动脉缺血累及边缘系统时，患者可出现短时间记忆丧失，常持续数分钟至数十分钟，伴有对时间、地点的定向障碍，但谈话、书写和计算能力仍保持。⑤观察进食时有无吞咽困难，有无失语。脑干缺血所致延髓性麻痹或假性延髓性麻痹时，患者可出现吞咽障碍、构音不清，优势半球受累可出现失语症。⑥观察其有无步态不稳的情况，因为椎-基底动脉缺血导致小脑功能障碍可出现共济失调、步态不稳。

3. 心理-社会状况　评估患者是否因突然发病或反复发病而产生紧张、焦虑和恐惧的心理，或者患者因缺乏相关知识而麻痹大意。

六、主要护理诊断/问题

1. 肢体麻木、无力　神经功能缺失所致。
2. 潜在并发症　脑梗死。

七、护理措施

1. 一般护理　发作时卧床休息，注意枕头不宜太高，以枕高 15～25cm 为宜，以免影响头部的血液供应；转动头部时动作宜轻柔、缓慢，防止颈部活动过度诱发 TIA；平时应适当运动或体育锻炼，注意劳逸结合，保证充足睡眠。

2. 饮食护理　指导患者进食低盐低脂、清淡、易消化、富含蛋白质和维生素的饮食，多吃蔬菜、水果，戒烟酒，忌辛辣油炸食物和暴饮暴食，避免过分饥饿。并发糖尿病的患者还应限制糖的摄入，严格执行糖尿病健康饮食。

3. 症状护理

（1）对肢体乏力或轻偏瘫等步态不稳的患者，应注意保持周围环境的安全，移开障碍物，以防跌倒；教会患者使用扶手等辅助设施；对有一过性失明或跌倒发作的患者，如厕、沐浴或外出活动时应有防护措施。

（2）对有吞咽障碍的患者，进食时宜取坐位或半坐位，喂食速度宜缓慢，药物宜压碎，以利吞咽，并积极做好吞咽功能的康复训练。

（3）对有构音不清或失语症的患者，护士在实施治疗和护理活动过程中，注意言行不要有损患者自尊，鼓励患者用有效的表达方式进行沟通，表达自己的需要，并指导患者积极进行语言康复训练。

4. 用药护理　详细告知药物的作用机制、不良反应及用药注意事项，并注意观察药物疗效情况。①血液病，有出血倾向，严重的高血压和肝、肾疾病，消化性溃疡等均为抗凝治疗禁忌证。②抗凝治疗前需检查患者的凝血机制是否正常，抗凝治疗过程中应注意观察有无出血倾向，发现皮疹、皮下瘀斑、牙龈出血等立即报告医师处理。③肝素 50mg 加入生理盐水 500mL 静脉滴注时，速度宜缓慢，10～20 滴/分，维持 24～48 小时。④注意观察患者肢体无力或偏瘫程度是否减轻，肌力是否增加，吞咽障碍、构音不清、失语等症状是否恢复正常，如果上述症状呈加重趋势，应警惕缺血性脑卒中的发生；若为频繁发作的 TIA 患者，应注意观察每次发作的持续时间、间隔时间以及伴随症状，并做好记录，配合医师积极处理。

5. 心理护理　帮助患者了解本病治疗与预后的关系，消除患者的紧张、恐惧心理，保持乐观心态，积极配合治疗，并自觉改变不良生活方式，建立良好的生活习惯。

6. 安全护理

（1）使用警示牌提示患者，贴于床头呼吸带处，如小心跌倒、防止坠床。

（2）楼道内行走、如厕、沐浴有人陪伴，穿防滑鞋，卫生员清洁地面后及时提示患者。

（3）呼叫器置于床头，告知患者出现头晕、肢体无力等表现及时通知医护人员。

八、健康教育

1. 引导患者保持心情愉快、情绪稳定，避免精神紧张和过度疲劳。

2. 指导患者了解肥胖、吸烟酗酒及饮食因素与脑血管病的关系，改变不合理饮食习惯，选择低盐、低脂、充足蛋白质和丰富维生素饮食。少食甜食、限制钠盐，戒烟酒。

3. 生活起居有规律，养成良好的生活习惯，坚持适度运动和锻炼，注意劳逸结合，对经常发作的患者应避免重体力劳动，尽量不要单独外出。

4. 按医嘱正确服药，积极治疗高血压、动脉硬化、心脏病、糖尿病、高脂血症和肥胖症，定期监测凝血功能。

5. 定期门诊复查，尤其出现肢体麻木乏力、眩晕、复视或突然跌倒时应随时就医。

（汪　丽）

第二节　脑梗死

脑梗死是指各种原因所致脑部血液供应障碍，导致局部脑组织缺血、缺氧性坏死软化而出现相应神经功能缺损的一类临床综合征。脑梗死又称缺血性脑卒中，包括脑血栓形成、脑栓塞和腔隙性脑梗死等。脑梗死是卒中最常见类型，约占70%～80%。好发于60岁以上的老年人，男女无明显差异。

脑梗死的基本病因为动脉粥样硬化，并在此基础上发生血栓形成，导致血液供应区域和邻近区域的脑组织血供障碍，引起局部脑组织软化、坏死；其次为血液成分改变和血流动力学改变等。本病常在静息或睡眠中起病，突然出现偏瘫、感觉障碍、失语、吞咽障碍和意识障碍等。其预后与梗死的部位、疾病轻重程度以及救治情况有关。病情轻、救治及时，能尽早获得充分的侧支循环，则患者可以基本治愈，不留后遗症；重症患者，因受损部位累及重要的中枢，侧支循环不能及时建立，则常常留有失语、偏瘫等后遗症；更为严重者，常可危及生命。

一、动脉粥样硬化性血栓性脑梗死

（一）病因

血栓性脑梗死最常见病因为动脉粥样硬化，其次为高血压、糖尿病和血脂异常，另外，各种性质的动脉炎、高半胱氨酸血症、血液异常或血流动力学异常也可视为脑血栓形成的病因。

（二）临床表现

中老年患者多见，常于静息状态或睡眠中起病，约 1/3 患者的前驱症状表现为反复出现 TIA。根据动脉血栓形成部位不同，出现不同的临床表现。

1. 颈内动脉形成血栓　病灶侧单眼一过性黑矇，偶可为永久性视物障碍（因眼动脉缺血）或病灶侧 Horner 征（因颈上交感神经节后纤维受损）；颈动脉搏动减弱，眼或颈部血管杂音；对侧偏瘫、偏身感觉障碍和偏盲等（大脑中动脉或大脑中、前动脉缺血）；主侧半球受累可有失语症，非主侧半球受累可出现体象障碍；亦可出现晕厥发作或痴呆。

2. 大脑中动脉形成血栓

（1）主干闭塞：①三偏症状，病灶对侧中枢性面舌瘫及偏瘫、偏身感觉障碍和偏盲或象限盲，上下肢瘫痪程度基本相等。②可有不同程度的意识障碍。③主侧半球受累可出现失语症，非主侧半球受累可见体象障碍。

（2）皮质支闭塞：①上分支包括至眶额部、额部、中央回、前中央回及顶前部的分支，闭塞时可出现病灶对侧偏瘫和感觉缺失，面部及上肢重于下肢，Broca 失语（主侧半球）和体象障碍（非主侧半球）。②下分支包括至颞极及颞枕部，颞叶前、中、后部的分支，闭塞时常出现 Wernicke 失语、命名性失语和行为障碍等，而无偏瘫。

（3）深穿支闭塞：①对侧中枢性上下肢均等性偏瘫，可伴有面舌瘫。②对侧偏身感觉障碍，有时可伴有对侧同向性偏盲。③主侧半球病变可出现皮质下失语。

3. 大脑前动脉形成血栓

（1）主干闭塞：发生于前交通动脉之前，因对侧代偿可无任何症状。发生于前交通动脉之后可有：①对侧中枢性面舌瘫及偏瘫，以面舌瘫及下肢瘫为重，可伴轻度感觉障碍。②尿潴留或尿急（旁中央小叶受损）。③精神障碍如淡漠、反应迟钝、欣快、始动障碍和缄默等（额极与胼胝体受累），常有强握与吸吮反射（额叶病变）。④主侧半球病变可见上肢失用，亦可出现 Broca 失语。

（2）皮质支闭塞：①对侧下肢远端为主的中枢性瘫，可伴感觉障碍（胼周和胼缘动脉闭塞）。②对侧肢体短暂性共济失调、强握反射及精神症状（眶动脉及额极动脉闭塞）。

4. 大脑后动脉形成血栓

（1）主干闭塞：对侧偏盲、偏瘫及偏身感觉障碍（较轻），丘脑综合征，主侧半球病变可有失读症。

（2）皮质支闭塞：①因侧支循环丰富而很少出现症状，仔细检查可见对侧同向性偏盲或象限盲，而黄斑视力保存（黄斑回避现象）；双侧病变可有皮质盲。②主侧颞下动脉闭塞可见视觉失认及颜色失认。③顶枕动脉闭塞可见对侧偏盲，可有不定型的光幻觉痫性发作，主侧病损可有命名性失语；矩状动脉闭塞出现对侧偏盲或象限盲。

（3）深穿支闭塞：①丘脑穿通动脉闭塞产生红核丘脑综合征（病侧小脑性共济失调、

意向性震颤、舞蹈样不自主运动，对侧感觉障碍）。②丘脑膝状体动脉闭塞可见丘脑综合征（对侧感觉障碍，深感觉为主，以及自发性疼痛、感觉过度、轻偏瘫，共济失调和不自主运动，可有舞蹈、手足徐动症和震颤等锥体外系症状）。③中脑支闭塞出现韦伯综合征（同侧动眼神经麻痹，对侧中枢性偏瘫），或贝内迪克特综合征（同侧动眼神经麻痹，对侧不自主运动）。

（4）后脉络膜动脉闭塞：罕见，主要表现为对侧象限盲。

5. 基底动脉形成血栓

（1）主干闭塞：常引起脑干广泛梗死，出现脑神经、锥体束及小脑症状，如眩晕、呕吐、共济失调、瞳孔缩小、四肢瘫痪、肺水肿、消化道出血、昏迷、高热等，常因病情危重死亡。

（2）基底动脉尖综合征（TOB）：基底动脉尖端分出两对动脉即小脑上动脉和大脑后动脉，其分支供应中脑、丘脑、小脑上部、颞叶内侧及枕叶，故可出现以中脑病损为主要表现的一组临床综合征。临床表现：①眼动障碍及瞳孔异常，一侧或双侧动眼神经部分或完全麻痹、眼球上视不能（上丘受累）及一个半综合征，瞳孔对光反射迟钝而调节反应存在（顶盖前区病损）。②意识障碍，一过性或持续数天，或反复发作（中脑或丘脑网状激活系统受累）。③对侧偏盲或皮质盲。④严重记忆障碍（颞叶内侧受累）。

（3）其他：中脑支闭塞出现 Weber 综合征（动眼神经交叉瘫）、Benedikt 综合征（同侧动眼神经麻痹、对侧不自主运动）；脑桥支闭塞出现米亚尔-谷布勒综合征（外展、面神经麻痹，对侧肢体瘫痪）、福维尔综合征（同侧凝视麻痹、周围性面瘫、对侧偏瘫）。

6. 椎动脉形成血栓　若双侧椎动脉粗细差别不大，当一侧闭塞时，因对侧供血代偿多不出现明显症状。当双侧椎动脉粗细差别较大时，优势侧闭塞多表现为小脑后下动脉闭塞综合征［瓦伦贝格综合征（Wallenberg syndrome）］，主要表现：①眩晕、呕吐、眼球震颤（前庭神经核受损）。②交叉性感觉障碍（三叉神经脊束核及对侧交叉的脊髓丘脑束受损）。③同侧 Horner 综合征（交感神经下行纤维受损）。④吞咽困难和声音嘶哑（舌咽、迷走神经受损）。⑤同侧小脑性共济失调（绳状体或小脑受损）。由于小脑后下动脉的解剖变异较大，临床常有不典型的临床表现。

（三）辅助检查

1. 血液检查　包括血常规、血流变、血糖、血脂、肾功能、凝血功能等。这些检查有助于发现脑梗死的危险因素并对病因进行鉴别。

2. 头颅 CT 检查　是最常用的检查。脑梗死发病 24 小时内一般无影像学改变，24 小时后梗死区呈低密度影像。发病后尽快进行 CT 检查，有助于早期脑梗死与脑出血的鉴别。脑干和小脑梗死及较小梗死灶，CT 难以检出。

3. MRI 检查　与 CT 相比，此检查可以发现脑干、小脑梗死及小灶梗死。功能性 MRI，如弥散加权成像（DWI）可以早期（发病2小时以内）显示缺血组织的部位、范围，甚至可显示皮质下、脑干和小脑的小梗死灶，诊断早期梗死的敏感性为88%～100%，特异性达95%～100%。

4. 血管造影检查　DSA和MRA可以发现血管狭窄、闭塞和其他血管病变，如动脉炎、动脉瘤和动静脉畸形等。其中DSA是脑血管病变检查的金标准，但因对人体有创且检查费用、技术条件要求高，临床不作为常规检查项目。

5. TCD检查　对评估颅内外血管狭窄、闭塞、血管痉挛或侧支循环建立的程度有帮助。用于溶栓治疗监测，对判断预后有参考意义。

（四）诊断

根据以下临床特点可明确诊断。

1. 中、老年患者，存在动脉粥样硬化、高血压、高血糖等脑卒中的危险因素。

2. 静息状态下或睡眠中起病，病前有反复的TIA发作史。

3. 偏瘫、失语、感觉障碍等局灶性神经功能缺损的症状和体征在数小时或数日内达高峰，多无意识障碍。

4. 结合CT或MRI可明确诊断。应注意与脑栓塞和脑出血等疾病鉴别。

（五）治疗

治疗流程实行分期、分型的个体化治疗。

1. 超早期溶栓治疗　包括静脉溶栓和动脉溶栓治疗。静脉溶栓操作简便，准备快捷，费用低廉。动脉溶栓因要求专门（介入）设备，准备时间长，费用高而推广受到限制，其优点是溶栓药物用药剂量小，出血风险比静脉溶栓时低。

2. 脑保护治疗　如尼莫地平、吡拉西坦、维生素E及其他自由基清除剂。

3. 其他治疗　超早期治疗时间窗过后或不适合溶栓患者，可采用降纤、抗凝、抗血小板凝聚、扩血管、扩容药物、中医药、各种脑保护剂治疗，并及早开始康复训练。

（六）护理评估

1. 健康史

（1）了解既往史和用药情况：①询问患者的身体状况，了解既往有无脑动脉硬化、原发性高血压、高脂血症及糖尿病病史。②询问患者是否进行过治疗，目前用药情况怎样，是否按医嘱正确服用降压、降糖、降脂及抗凝药物。

（2）询问患者的起病情况：①了解起病时间和起病形式。②询问患者有无明显的头晕、头痛等前驱症状。③询问患者有无眩晕、恶心、呕吐等伴随症状，如有呕吐，了解是使劲呕出还是难以控制地喷出。

（3）了解生活方式和饮食习惯：①询问患者的饮食习惯，有无偏食、嗜食爱好，是否喜食腊味、肥肉、动物内脏等，是否长期摄入高盐、高胆固醇饮食。②询问患者有无烟酒嗜好及家族中有无类似疾病史或有卒中、原发性高血压病史。

2. 身体状况

（1）观察神志、瞳孔和生命体征情况：①观察神志是否清楚，有无意识障碍及其类型。②观察瞳孔大小及对光反射是否正常。③观察生命体征，起病初始体温、脉搏、呼吸一般正常，病变范围较大或脑干受累时可见呼吸不规则等。

（2）评估有无神经功能受损：①观察有无精神、情感障碍。②询问患者双眼能否看清眼前的物品，了解有无眼球运动受限、眼球震颤及眼睑闭合不全，视野有无缺损。③观察有无口角㖞斜或鼻唇沟变浅，检查伸舌是否居中。④观察有无言语障碍、饮水反呛等。⑤检查患者四肢肌力、肌张力情况，了解有无肢体活动障碍、步态不稳及肌萎缩。⑥检查有无感觉障碍。⑦观察有无尿便障碍。

3. 心理-社会状况　观察患者是否存在因疾病所致焦虑等心理问题；了解患者和家属对疾病发生的相关因素、治疗和护理方法、预后、如何预防复发等知识的认知程度；了解患者家庭条件与经济状况及家属对患者的关心和支持度。

（七）主要护理诊断/问题

1. 躯体活动障碍　与运动中枢损害致肢体瘫痪有关。
2. 语言沟通障碍　与语言中枢损害有关。
3. 吞咽障碍　与意识障碍或延髓麻痹有关。
4. 有失用综合征的危险　与意识障碍、偏瘫所致长期卧床有关。
5. 焦虑/抑郁　与瘫痪、失语、缺少社会支持及担心疾病预后有关。
6. 知识缺乏　缺乏疾病治疗、护理、康复和预防复发的相关知识。

（八）护理措施

1. 一般护理　急性期不宜抬高患者床头，宜取头低位或放平床头，以改善头部的血液供应；恢复期枕头也不宜太高，患者可自由采取舒适的主动体位；应注意患者肢体位置的正确摆放，指导和协助家属被动运动和按摩患侧肢体，鼓励和指导患者主动进行有计划的肢体功能锻炼，如指导和督促患者进行 Bobath 握手和桥式运动，做到运动适度，方法得当，防止运动过度而造成肌腱牵拉伤。

2. 生活护理　卧床患者应保持床单整洁和皮肤清洁，预防压疮的发生。尿便失禁的患者，应用温水擦洗臀部、肛周和会阴部皮肤，更换干净衣服和被褥，必要时洒肤疾散类粉剂或涂油膏以保护局部皮肤黏膜，防止出现湿疹和破损；对尿失禁的男患者可考虑使用体外导尿，如用接尿套连接引流袋等；留置导尿管的患者，应每日更换引流袋，接头处要避免反复打开，以免造成逆行感染，每4小时松开开关定时排尿，促进膀胱功能恢复，并注意观察尿量、颜色、性质是否有改变，发现异常及时报告医师处理。

3. 饮食护理　饮食以低脂、低胆固醇、低盐（高血压者）、适量糖类、丰富维生素为原则。少食肥肉、猪油、奶油、蛋黄、带鱼、动物内脏及糖果甜食等；多吃瘦肉、鱼虾、豆制品、新鲜蔬菜、水果和含碘食物，提倡食用植物油，戒烟酒。

有吞咽困难的患者，药物和食物宜压碎，以利吞咽；教会患者用吸水管饮水，以减轻或避免饮水呛咳；进食时宜取坐位或半坐位，予以糊状食物从健侧缓慢喂入；必要时鼻饲流质，并按鼻饲要求做好相关护理。

4. 安全护理　对有意识障碍和躁动不安的患者，床铺应加护栏，以防坠床，必要时使用约束带加以约束。对步行困难、步态不稳等运动障碍的患者，应注意其活动时的安全保护，地面保持干燥平整，防湿防滑，并注意清除周围环境中的障碍物，以防跌倒；通道和卫生间等患者活动的场所均应设置扶手；患者如厕、沐浴、外出时需有人陪护。

5. 用药护理　告知药物的作用与用法，注意观察药物的疗效与不良反应，发现异常情况，及时报告医师处理。

（1）使用溶栓药物进行早期溶栓治疗需经CT扫描证实无出血灶，患者无出血。溶栓治疗的时间窗为症状发生后3小时或3～6小时以内。使用低分子量肝素、巴曲酶、降纤酶、尿激酶等药物治疗时可发生变态反应及出血倾向，用药前应按药物要求做好皮肤过敏试验，检查患者凝血机制，使用过程中应定期查血常规和注意观察有无出血倾向，发现皮疹、皮下瘀斑、牙龈出血或女患者经期延长等立即报告医师处理。

（2）卡荣针扩血管作用强，需缓慢静脉滴注，6～8滴/分，100mL液体通常需4～6小时滴完。如输液速度过快，极易引起面部潮红、头晕、头痛及血压下降等不良反应。前列腺素E滴速为10～20滴/分，必要时加利多卡因0.1g同时静脉滴注，可以减轻前列腺素E对血管的刺激，如滴注速度过快，则可导致患者头痛、穿刺局部疼痛、皮肤发红，甚至发生条索状静脉炎。葛根素连续使用时间不宜过长，以7～10天为宜。因据报道此药连续使用时间过长时，易出现发热、寒战、皮疹等超敏反应，故使用过程中应注意观察患者有无上述不适。

（3）使用甘露醇脱水降颅内压时，需快速静脉滴注，常在15～20分钟内滴完，必要时还需加压快速滴注。滴注前需确定针头在血管内，因为该药漏在皮下，可引起局部组织坏死。甘露醇的连续使用时间不宜过长，因为长期使用可致肾功能损害和低血钾，故应定期检查肾功能和电解质。

（4）右旋糖酐40可出现超敏反应，使用过程中应注意观察患者有无恶心、苍白、血压下降和意识障碍等不良反应，发现异常及时通知医师并积极配合抢救。必要时，于使用前取本药0.1mL做过敏试验。

6. 心理护理　疾病早期，患者常因突然出现瘫痪、失语等产生焦虑、情感脆弱、易激惹等情感障碍；疾病后期，则因遗留症状或生活自理能力降低而形成悲观抑郁、痛苦绝望等不良心理。应针对患者不同时期的心理反应予以心理疏导和心理支持，关心患者的生活，尊重他（她）们的人格，耐心告知病情、治疗方法及预后，鼓励患者克服焦虑或抑郁心理，保持乐观心态，积极配合治疗，争取达到最佳康复水平。

（九）健康教育

1. 保持正常心态和有规律的生活，克服不良嗜好，合理饮食。

2. 康复训练要循序渐进，持之以恒，要尽可能做些力所能及的家务劳动，日常生活活动不要依赖他人。

3. 积极防治原发性高血压、糖尿病、高脂血症、心脏病。原发性高血压患者服用降压药时，要定时服药，不可擅自服用多种降压药或自行停药、换药，防止血压骤降骤升；使用降糖、降脂药物时，也需按医嘱定时服药。

4. 定期门诊复查，检查血压、血糖、血脂、心脏功能以及智力、瘫痪肢体、语言的恢复情况，并在医师的指导下继续用药和进行康复训练。

5. 如果出现头晕、头痛、视物模糊、言语不利、肢体麻木、乏力、步态不稳等症状时，请随时就医。

二、脑栓塞

脑栓塞是各种栓子随血流进入颅内动脉使血管腔急性闭塞，引起相应供血区脑组织坏死及功能障碍。栓子来源可分为：①心源性，占60%～75%，常见病因为慢性心房纤颤、风湿性心瓣膜病等。②非心源性，动脉粥样硬化斑块脱落、肺静脉血栓、脂肪栓、气栓、脓栓等。③来源不明，约30%的脑栓塞不能明确原因。

（一）临床表现

脑栓塞临床表现特点如下：

1. 可发生于任何年龄，以青壮年多见。

2. 多在活动中发病，发病急骤，数秒至数分钟达高峰。

3. 多表现为完全性卒中，意识清楚或轻度意识障碍；栓塞血管多为主干动脉，大脑中动脉、基底动脉尖常见。

4. 易继发出血。

5. 前循环的脑栓塞占4/5，表现为偏瘫、偏身感觉障碍、失语或局灶性癫痫发作等。

6. 后循环的脑栓塞占1/5，表现为眩晕、复视、交叉瘫或四肢瘫、共济失调、饮水呛咳及构音障碍等。

（二）辅助检查

1. **头颅CT检查** 可显示脑栓塞的部位和范围。CT检查在发病后24～48小时内病变部位呈低密度影像。发生出血性梗死时，在低密度梗死区可见1个或多个高密度影像。

2. **脑脊液检查** 大面积梗死脑脊液压力增高，如非必要，应尽量避免此检查。亚急性感染性心内膜炎所致脑脊液含细菌栓子，白细胞增多；脂肪栓塞所致脑脊液可见脂肪球；出血性梗死时脑脊液呈血性或镜检可见红细胞。

3. 其他检查　应常规进行心电图、胸部 X 线和超声心动图检查。疑为感染性心内膜炎时，应进行血常规和细菌培养等检查。心电图检查可作为确定心律失常的依据和协助诊断心肌梗死；超声心动图检查有助于证实是否存在心源性栓子。

（三）诊断

既往有风湿性心脏病、心房颤动及大动脉粥样硬化、严重骨折等病史，突发偏瘫、失语等局灶性神经功能缺损，症状在数秒至数分钟内达高峰，即可做出临床诊断。头颅 CT 和 MRI 检查可确定栓塞的部位、数量及是否伴发出血，有助于明确诊断。应注意与脑血栓形成和脑出血等鉴别。

（四）治疗

1. 原发病治疗　积极治疗引起栓子产生的原发病，如风湿性心脏病、颈动脉粥样硬化斑块、长骨骨折等，给予对症处理。心脏瓣膜病的介入和手术治疗、感染性心内膜炎的抗生素治疗和控制心律失常等，可消除栓子来源，防止复发。

2. 脑栓塞治疗　与脑血栓形成的治疗相同，包括急性期的综合治疗，尽可能恢复脑部血液循环，进行物理治疗和康复治疗等。因本病易并发脑出血，溶栓治疗应严格掌握适应证。

（1）心源性栓塞：因心源性脑栓塞容易再复发，所以，急性期应卧床休息数周，避免活动量过大，减少再发的危险。

（2）感染性栓塞：感染性栓塞应用足量有效的抗生素，禁行溶栓或抗凝治疗，以防感染在颅内扩散。

（3）脂肪栓塞：应用肝素、低分子右旋糖酐、5％ $NaHCO_3$ 及脂溶剂（如酒精溶液）等静脉点滴溶解脂肪。

（4）空气栓塞：指导患者采取头低左侧卧位，进行高压氧治疗。

3. 抗凝和抗血小板聚集治疗　应用肝素、华法林、阿司匹林，能防止被栓塞的血管发生逆行性血栓形成和预防复发。研究证据表明，脑栓塞患者抗凝治疗导致的梗死区出血，很少对最终转归带来不利影响。

当发生出血性梗死时，应立即停用溶栓、抗凝和抗血小板聚集的药物，防止出血加重，并适当应用止血药物、脱水降颅内压、调节血压等。脱水治疗过程中应注意保护心功能。

（五）护理评估

1. 健康史　评估患者的既往史和用药情况。询问患者是否有慢性心房纤颤、风湿性心瓣膜病等心源性疾病，是否有动脉粥样硬化斑块脱落、肺静脉血栓、脂肪栓、气栓、脓栓等非心源性疾病。

询问患者是否进行过治疗，目前用药情况怎样，是否按医嘱正确服用降压、降糖、降脂及抗凝药物。

2. **身体状况**　评估患者是否有轻度意识障碍或偏瘫、偏身感觉障碍、失语或局灶性癫痫发作等症状。是否有眩晕、复视、交叉瘫或四肢瘫、共济失调、饮水呛咳及构音障碍等。

3. **心理-社会状况**　观察患者是否存在因疾病所致焦虑等心理问题；了解患者和家属对疾病发生的相关因素、治疗和护理方法、预后、如何预防复发等知识的认知程度；了解患者家庭条件与经济状况及家属对患者的关心和支持度。

(六) 护理措施

1. **个人卫生的护理**　个人卫生是脑栓塞患者自身护理的关键，应定时擦身，更换衣裤，晒被褥等，并且注意患者的口腔卫生。

2. **营养护理**　患者需要多补充蛋白质、维生素、纤维素和电解质等营养。如果有吞咽障碍尚未完全恢复的患者，可以吃软的固体食物。多吃新鲜的蔬菜和水果，少吃油腻不消化、辛辣刺激的食物。

3. **心理护理**　老年脑栓塞患者生活处理能力较弱，容易出现情绪躁动的情况，甚至会有失去治疗信心的情况，此时患者应保持良好的心理素质，提升治疗病患的信心，以有利于疾病的治愈，身体的康复。

(七) 健康教育

1. **疾病预防指导**　对有发病危险因素或病史者，指导进食高蛋白、高维生素、低盐、低脂、低热量清淡饮食，多食新鲜蔬菜、水果、谷类、鱼类和豆类，保持能量供需平衡，戒烟、限酒；应遵医嘱规则用药，控制血压、血糖、血脂和抗血小板聚集；告知改变不良生活方式，坚持每天进行30分钟以上的慢跑、散步等运动，合理休息和娱乐；对有TIA发作史的患者，指导在改变体位时应缓慢，避免突然转动颈部，洗澡时间不宜过长，水温不宜过高，外出时有人陪伴，气候变化时注意保暖，防止感冒。

2. **疾病知识指导**　告知患者和家属本病的常见病因和控制原发病的重要性；指导患者遵医嘱长期抗凝治疗，预防复发；在抗凝治疗中定期门诊复诊，监测凝血功能，及时在医护人员指导下调整药物剂量。

3. **康复指导**　告知患者和家属康复治疗的知识和功能锻炼的方法，帮助分析和消除不利于疾病康复的因素，落实康复计划，并与康复治疗师保持联系，以便根据康复情况及时调整康复训练方案。如吞咽障碍的康复方法包括：唇、舌、颜面肌和颈部屈肌的主动运动和肌力训练；先进食糊状或胶冻状食物，少量多餐，逐步过渡到普通食物；进食时取坐位，颈部稍前屈（易引起咽反射）；软腭冰刺激；咽下食物练习呼气或咳嗽（预防误咽）；构音器官的运动训练（有助于改善吞咽功能）。

4. **鼓励生活自理**　鼓励患者从事力所能及的家务劳动，日常生活不过度依赖他人；告知患者和家属功能恢复需经历的过程，使患者和家属克服急于求成的心理，做到坚持锻炼，循序渐进。嘱家属在物质和精神上对患者提供帮助和支持，使患者体会到来自多方面的温暖，树立战胜疾病的信心。同时，也要避免患者产生依赖心理，增强自我照顾能力。

三、腔隙性脑梗死

腔隙性脑梗死是长期高血压引起脑深部白质及脑干穿通动脉病变和闭塞，导致缺血性微梗死，缺血、坏死和液化的脑组织由吞噬细胞移走而形成腔隙，约占脑梗死的20%。病灶直径小于2cm的脑梗死，病灶多发可形成腔隙状态。

（一）临床表现

常见临床综合征有：①纯感觉性卒中。②纯运动性卒中。③混合性卒中。④共济失调性轻偏瘫。⑤构音障碍-手笨拙综合征。

（二）辅助检查

1. 血液生化检查　可见血糖、血清总胆固醇、血清三酰甘油和低密度脂蛋白增高。
2. TCD检查　可发现颈动脉粥样硬化斑块。
3. 影像学检查　头部CT扫描可见深穿支供血区单个或多个病灶，呈腔隙性阴影，边界清晰。MRI显示腔隙性病灶呈T_1等信号或低信号、T_2高信号，是最有效的检查手段。

（三）诊断

目前诊断标准尚未统一，以下标准可供参考：①中老年发病，有长期高血压病史。②临床表现符合常见腔隙综合征之一。③CT或MRI检查可证实存在与神经功能缺失一致的病灶。④预后良好，多在短期内恢复。

（四）治疗

目前尚无有效的治疗方法，主要是预防疾病的复发。

1. 有效控制高血压及各种类型脑动脉硬化是预防本病的关键。
2. 阿司匹林等抑制血小板聚集药物效果不确定，但常应用。
3. 活血化瘀类中药对神经功能恢复有益。
4. 控制其他可干预危险因素，如吸烟、糖尿病、高脂血症等。

（五）护理评估

1. 健康史

（1）了解既往史和用药史：询问患者既往是否有原发性高血压病、高脂血症、糖尿病病史；是否针对病因进行过治疗，能否按医嘱正确用药。

（2）了解患者的生活方式：询问患者的工作情况，是否长期精神紧张、过度疲劳，询问患者日常饮食习惯，有无嗜食、偏食习惯，是否长期进食高盐、高胆固醇饮食，有无烟酒嗜好等，因为上述因素均可加速动脉硬化，加重病情。

（3）评估起病形式：询问患者起病时间，了解是突然起病还是缓慢发病，起病常较突然，多为急性发病，部分为渐进性或亚急性起病。

2. 身体状况

（1）评估有无神经功能受损：询问患者有无肢体乏力、感觉障碍现象，询问患者进食、饮水情况，了解有无饮水反呛、进食困难或构音障碍现象。病灶位于内囊后肢、脑桥基底部或大脑脚时，常可出现一侧面部和上下肢无力，对侧偏身或局部感觉障碍；病变累及双侧皮质延髓束时可出现假性延髓性麻痹的症状，如构音障碍、吞咽困难、进食困难、面部表情呆板等。

（2）评估患者的精神与智力情况：询问患者日常生活习惯，与患者进行简单的语言交流，以了解患者有无思维、性格的改变，有无智力的改变，脑小动脉硬化造成多发性腔隙性脑梗死时，患者表现出思维迟钝，理解能力、判断能力、分析能力和计算能力下降，常有性格改变和行为异常，少数患者还可出现错觉、幻觉、妄想等。

3. 心理-社会状况　本疾病可导致患者产生语言障碍，评估患者是否有情绪焦躁、痛苦的表现。

（六）护理措施

1. 一般护理　轻症患者注意生活起居有规律，坚持适当运动，劳逸结合；晚期出现智力障碍时，要引导患者在室内或固定场所进行活动，外出时一定要有人陪伴，防止受伤和走失。

2. 饮食护理　予以富含蛋白质和维生素的低脂饮食，多吃蔬菜和水果，戒烟酒。

3. 症状护理

（1）对有肢体功能障碍和感觉障碍的患者，应鼓励和指导患者进行肢体功能锻炼，尽量坚持生活自理，并注意用温水擦洗患侧皮肤，促进感觉功能恢复。

（2）对延髓性麻痹进食困难的患者，应给予制作精细的糊状食物，进食时取坐位或半坐位，进食速度不宜过快，应给患者充分的进餐时间，避免进食时看电视或与患者谈笑，以免分散患者注意力，引起窒息。对有延髓性麻痹致进食呛咳的患者，如果体温增高，应注意是否有吸入性肺炎发生；同时还应注意观察患者是否有尿频、尿急、尿痛等现象，防止发生尿路感染。

（3）对有精神症状的患者，床应加护栏，必要时加约束带固定四肢，以防坠床、伤人或自伤。

（4）对有智力障碍的患者，外出时需有人陪护，并在其衣服口袋中放置填写患者姓名、联系电话等个人简单资料的卡片，以防走失。

（5）对缺乏生活自理能力的患者，应加强生活护理，协助其沐浴、进食、修饰等，保持皮肤和外阴清洁。

4. 用药护理　告知药物的作用与用法，注意观察药物的疗效与不良反应，发现异常情况及时报告医师处理。

（1）对有痴呆、记忆力减退或精神症状的患者应注意督促按时服药并看到服下，同时注意观察药物疗效与不良反应。

（2）静脉注射尼莫同等扩血管药物时，尽量使用微量输液泵缓慢注射（8～10mL/h），并注意观察患者有无面色潮红、头晕、血压下降等不适，如有异常应报告医师及时处理。

（3）服用安理申的患者应注意观察有无肝、肾功能受损的表现，定时检查肝、肾功能。

5. 心理护理　关心体贴患者，鼓励患者保持情绪稳定和良好的心态，避免焦躁、抑郁等不良心理，积极配合治疗。

（七）健康教育

1. 避免进食过多动物油、黄油、奶油、动物内脏、蛋黄等高胆固醇饮食，多吃豆制品、鱼等优质蛋白食品，少吃糖。

2. 做力所能及的家务，以防自理能力快速下降；坚持适度的体育锻炼和体力劳动，以改善血液循环，增强体质，防止肥胖。

3. 注意安全，防止跌倒、受伤或走失。

4. 遵医嘱正确服药。

5. 定期复查血压、血脂、血糖等，如有症状加重须及时就医。

（耿丽娟）

第三节　脑出血

脑出血（ICH）是指原发性非外伤性脑实质内的出血，也称自发性脑出血。我国发病率占急性脑血管病的30％，急性期病死率占30％～40％。绝大多数是高血压病伴发的脑小动脉病变在血压骤升时破裂所致，称为高血压性脑出血。老年人是脑出血发生的主要人群，以40～70岁为最主要的发病年龄。

脑出血最常见的病因是高血压并发小动脉硬化。血管的病变与高血脂、糖尿病、高血压、吸烟等密切相关。通常所说的脑出血是指自发性脑出血。患者往往于情绪激动、用力时突然发病。脑出血发病的主要原因是长期高血压、动脉硬化。绝大多数患者发病当时血压明显升高，导致血管破裂，引起脑出血。其次是脑血管畸形、脑淀粉样血管病、溶栓抗凝治疗所致脑出血等。

一、临床表现

1. 基底节区出血　约占全部脑出血的70％，其中以壳核出血最为常见，其次为丘脑出血。由于此区出血常累及内囊,并以内囊损害体征为突出表现,故又称内囊区出血;壳核出血又称内囊外侧型出血,丘脑出血又称内囊内侧型出血。

(1) 壳核出血:系豆纹动脉尤其是其外侧支破裂所致。表现为对侧肢体轻偏瘫、偏身感觉障碍和同向性偏盲("三偏"),优势半球出血常出现失语。凝视麻痹,呈双眼持续性向出血侧凝视。也可出现失用、体象障碍、记忆力和计算力障碍、意识障碍等。大量出血患者可迅速昏迷,反复呕吐,尿便失禁,在数小时内恶化,出现上部脑干受压征象,双侧病理征,呼吸深快不规则,瞳孔扩大固定,可出现去脑强直发作以至死亡。

(2) 丘脑出血:系丘脑膝状动脉和丘脑穿通动脉破裂所致。临床表现与壳核出血相似,亦有突发对侧偏瘫、偏身感觉障碍、偏盲等。但与壳核出血不同处为偏瘫多为均等或基本均等,对侧半身深浅感觉减退,感觉过敏或自发性疼痛;特征性眼征表现为眼球向上注视麻痹,常向内下方凝视、眼球会聚障碍和无反应性小瞳孔等;可有言语缓慢而不清、重复言语、发音困难、复述差、朗读正常等丘脑性失语及记忆力减退、计算力下降、情感障碍、人格改变等丘脑性痴呆;意识障碍多见且较重,出血波及丘脑下部或破入第Ⅲ脑室可出现昏迷加深、瞳孔缩小、去皮质强直等中线症状。本型死亡率较高。

(3) 尾状核头出血:较少见,临床表现与蛛网膜下隙出血相似,常表现为头痛、呕吐,有脑膜刺激征,无明显瘫痪,可有对侧中枢性面、舌瘫。有时可因头痛在 CT 检查时偶然发现。

2. 脑干出血 脑桥是脑干出血的好发部位,偶见中脑出血,延髓出血极少见。

(1) 脑桥出血:表现为突然头痛、呕吐、眩晕、复视、注视麻痹、交叉性瘫痪或偏瘫、四肢瘫等。出血量较大时,患者很快进入意识障碍、针尖样瞳孔、去大脑强直、呼吸障碍,并可伴有高热、大汗、应激性溃疡等;出血量较少时可表现为一些典型的综合征,如 Foville 综合征、Millard-Gubler 综合征和闭锁综合征等。

(2) 中脑出血:表现如下。①突然出现复视、上睑下垂。②一侧或两侧瞳孔扩大、眼球不同轴、水平或垂直眼震、同侧肢体共济失调,也可表现为 Weber 或 Benedikt 综合征。③严重者很快出现意识障碍、去大脑强直。

(3) 延髓出血:表现如下。①重症可突然出现意识障碍,血压下降,呼吸节律不规则,心律失常,继而死亡。②轻者可表现为不典型的 Wallenberg 综合征。

3. 小脑出血 小脑出血好发于小脑上动脉供血区,即半球深部齿状核附近,发病初期患者大多意识清楚或有轻度意识障碍,表现为眩晕、频繁呕吐、枕部剧烈头痛和平衡障碍等,但无肢体瘫痪是其常见的临床特点;轻症者表现出一侧肢体笨拙、行动不稳、共济失调和眼球震颤,无瘫痪;两眼向病灶对侧凝视,吞咽及发音困难,四肢锥体束征,病侧或对侧瞳孔缩小、对光反射减弱;晚期瞳孔散大,中枢性呼吸障碍,最后枕大孔疝死亡;暴发型则常突然昏迷,在数小时内迅速死亡。如出血量较大,病情迅速进展,发病时或发病后12~

24小时出现昏迷及脑干受压征象，可有面神经麻痹、两眼凝视病灶对侧、肢体瘫痪及病理反射出现等。

4. 脑叶出血　脑叶出血也称为皮质下白质出血，可发生于任何脑叶。一般症状均略轻，预后相对较好。脑叶出血除表现为头痛、呕吐外，不同脑叶的出血，临床表现亦有不同。

（1）额叶出血：前额疼痛、呕吐、痫性发作较多见；对侧偏瘫、共同偏视、精神异常、智力减退等；优势半球出血时可出现Broca失语。

（2）顶叶出血：偏瘫较轻，而对侧偏身感觉障碍显著；对侧下象限盲；优势半球出血时可出现混合性失语，左右辨别障碍、失算、失认、失写［格斯特曼综合征（Gerstmann syndrome）］。

（3）颞叶出血：表现为对侧中枢性面舌瘫及上肢为主的瘫痪；对侧上象限盲；有时有同侧耳前部疼痛；优势半球出血时可出现Wernicke失语；可有颞叶癫痫、幻嗅、幻视。

（4）枕叶出血：主要症状为对侧同向性偏盲，并有黄斑回避现象，可有一过性黑朦和视物变形；有时有同侧偏瘫及病理征。

5. 脑室出血　脑室出血一般分为原发性和继发性两种。原发性脑室出血为脑室内脉络丛动脉或室管膜下动脉破裂出血，较为少见，占脑出血的3%～5%。继发性者是由于脑内出血量大，穿破脑实质流入脑室，常伴有脑实质出血的定位症状和体征。根据脑室内血肿大小可将脑室出血分为全脑室积血（Ⅰ型）、部分性脑室出血（Ⅱ型）以及新鲜血液流入脑室内，但不形成血凝块者（Ⅲ型）3种类型。Ⅰ型因影响脑脊液循环而急剧出现颅内压增高、昏迷、高热、四肢弛缓性瘫痪或呈去皮质状态，呼吸不规则。Ⅱ型及Ⅲ型仅有头痛、恶心、呕吐、脑膜刺激征阳性，无局灶性神经体征。出血量大、病情严重者迅速出现昏迷或昏迷加深，早期出现去皮质强直，脑膜刺激征阳性。常出现丘脑下部受损的症状及体征，如上消化道出血、中枢性高热、大汗、应激性溃疡、急性肺水肿、血糖增高、尿崩症等，病情多严重，预后不良。

二、辅助检查

1. 血常规及血液生化检查　白细胞可增多，超过$10×10^9$/L者占60%～80%，甚至可达（15～20）$×10^9$/L，并可出现蛋白尿、尿糖、血尿素氮和血糖浓度升高。

2. 脑脊液检查　脑脊液（CSF）压力常增高，多为血性脑脊液。应注意重症脑出血患者，如诊断明确，不宜行腰穿检查，以免诱发脑疝导致死亡。

3. CT检查　CT检查可显示血肿部位、大小、形态，是否破入脑室，血肿周围有无低密度水肿带及占位效应、脑组织移位等。24小时内出血灶表现为高密度，边界清楚。48小时以后，出血灶高密度影周围出现低密度水肿带。

4. 数字减影血管造影（DSA）检查　对血压正常疑有脑血管畸形等的年轻患者，可考虑行 DSA 检查，以便进一步明确病因，积极针对病因治疗，预防复发。脑血管 DSA 对颅内动脉瘤、脑血管畸形等的诊断，均有重要价值。颈内动脉造影正位像可见大脑前、中动脉间距在正常范围，豆纹动脉外移。

5. MRI 检查　MRI 具有比 CT 更高的组织分辨率，且可直接多方位成像，无颅骨伪影干扰，又具有血管流空效应等特点，使对脑血管疾病的显示率及诊断准确性，比 CT 更胜一筹。CT 能诊断的脑血管疾病，MRI 均能做到；而对发生于脑干、颞叶和小脑等的血管性疾病，MRI 比 CT 更佳；对脑出血、脑梗死的演变过程，MRI 比 CT 显示更完整；对 CT 较难判断的脑血管畸形、烟雾病等，MRI 比 CT 更敏感。

6. TCD 检查　多普勒超声检查最基本的参数为血流速度与频谱形态。血流速度增加可表示高血流量、动脉痉挛或动脉狭窄；血流速度减慢则可能是动脉近端狭窄或循环远端阻力增高的结果。

三、诊断

脑出血的诊断要点为：①多为中老年患者。②多数患者有高血压病史，出于某种因素血压急骤升高而发病。③起病急骤，多在兴奋状态下发病。④有头痛、呕吐、偏瘫，多数患者有意识障碍，严重者昏迷和脑疝形成。⑤脑膜刺激征阳性。⑥多数患者为血性脑脊液。⑦头颅 CT 和 MRI 可见出血病灶。

四、治疗

1. 保持呼吸通畅　注意气道管理，清理呼吸道分泌物，保证正常换气功能，有肺部感染时应用抗生素，必要时气管切开。

2. 降低颅内压　可选用 20% 甘露醇 125～250mL 静脉滴注，每 6～8 小时 1 次和（或）甘油果糖注射液 250mL 静脉滴注，12 小时 1 次或每日 1 次。呋塞米 20～40mg 静脉注射，每 6 小时、8 小时或 12 小时 1 次。也可根据病情应用白蛋白 5～10g 静脉滴注，每天 1 次。

3. 血压的管理　应平稳、缓慢降压，不能降压过急、过快，否则易致脑血流灌注不足，出现缺血性损害加重病情。

4. 高血压性脑出血的治疗　可不用止血药。有凝血障碍的可酌情应用止血药，如巴曲酶、6-氨基己酸、氨甲苯酸等。

5. 亚低温疗法　应用冰帽等设备降低头部温度，降低脑耗氧量，保护脑组织。

6. 中枢性高热者的治疗　可物理降温。

7. 预防性治疗　下肢静脉血栓形成及肺栓塞建议穿弹力袜进行预防。

8. 防治并发症　脑出血的并发症有应激性溃疡、电解质紊乱等。可根据病情选用质子泵阻滞剂（如奥美拉唑等）或 H_2 受体阻滞剂（如西咪替丁、法莫替丁等），根据患者出入量调整补液量,并补充氯化钾等,维持水电解质平衡,痫性发作可给予地西泮10～20mg缓慢静脉注射或苯巴比妥钠100～200mg肌内注射控制发作,一般不需长期治疗。

9. 外科手术治疗　必要时进行外科手术治疗。对于内科非手术治疗效果不佳,或出血量大,有发生脑疝征象的,或怀疑为脑血管畸形引起出血的,可外科手术治疗(去骨瓣减压术、小骨窗开颅血肿清除术、钻孔血肿抽吸术、脑室外引流术、微创穿刺颅内血肿碎吸引流术等)。手术指征:①基底节中等量以上出血(壳核出血≥30mL,丘脑出血≥15mL)。②小脑出血≥10mL或直径≥3cm或出现明显脑积水。③重症脑室出血。

五、护理评估

1. 健康史

(1) 了解患者的既往史和用药情况:①询问患者既往是否有原发性高血压、动脉粥样硬化、高脂血症、血液病病史。②询问患者曾经进行过哪些治疗,目前用药情况怎样,是否持续使用过抗凝、降压等药物,发病前数日有无自行停服或漏服降压药的情况。

(2) 询问患者的起病情况:①了解起病时间和起病形式。询问患者起病时间,当时是否正在活动,或者是在生气、大笑等情绪激动时,或者是在用力排便时。脑出血患者多在活动和情绪激动时起病,临床症状常在数分钟至数小时内达到高峰,观察患者意识状态,重症患者数分钟内可转入意识模糊或昏迷。②询问患者有无明显的头晕、头痛等前驱症状。大多数脑出血患者病前无预兆,少数患者可有头痛、头晕、肢体麻木等前驱症状。③了解有无头痛、恶心、呕吐等伴随症状。脑出血患者因血液刺激以及血肿压迫脑组织引起脑组织缺血、缺氧,发生脑水肿和颅内压增高,可致剧烈头痛和喷射状呕吐。

(3) 了解患者的生活方式和饮食习惯:①询问患者工作与生活情况,是否长期处于紧张忙碌状态,是否缺乏适宜的体育锻炼和休息时间。脑出血患者常在活动和情绪激动时发病。②询问患者是否长期摄取高盐、高胆固醇饮食,高盐饮食可致水钠潴留,使原发性高血压加重;高胆固醇饮食与动脉粥样硬化密切相关。③询问患者是否有嗜烟、酗酒等不良习惯以及家族卒中病史。

2. 身体状况

(1) 观察患者的神志、瞳孔和生命体征情况:①观察神志是否清楚,有无意识障碍及其类型:无论轻症或重症脑出血患者起病初时均可以意识清楚,随着病情加重,意识逐渐模糊,常常在数分钟或数十分钟内神志转为昏迷。②观察瞳孔大小及对光反射是否正常,瞳孔的大小与对光反射是否正常,与出血量、出血部位有密切关联,轻症脑出血患者瞳孔大小及对光反射均可正常;"针尖样"瞳孔为脑桥出血的特征性体征;双侧瞳孔散大可见于脑疝患者;双侧瞳孔缩小、凝视麻痹伴严重眩晕,意识障碍呈进行性加重,应警惕脑干和小脑出血的可能。③观察生命体征的情况,重症脑出血患者呼吸深沉带有鼾声,甚至呈潮式呼吸或不规则呼吸;脉搏缓慢有力,血压升高;当脑桥出血时,丘脑下部对体温的正常调节被阻断而使体温严重上升，甚至呈持续高热状态。如脉搏增快，体温升高，血压下降，则有生命危险。

（2）观察有无神经功能受损：①观察有无"三偏征"，大脑基底核为最常见的出血部位，当累及内囊时，患者常出现偏瘫、偏身感觉障碍和偏盲。②了解有无失语及失语类型，脑出血累及大脑优势半球时，常出现失语症。③有无眼球运动及视力障碍，除了内囊出血可发生"偏盲"外，枕叶出血可引起皮质盲；丘脑出血可压迫中脑顶盖，产生双眼上视麻痹而固定向下注视；脑桥出血可表现为交叉性瘫痪，头和眼转向非出血侧，呈"凝视瘫肢"状；小脑出血可有面神经麻痹，眼球震颤、两眼向病变对侧同向凝视。④检查有无肢体瘫痪及瘫痪类型，除内囊出血、丘脑出血和额叶出血引起"偏瘫"外，脑桥小量出血还可引起交叉性瘫痪，脑桥大量出血（血肿>5mL）和脑室大出血可迅即发生四肢瘫痪和去皮质强直发作。⑤其他，颞叶受累除了发生 Wernicke 失语外，还可引起精神症状；小脑出血则可出现眩晕、眼球震颤、共济失调、行动不稳、吞咽障碍。

3. 心理-社会状况　评估脑出血患者是否因有偏瘫、失语等后遗症，而产生抑郁、沮丧、烦躁、易怒、悲观失望等情绪反应；评估这些情绪是否对日后生活有一定的影响。

六、主要护理诊断/问题

1. 并发症　压疮、吸入性肺炎、泌尿系感染、深静脉血栓。
2. 生活自理能力缺陷　与脑出血卧床有关。
3. 潜在并发症　脑疝、上消化道出血。
4. 其他问题　吞咽障碍、语言沟通障碍。

七、护理措施

1. 一般护理　患者绝对卧床休息4周，抬高床头15°～30°，以促进脑部静脉回流，减轻脑水肿；取侧卧位或平卧头侧位，防止呕吐物反流引起误吸。脑出血急性期患者应尽量就地治疗，避免不必要的搬动，并注意保持病房安静，严格限制探视。翻身时，注意保护头部，动作宜轻柔缓慢，以免加重出血，避免咳嗽和用力排便。神经系统症状稳定48～72小时后，患者即可开始早期康复锻炼，但应注意不可过度用力或憋气。恢复期的康复训练不可急于求成，应循序渐进、持之以恒。

2. 饮食护理　急性期患者给予高蛋白、高维生素、高热量饮食，并限制钠盐摄入（<3g/d）。有意识障碍、消化道出血的患者宜禁食24～48小时，然后酌情给予鼻饲流质，如牛奶、豆浆、藕粉、蒸蛋或混合匀浆等，4～5次/日，每次约200mL。恢复期患者应给予清淡、低盐、低脂、适量蛋白质、高维生素食物，戒烟酒，忌暴饮暴食。

3. 症状护理

（1）对神志不清、躁动或有精神症状的患者，床应加护栏，并适当约束，防止跌伤。

(2) 注意保持呼吸道通畅：及时清除口鼻分泌物，协助患者轻拍背部，以促进痰痂的脱落排出，但急性期应避免刺激咳嗽，必要时可给予负压吸痰、吸氧及定时雾化吸入。

(3) 协助患者完成生活护理：按时翻身，保持床单干燥整洁，保持皮肤清洁卫生，预防压疮的发生；如有闭眼障碍的患者，应涂四环素眼膏，并用湿纱布盖眼，保护角膜；昏迷和鼻饲患者应做好口腔护理，2次/日；有尿便失禁的患者，注意及时用温水擦洗外阴及臀部，保持皮肤清洁、干燥。

(4) 有吞咽障碍的患者，喂饭喂水时不宜过急，遇呕吐或反呛时应暂停喂食喂水，防止食物呛入气管引起窒息或吸入性肺炎，对昏迷等不能进食的患者可酌情予以鼻饲流质。

(5) 注意保持瘫痪肢体功能位置，防止足下垂，被动运动关节和按摩患肢，防止手足挛缩、变形及神经麻痹，病情稳定后应尽早开始肢体功能锻炼和语言康复训练，以促进神经功能的早日康复。

(6) 中枢性高热的患者先行物理降温，如温水擦浴、酒精浴、冰敷等，效果不佳时可给予退热药，并注意监测和记录体温的情况。

(7) 密切观察病情，尤其是生命体征、神志、瞳孔的变化，及早发现脑疝的先兆表现，一旦出现，应立即报告医师及时抢救。

4. 用药护理　告知药物的作用与用法，注意观察药物的疗效与不良反应，发现异常情况，及时报告医师处理。

(1) 颅内高压使用20%甘露醇静脉滴注脱水时，要保证绝对快速输入，20%的甘露醇50～100mL要在15～30分钟内滴完，注意防止药液外漏，并注意尿量与血电解质的变化，尤其应注意有无低血钾发生。①患者每日补液量可按尿量加500mL计算，在1 500～2 000mL以内，如有高热、多汗、呕吐或腹泻者，可适当增加入液量。②每日补钠50～70mmol/L，补钾40～50mmol/L。防止低钠血症，以免加重脑水肿。

(2) 严格遵医嘱服用降压药，不可骤停和自行更换，亦不宜同时服用多种降压药，避免血压骤降或过低致脑供血不足。应根据患者的年龄、基础血压、病后血压等情况判定最适血压水平，缓慢降压，不宜使用强降压药（如利舍平）。

(3) 用地塞米松消除脑水肿时，因其易诱发上消化道应激性溃疡，应观察有无呃逆、上腹部饱胀不适、胃痛、呕血、便血等，注意胃内容物或呕吐物的性状，以及有无黑便；鼻饲流质的患者，注意观察胃液的颜色是否为咖啡色或血性，必要时可做隐血试验检查，如发现异常及时通知医师处理。

(4) 躁动不安的患者可根据病情给予小量镇静、镇痛药；患者有抽搐发作时，可用地西泮静脉缓慢注射，或苯妥英钠口服。

5. 心理护理　主动关心患者与家属，耐心介绍病情及预后，消除其紧张焦虑、悲观抑郁等不良情绪，保持患者及家属情绪稳定，积极配合抢救与治疗。

八、健康教育

1. 避免情绪激动，去除不安、恐惧、愤怒、抑郁等不良情绪，保持正常心态。

2. 给予低盐低脂、适量蛋白质、富含维生素与纤维素的清淡饮食，多吃蔬菜、水果，少食辛辣刺激性强的食物，戒烟酒。

3. 生活有规律，保持排便通畅，避免排便时用力过度和憋气。

4. 坚持适度锻炼，避免重体力劳动。如坚持做保健体操、慢散步、打太极拳等。

5. 尽量做到日常生活自理，康复训练时注意克服急于求成的心理，做到循序渐进、持之以恒。

6. 定期复查血压、血糖、血脂、血常规等项目，积极治疗原发性高血压、糖尿病、心脏病等原发疾病。如出现头痛、呕吐、肢体麻木无力、进食困难、饮水呛咳等症状时需及时就医。

（杨 洁）

第四节 蛛网膜下腔出血

蛛网膜下腔出血（SAH）一般分为原发性蛛网膜下腔出血和继发性蛛网膜下腔出血。其中，原发性蛛网膜下腔出血是指脑底部或脑表面血管破裂后，血液流入蛛网膜下腔的急性出血性脑血管病；继发性蛛网膜下腔出血是指脑实质内出血、脑室出血、硬膜外或硬膜下血管破裂，血液穿破脑组织和蛛网膜，流入蛛网膜下腔。本节主要讨论原发性蛛网膜下腔出血。

一、病因

1. 颅内动脉瘤　SAH最常见的病因（约占50%～80%）。其中先天性粟粒样动脉瘤约占75%，还可见高血压、动脉粥样硬化所致梭形动脉瘤及感染所致的真菌性动脉瘤等。

2. 血管畸形　约占SAH病因的10%，其中动静脉畸形（AVM）占血管畸形的80%。多见于青年人，90%以上位于幕上，常见于大脑中动脉分布区。

3. 其他　如烟雾病（占儿童SAH的20%）、颅内肿瘤、垂体卒中、血液系统疾病、颅内静脉系统血栓和抗凝治疗并发症等。

二、临床表现

1. 头痛　动脉瘤性SAH的典型表现是突发异常剧烈全头痛，头痛不能缓解或呈进行性加重。多伴发一过性意识障碍和恶心、呕吐。约1/3的动脉瘤性SAH患者发病前数日或数周有轻微头痛的表现，可持续数日不变，2周后逐渐减轻，如头痛再次加重，常提示动脉瘤再次出血。但动静脉畸形破裂所致 SAH 头痛常不严重。局部头痛常可提示破裂动脉瘤的部位。

2. 脑膜刺激征　患者出现颈强直、Kernig 征和布鲁津斯基征等脑膜刺激征，以颈强直最多见，而老年、衰弱患者或小量出血者，可无明显脑膜刺激征。脑膜刺激征常于发病后数小时出现，3～4周后消失。

3. 眼部症状　20%患者眼底可见玻璃体下片状出血，发病1小时内即可出现，是急性颅内压增高和眼静脉回流受阻所致，对诊断具有提示作用。此外，眼球活动障碍也可提示动脉瘤所在的位置。

4. 精神症状　约25%的患者可出现精神症状，如欣快、谵妄和幻觉等，常于起病后2～3周内自行消失。

5. 其他症状　部分患者可出现脑心综合征、消化道出血、急性肺水肿和局限性神经功能缺损症状等。

三、并发症

1. 再出血　是 SAH 主要的急性并发症，指病情稳定后再次发生剧烈头痛、呕吐、痫性发作、昏迷甚至去脑强直发作、颈强直、Kernig 征加重，复查脑脊液为鲜红色。20%的动脉瘤患者病后10～14天可发生再出血，使死亡率约增加一倍；动静脉畸形急性期再出血者较少见。

2. 脑血管痉挛（CVS）　发生于蛛网膜下隙中血凝块环绕的血管，痉挛严重程度与出血量相关，可导致约1/3以上病例脑实质缺血。临床症状取决于发生痉挛的血管，常表现为波动性的轻偏瘫或失语，有时症状还受侧支循环和脑灌注压的影响，对载瘤动脉无定位价值，是死亡和致残的重要原因。病后3～5天开始发生，5～14天为迟发性血管痉挛高峰期，2～4周逐渐消失。TCD 或 DSA 可帮助确诊。

3. 急性或亚急性脑积水　起病1周内约15%～20%的患者发生急性脑积水，血液进入脑室系统和蛛网膜下隙形成血凝块阻碍脑脊液循环通路所致。轻者出现嗜睡、思维缓慢、短时记忆受损、上视受限、展神经麻痹、下肢腱反射亢进等体征，严重者可造成颅内高压，甚至脑疝。亚急性脑积水发生于起病数周后，表现为隐匿出现的痴呆、步态异常和尿失禁。

4. 其他　5%～10%的患者癫痫发作，不少患者发生低钠血症。

四、辅助检查

1. 三大常规检查　起病初期常有白细胞增多，尿糖常可呈阳性但血糖大多正常，偶可出现蛋白尿。

2. 脑脊液检查　脑脊液（CSF）为均匀一致血性，压力增高（>200mmH$_2$O），蛋白含量增加。

3. 影像学检查 颅脑 CT 是确诊 SAH 的首选诊断方法，可见蛛网膜下隙高密度出血灶，并可显示出血部位、出血量、血液分布、脑室大小和有无再出血；MRI 检查可发现动脉瘤或动静脉畸形。

4. 数字减影血管造影（DSA）检查 DSA 检查可为 SAH 的病因诊断提供可靠依据，如发现动脉瘤的部位、显示解剖行程、侧支循环和血管痉挛情况；还可发现动静脉畸形、烟雾病、血管性肿瘤等。

5. 经颅多普勒超声检查 TCD 检查可作为追踪监测 SAH 后脑血管痉挛的一个方法，具有无创伤性。

五、诊断

突然发生的持续性剧烈头痛、呕吐、脑膜刺激征阳性，伴或不伴意识障碍，检查无局灶性神经系统体征，应高度怀疑 SAH。同时 CT 证实脑池和蛛网膜下隙高密度征象或腰穿检查示压力增高和血性脑脊液等可临床确诊。

六、治疗

急性期治疗原则为防治再出血、制止继续出血，防治继发性脑血管痉挛，减少并发症，寻找出血原因，治疗原发病和预防复发。

1. 一般处理 住院监护，绝对卧床 4～6 周，镇静、镇痛，避免引起颅内压增高的因素，如用力排便、咳嗽、喷嚏和情绪激动等，可选用足量镇静镇痛药、缓泻剂等对症处理。

2. 脱水降颅内压 可选甘露醇、呋塞米、清蛋白等。

3. 预防再出血 可给予 6-氨基己酸（EACA）等抗纤溶药物治疗，维持 2～3 周。

4. 应用尼莫地平等钙通道阻滞剂 预防脑血管痉挛发生，推荐尼莫地平 30～40mg 口服，每日 4～6 次，连用 3 周。

5. 放脑脊液疗法 腰穿缓慢放出血性脑脊液，每次 10～20mL，每周 2 次，可有效缓解头痛症状，并可减少脑血管痉挛及脑积水发生，但有诱发脑疝、动脉瘤破裂再出血、颅内感染等的可能，应严格掌握适应证。

6. 外科手术或介入治疗 对于动脉瘤或动静脉畸形引起的 SAH，可外科手术治疗或考虑介入栓塞等治疗，是根除病因预防复发的有效方法。

七、护理评估

1. 健康史

（1）了解既往史及用药情况：①询问患者既往身体状况，了解有无颅内动脉瘤、脑血管畸形和高血压动脉硬化病史。②询问患者有无冠心病、糖尿病、血液病、颅内肿瘤、脑炎病史。③询问患者是否进行过治疗，过去和目前的用药情况怎样。④了解患者有无抗凝治疗史等。

(2) 询问患者起病的情况：①了解起病的形式。询问患者起病时间，了解是否在剧烈活动或情绪大悲大喜时急性起病，SAH 起病很急，常在剧烈活动或情绪激动时突然发病。②了解有无明显诱因和前驱症状。询问患者起病前数日内是否有头痛等不适症状，部分患者在发病前数日或数周有头痛、恶心、呕吐等"警告性渗漏"的前驱症状。③询问患者有无伴随症状。多见的有短暂意识障碍、项背部或下肢疼痛、畏光等伴随症状。

2. 身体状况

(1) 观察神志、瞳孔及生命体征的情况，询问患者病情，了解患者有无神志障碍。少数患者意识始终清醒，瞳孔大小及对光反射正常；半数以上患者有不同程度的意识障碍，轻者出现神志模糊，重者昏迷逐渐加深。监测患者血压、脉搏状况，了解患者血压、脉搏有无改变。起病初期患者常可出现血压上升、脉搏加快，有时节律不齐，但呼吸和体温均可正常；由于出血和脑动脉痉挛对下丘脑造成的影响，24 小时以后患者可出现发热、脉搏不规则、血压波动、多汗等症状。

(2) 评估有无神经功能受损：①活动患者头颈部，了解脑膜刺激征是否阳性，大多数患者在发病后数小时内即可出现脑膜刺激征，以颈强直最具特征性，Kernig 征及 Brudzinski 征均呈阳性。②了解患者有无瘫痪、失语及感觉障碍，这与出血引起脑水肿、血肿压迫组织，或出血后迟发性脑血管痉挛导致脑缺血、脑梗死等有关；大脑中动脉瘤破裂可出现偏瘫、偏身感觉障碍及抽搐；椎-基底动脉瘤可引起面瘫等脑神经瘫痪。③观察患者瞳孔，了解有无眼征。后交通动脉瘤可压迫动眼神经而致上睑下垂、瞳孔散大、复视等麻痹症状，有时眼内出血亦可引起严重视力减退。④观察患者有无精神症状，少数患者急性期可出现精神症状，如烦躁不安、谵妄、幻觉等，且 60 岁以上的老年患者精神症状常较明显，大脑前动脉瘤可引起精神症状。⑤有无癫痫发作，脑血管畸形患者常有癫痫发作。

3. 心理-社会状况　评估患者的心理状态，主动与患者进行交谈，了解患者有无恐惧、紧张、焦虑及悲观绝望的心理。患者常因起病急骤，对病情和预后的不了解以及害怕进行 DSA 检查和开颅手术，易出现上述不良心理反应。

八、主要护理诊断/问题

1. 疼痛：头痛　与脑水肿、颅内高压、血液刺激脑膜或继发性脑血管痉挛有关。
2. 恐惧　与起病急骤，对病情和预后的不了解以及剧烈头痛、担心再出血有关。
3. 自理缺陷　与长期卧床（医源性限制）有关。
4. 潜在并发症　再出血、脑疝。

九、护理措施

1. 一般护理　头部稍抬高（15°～30°），以减轻脑水肿；尽量少搬动患者，避免振动其头部；即使患者神志清楚，无肢体活动障碍，也必须绝对卧床休息4～6周，在此期间，禁止患者洗头、如厕、淋浴等一切下床活动；避免用力排便、咳嗽、喷嚏、情绪激动、过度劳累等诱发再出血的因素。

2. 安全护理　对有精神症状的患者，应注意保持周围环境的安全，对烦躁不安等不合作的患者，床应加护栏，防止跌床，必要时遵医嘱予以镇静。有记忆力、定向力障碍的老年患者，外出时应有人陪护，注意防止患者走失或其他意外发生。

3. 饮食护理　给予清淡易消化、含丰富维生素和蛋白质的饮食，多食蔬菜水果。避免辛辣等刺激性强的食物，戒烟酒。

4. 头痛护理　注意保持病室安静舒适，避免声、光刺激，减少探视，指导患者采用放松术减轻疼痛，如缓慢深呼吸，听轻音乐，全身肌肉放松等。必要时可遵医嘱给予镇痛药。

5. 运动和感觉障碍的护理　应注意保持良好的肢体功能位，防止足下垂、爪形手、髋外翻等后遗症，恢复期指导患者积极进行肢体功能锻炼，用温水擦洗患肢，改善血液循环，促进肢体知觉的恢复。

6. 心理护理　关心患者，耐心告知病情、特别是绝对卧床与预后的关系，详细介绍DSA检查的目的、程序与注意事项，鼓励患者消除不安、焦虑、恐惧等不良情绪，保持情绪稳定，安静休养。

7. 用药护理　告知药物的作用与用法，注意观察药物的疗效与不良反应，发现异常情况，及时报告医师处理。

（1）使用20％甘露醇脱水治疗时，应快速静脉滴入，并确保针头在血管内。

（2）尼莫同静脉滴注时常刺激血管引起皮肤发红和剧烈疼痛，应通过三通阀与5％葡萄糖注射液或生理盐水溶液同时缓慢滴注，5～10mL/h，并密切观察血压变化，如果出现不良反应或收缩压<90mmHg，应报告医师适当减量、减速或停药处理；如果无三通阀联合输液，一般将50mL尼莫同针剂加入500mL 5％葡萄糖注射液中静脉滴注，速度为15～20滴/分，6～8小时输完。

（3）使用6-氨基己酸止血时应特别注意有无双下肢肿胀疼痛等临床表现，谨防深静脉血栓形成，有肾功能障碍者应慎用。

十、健康教育

1. 预防再出血　告知患者情绪稳定对疾病恢复和减少复发的意义，使患者了解，能遵医嘱绝对卧床并积极配合治疗和护理。指导家属关心、体贴患者，在精神和物质上对患者给予支持，减轻患者的焦虑、恐惧等不良心理反应。告知患者和家属再出血的表现，发现异常，及时就诊。女性患者1～2年内避免妊娠和分娩。

2. 疾病知识指导　向患者和家属介绍疾病的病因、诱因、临床表现、应进行的相关检查、病程和预后、防治原则和自我护理的方法。SAH 患者一般在首次出血后 3 天内或 3～4 周后进行 DSA 检查，以避开脑血管痉挛和再出血的高峰期。应告知数字减影血管造影的相关知识，使患者和家属了解进行 DSA 检查以明确和去除病因的重要性，积极配合。

（刘冰冰）

第八章

基础护理案例

第一节 卫生洗手

【案例】 兰某，女性，24岁，于30分钟前骑车摔倒导致左侧肘部、左前臂外侧与右下肢小腿外侧等多处损伤，局部疼痛、肿胀、出血，自行用小布巾包扎后由朋友送至本院急诊。查体：T 36.8℃，P 80次/分，R 18次/分，BP 110/70mmHg。患者神志清楚，主诉患处疼痛难忍，活动受限。初步诊断：左侧肘部、左前臂、右下肢小腿外侧软组织挫裂伤。遵医嘱行TAT注射治疗。护士操作前洗手。

【实训目的】 去除手上的污垢及病原微生物，避免感染和交叉感染，避免污染无菌物品及清洁物品。

【操作步骤】

1. 护理评估

(1) 评估洗手指征，操作前后手清洁。

(2) 了解流动水洗手设备。

2. 实施步骤

(1) 调水湿手：打开水龙头，调节合适水流和水温，充分浸湿双手，关水龙头。

(2) 涂抹肥皂：取合适肥皂或洗手液，均匀涂抹至整个手掌、手背、手指和指缝。

(3) 揉搓双手：每个部位揉搓3～5次，至少持续15秒以上。揉搓顺序（七步洗手法）：①洗手掌，掌心相对，手指并拢，相互揉搓。②洗掌侧指缝，掌心相对，双手交叉，沿指缝相互揉搓。③洗手背及背侧指缝，掌心对手背，沿指缝相互揉搓，双手交换进行。④洗指背、关节，弯曲手指使关节在另一掌心旋转揉搓，双手交换进行。⑤洗拇指，一只手握住另一只手大拇指旋转揉搓，双手交换进行。⑥洗指尖，将5个手指尖并拢放在另一手掌心旋转揉搓，双手交换进行。⑦洗手腕，握着手腕回旋揉搓，双手交换进行，洗至腕上10cm处。

(4) 冲洗双手：打开水龙头，流动水冲洗双手至肥皂洗净。

(5) 干燥双手：关水龙头，以擦手纸或清洁干毛巾擦干双手，或在干手机下烘干双手。

(6) 整理归位：妥善处理用物。

3. 护理评价

(1) 洗手设施完善，遵循洗手指征。

(2) 洗手方法、步骤正确，手的各个部位清洗干净、无污垢。

4. 注意事项

(1) 洗手范围为指尖到手腕上10cm。认真揉搓双手至少15秒，应清洗双手所有皮肤，特别注意指背、指尖和指缝。

(2) 流动水下冲净双手时应从上至下冲洗，让污水从前臂流至手指尖，防止微生物污染手臂，冲洗时防止水溅湿衣服和地面。

（3）擦手毛巾要求一用一消毒。

（刘　芳）

第三节　铺麻醉床

【案例】　王某，男性，65岁，于3天前无明显诱因出现右上腹疼痛，呈阵发性绞痛。入院后查体：T 36.3℃，P 78次/分，R 19次/分，BP 110/80mmHg。患者神志清楚，精神紧张。完善相关检查。入院第3天8：30在全身麻醉下行"腹腔镜胆囊切除术"，病房准备麻醉床迎接术后患者。

【实训目的】　铺麻醉床准备接收和护理麻醉手术后的患者。

【操作步骤】

1. 护理评估

（1）评估患者病情。接收和护理麻醉手术后的患者应铺麻醉床，腹部全身麻醉手术后可在床头、床中部铺橡胶单及中单，防止呕吐物、排泄物或切口渗液污染床褥。

（2）检查床单位设施设备。

（3）操作环境合适，病室内无其他患者治疗、进餐。

（4）向患者及其家属解释铺麻醉床的目的并取得合作。

[解释语]"您好，能告诉我您叫什么名字吗?"……"王大叔您好，根据您的病情今天上午需要行腹腔镜胆囊切除术，等一下手术室会有护士过来接您，医生和护士都会向您解释和说明配合要点，请您不用紧张。""您去手术室后，我会把床上的被服全部更换为清洁的并铺成麻醉床，便于您手术后的护理，使您安全、舒适。您现在好好休息，在病房等待，有什么需要请按床头铃呼叫我。"

2. 实施步骤

（1）铺大单

①洗手，戴口罩，备齐用物，携用物至床旁，向病室内其他患者做好解释。

②移开床旁桌距离床头20cm，移开床旁椅距离床尾正中15cm。

③按需翻转床垫，自床头到床尾清扫床垫。

④将大单纵横中线对齐床面纵横中线并放于床垫上，逐层展开，正面向上。

⑤右手托起床头近侧床垫一角，左手超过床头中线将大单折入床垫下。

⑥右手距床头30cm处向上提起大单边缘，使其同床沿垂直并呈一等边三角形，以床沿为界将三角形又分为上、下2个三角形，上半三角形覆盖于床上，先将下半三角形平整塞入床垫下，再将上半三角形平整塞入床垫下。

⑦同法铺好床尾近侧大单角。

⑧拉紧大单中部边缘，塞入床垫下。

（2）铺橡胶单和中单

①根据患者麻醉方式和手术部位的需要，将橡胶单、中单铺在床中部及床头。

②转至对侧，同法依次铺好大单、床中部及床头的橡胶单和中单。

（3）套被套

①卷筒式：a. 将被套正面向内平铺于床上，开口端向床尾，中缝与床中线对齐。b. 将棉胎铺于被套上，上缘齐床头将棉胎与被套一并自床头卷向床尾，再由开口翻转至床头，拉平棉胎及被套，系好系带。

②"S"式：a. 将已折好的被套头端平床头放置，被套正面向外，其纵中线与床纵中线对齐，分别向床尾、近侧对侧展开。b. 将被套开口端上层打开至1/3处，将折好的"S"式棉胎放于开口处，拉棉胎至被套封口处，再将棉胎向近侧、对侧展开，对齐被套两上角和边缘，至床尾逐层拉平盖被，系好系带。

（4）折成被筒

①盖被上缘距床头15cm，两侧盖被边缘向内折平床缘，尾端向内折叠平床尾。

②将盖被纵向呈扇形三折于一侧床边，开口处向门。

③将枕芯套入枕套内并松枕，四角充实，横立于床头正中，开口处背门。

④移床旁桌至原处，床旁椅移至盖被折叠侧，麻醉护理盘放于床旁桌上，其余用物放于合适位置，保持床单位整洁、美观，分类处理污物。

⑤洗手，脱口罩。

[解释语]"现在麻醉床已经铺好了，请家属不要坐在上面，不要翻动床铺和所准备的床头用物，谢谢你们的配合。"

3. 护理评价

（1）病床符合实用、耐用、舒适、安全、美观原则。

（2）麻醉床橡胶单和中单的放置与患者的手术方式、部位相符合。

（3）术后物品准备齐全。

（4）操作流畅，节力、省时。

4. 健康宣教

（1）向陪护家属说明患者去枕平卧的方法、时间及注意事项。

（2）告知患者术后注意保暖。

5. 注意事项

（1）操作中注意节力、省时。

（2）橡胶单和中单按患者病情需要放置：铺在床中部时，橡胶单和中单上缘距床头45～50cm；铺在床头时，上缘平齐床头，下缘盖于床中部橡胶单和中单的上面；铺在床尾时下缘平齐床尾，上缘盖于床中部橡胶单和中单下面。

(3) 冬季无空调时盖被可置热水袋，夏季盖被应以患者不出汗为宜。

6. 知识链接

(1) 铺备用床

目的：保持病室整洁、美观，准备迎接新患者。

方法：以备用床为基础床单位，按照麻醉床要求铺好大单、盖被和枕头，将盖被上缘平床头，两侧边缘内折平床沿，被尾内折平床尾，铺成被筒。

(2) 铺暂空床

目的：供新入院患者或暂离床活动的患者使用。

方法：在备用床的基础上，将盖被头端内折1/4，再呈扇形三折于床尾，使各层平齐，酌情根据患者情况加铺橡胶单和中单。

(付明霞)

第三节 搬运法

【案例】 李某，男性，13岁，汉族，中学生。半小时前，李某放学途中遭遇车祸致多处损伤，右下肢胫腓骨开放性骨折。患者神志清楚，主诉右下肢疼痛，于急诊科给予简单固定、止血、包扎、给氧、静脉输液等处理。医嘱：用平车运送患者行X线片检查。

【实训目的】 应用平车安全运送患者。

【操作步骤】

1. 护理评估

(1) 评估患者年龄、体重、意识状态。

(2) 了解患者病情、损伤部位及躯体的活动能力。

(3) 了解患者身上有无管道。

(4) 了解患者的合作程度并给予解释。

[解释语] "同学，你好！能告诉我你的名字吗？"……"你好，我是你的责任护士XXX，你现在感觉怎么样？刚才医生已经给你做了简单处理，为了明确骨折部位情况，现在需要去做X线片检查，我们准备用平车送你过去。我先去取车，你稍等一会儿，可以吗？"

2. 实施步骤

(1) 洗手，戴口罩，备齐用物，检查平车性能，推平车至床旁。

(2) 核对患者的姓名、床号、门诊号（住院号）。

[解释语] "是李同学吗？我们现在要送你去做X线片检查。让我们帮你移到平车上，请你配合一下我们好吗？我们会很小心的。"

(3) 固定患者身上的导管，避免脱落，保持通畅。

（4）搬运患者。挪动法：适用于病情允许，能配合者。方法：①移开床旁桌椅，松开盖被。②使平车紧靠床边，大轮端靠床头，固定车闸。③协助患者按上身、臀部、下肢的顺序向平车挪动（回床顺序相反，按照下肢、臀部、上身顺序）。④患者头部卧于大轮端，检查及固定管道，盖好盖被。

（5）整理床单元，将其改铺为暂空床。

（6）询问患者感受，交代注意事项。

[解释语]"李同学，你现在感觉怎么样？刚才你配合得很好，移到平车也很顺利，现在我帮你把平车护栏拉上，也请你将手交叉放于胸前，避免进出门撞伤，如果在运送中有什么不舒服一定告诉我。一会儿到达拍片室，会有专门的医生、护士告诉你拍片的配合方法和注意事项，请你不要紧张。"

（7）松开车闸，推患者至目的地。

（8）协助患者回床，检查各管道是否通畅并妥善固定。

3. 护理评价

（1）是否出现管道脱落、反折致管道不通。

（2）搬运过程是否造成患者跌倒。

（3）搬运手法是否让患者不适。

（4）盖被是否按季节使用。

4. 健康宣教

（1）搬运前，向患者解释目的和配合要点。

（2）告知患者在搬运过程中，如感不适立刻向护士说明。

（3）向患者介绍下肢功能锻炼的重要性，并指导锻炼方法。

5. 注意事项

（1）多人搬运时，动作轻稳，协调一致，个高者托患者上身，使头部处于高处。搬运时尽量使患者身体靠近护士，注意节力原则。

（2）车速适宜，要确保患者安全、舒适，天气寒冷时注意保暖，防止受凉。

（3）推车时，护士应站在患者头侧便于观察病情。平车上下坡时，患者头部应在高处一端以免引起不适。推车进出门时，不可用车撞门。

（4）搬运有导管的患者时，应确保管路通畅，避免导管脱落受压打折或液体逆流。

（5）搬运骨折患者时，车上需垫木板，并固定骨折部位。

（6）保证持续性治疗不受影响，如吸氧、输液等。

（7）搬运到目的地后严格交班，检查皮肤是否完整、各种导管是否通畅，避免护理差错的发生。

6. 知识链接

（1）挪动法：适用于病情允许，能配合者。

方法：平车紧靠床边，大轮端靠床头，固定车闸，协助患者按上身、臀部、下肢的顺序挪向平车，回床顺序相反。

（2）单人搬运法：适用于儿童或体重较轻的患者。

方法：平车车头靠近床尾，与病床成钝角，固定车闸。护士一只手臂自患者近侧腋下伸至对侧肩部外侧，另一只手臂伸入患者大腿下；嘱患者双臂交叉于护士颈后；抱起患者，移步转身，轻放于平车中央。

（3）二人搬运法：适用于不能活动、体重稍重的患者。

方法：平车放置同单人搬运法。护士甲、护士乙站于同侧床旁，协助患者双手交叉于胸腹前并移向床沿。护士甲一只手臂托患者头、颈、肩部，另一只手臂托腰部；护士乙一只手臂托臀部，另一只手臂托腘窝处；两人同时抬起，使患者身体斜向护士；移步转身，轻放于平车上。

（4）三人搬运法：适用于不能活动、体重较重的患者。

方法：平车放置同单人搬运法。护士甲、护士乙、护士丙站于同侧床旁，协助患者双手交叉胸腹前并移向床沿。护士甲双手托患者头、颈、肩及背部；护士乙托腰部及臀部；护士丙托腘窝及小腿；三人同时抬起，使患者身体斜向护士；移步转身，轻放于平车上。

（5）四人搬运法：适用于颈椎骨折、腰椎骨折或病情危重的患者。

方法：平车放置同挪动法。将帆布中单置于患者腰部、臀部下方。护士甲站于床头，托患者头、颈、肩部；护士乙站于床尾，托两腿；护士丙、护士丁分站于床、车两侧，抓住中单四角；一人喊口令，四人同时抬起，轻放于平车上。

（吴晓芳）

第四节　无菌技术

【案例】　李某，女性，33岁，大专文化，公司职员，外出骑自行车时不慎摔倒，膝关节周围多处软组织损伤就诊。查体：T 36.5℃，P 90次/分，R 20次/分，BP 120/70mmHg。患者神志清楚，两侧膝关节有多处伤口。医生给予医嘱：伤口换药1次。护士按无菌方法进行用物准备和协助换药。

【实训目的】　防止无菌物品、无菌区域及无菌溶液被污染，减少感染和交叉感染的发生。

【操作步骤】

1. 护理评估

（1）评估患者的年龄、病情、意识及治疗情况。

(2) 了解患者心理状态及合作程度。

(3) 观察患者伤口状况。

[解释语]"您好,我是您的责任护士XXX,能告诉我您的名字吗?"……"您好,李女士,能让我检查一下您的伤口吗?"……"伤口不是很深,没有伤及骨头,但是为了防止破损皮肤出现炎症,还是需要进行伤口处理,等一下我和医生会过来给您换药,您先稍等一下,我去准备用物。"

2. 实施步骤

(1) 向患者解释换药的目的、方法、注意事项及配合要点。

(2) 评估操作环境,操作前清扫,保持操作台面清洁。

(3) 洗手,戴口罩。

(4) 无菌包取用法:①查看无菌包名称、灭菌日期及化学指示胶带,检查包布有无受潮和破损。②解开化学指示胶带,将无菌包放在操作台面合适位置按顺序打开。③用无菌持物钳夹取包内物品(无菌治疗巾一条),放于治疗盘内。④将无菌包内剩余物品按原痕包好,"一"字结系带,并注明开包日期、时间,签名,包内无菌物品保存有效期24小时。

(5) 铺无菌盘法

①双手捏住治疗巾双折角,抖开铺在治疗盘上,上层半幅扇形三折叠于盘的对侧,无菌面朝上,开口边向外。

[情景模拟]按照患者伤口状况,在无菌盘内放入无菌换药碗2个,分别放入若干所需无菌棉球、2把镊子,在无菌换药碗外的无菌巾内放入几块纱布等换药敷料。

②用无菌持物钳从无菌容器中夹取无菌物品,放在无菌盘内。

③双手捏住治疗巾上层两角的外面,拉开上半幅覆盖换药碗与下半幅边缘对齐。

④将近侧向上反折2次,两侧边缘各向下反折1次,并注明铺盘时间,有效期4小时。

(6) 无菌持物钳使用法

[情景模拟]用无菌持物钳(镊)夹取换药碗、镊子、棉球、纱布等放入无菌盘内。

①检查无菌持物钳的灭菌日期、灭菌标识、有效期。

②打开无菌持物钳的容器盖边缘,手不可触及容器边缘或内面。

③手持无菌持物钳上1/3处,将钳移至容器中央,钳端闭合,垂直取出。

④使用过程中始终保持钳端向下。湿式无菌持物钳钳端不可倒转向上,以免消毒液反流,造成钳端污染。

⑤使用后闭合钳端,打开容器盖,快速将无菌持物钳垂直放回容器,并松开轴节,盖好容器盖,注明开启日期和时间。

无菌持物钳及其容器存放有效期:

①湿式存放:一般病房每周更换1次,使用频率较高的如手术室、门诊换药室、注射室

等，应每天更换1次。

②干式存放：每4～6小时更换1次。

(7) 无菌容器使用法

[情景模拟] 从棉球罐、纱布罐等无菌容器中夹取棉球、纱布等放入无菌盘内。

①检查无菌容器的灭菌日期、灭菌标识、有效期。

②打开容器盖，内面向上置于稳妥处，或将盖的内面向下拿在手中，手不可触及盖边缘和内面。

③用无菌持物钳从容器内夹取无菌物品。

④用手持无菌容器时，应托住容器底部。

⑤取用后立即将容器盖盖严，注明开盖日期和时间，有效期24小时。

(8) 无菌溶液取用法

[情景模拟] 在换药碗的棉球上倒入适量的无菌生理盐水。

①核对瓶签，检查无菌溶液的名称、浓度、剂量和有效期，检查瓶盖有无松动、瓶身瓶底有无裂隙，对光检查溶液有无沉淀、浑浊、变色、絮状物等，挤压瓶身检查密闭性是否完好。

②打开铝盖，消毒瓶塞及瓶口，待干，覆盖无菌纱布，打开瓶塞。

③瓶签朝掌心，手持溶液瓶，倒出少量溶液冲洗瓶口，再由原处倒出溶液于无菌容器中（高度约10cm）。

④将瓶塞塞紧，剩余液体如需再用，注明开瓶日期、时间及使用途径，有效期24小时。

[情景模拟] 备好换药盘，携用物至床旁，核对解释，展开无菌盘治疗巾上层，戴无菌手套协助医师换药。

[解释语] "您好，能再次告诉我您的名字吗？"……"李女士，换药的用物我已经准备好了，现在要给您换药了，可以开始了吗？"

(9) 戴无菌手套法

①检查核对无菌手套的型号、有效期，挤压手套袋有无漏气。

②撕开手套外包装，取出内层包装置于操作台面上，打开内层包装纸翻折部分。

③取出滑石粉包涂抹双手。

④戴手套：两手同时提起手套袋开口处上层，分别捏住两只手套的翻折部分，取出手套，将两只手套掌心相对，拇指朝前，先戴一只手，对准五指后戴入，再以戴好手套的手指插入另一只手套的翻折内面，同法戴好。

⑤调整检查：将手套翻折部分翻上并套在工作服袖口上，双手交叉，检查手套有无破损，必要时用0.9%氯化钠溶液冲洗手套外面的滑石粉。

⑥脱手套：一只手捏住另一只手手套腕部外面，翻转脱下。已脱下手套的手指，伸入另

一只手套的内面，翻转脱下。

⑦清理用物：垃圾分类处理，手套放入医疗垃圾桶内，洗手。

[解释语]"李女士，现在已经为您换好药了，注意伤口不要弄湿，不要受压，您还有什么其他的需要吗？"

3. 护理评价

（1）操作过程保持无菌原则，有无污染。

（2）患者伤口处理得当。

（3）患者主诉伤口疼痛减轻。

4. 健康宣教

（1）保持伤口周围皮肤清洁、干燥。

（2）伤口部位的活动度不可过大，以免影响伤口愈合。

（3）加强营养，给予高蛋白、高维生素膳食，增强机体组织修复能力。

（4）外出注意安全。

5. 注意事项

（1）操作中严格执行无菌技术操作原则。

（2）取出、放回无菌持物钳时，钳端闭合，使用过程中始终保持钳端向下。无菌持物钳不可夹取无菌油纱布。若到远处夹取无菌物品，应同时搬移无菌持物钳和浸泡容器，以免无菌持物钳在空气中暴露时间过久而被污染。

（3）所有物品一经取出，不可再放回容器内。

（4）取用无菌溶液时，不可将无菌敷料、器械直接伸入瓶内蘸取，也不可将无菌敷料直接接触瓶口倾倒溶液。

（5）准确记录时间：无菌包开包后有效期为 24 小时，无菌溶液开瓶后有效期为 24 小时，无菌治疗盘有效期为 4 小时。

（6）戴脱无菌手套时，未戴手套的手不可触及手套的外面，已戴手套的手不可触及未戴手套的手或另一手套的内面。戴手套后双手应保持在腰部以上，视线范围以内，避免污染。

(魏秀丽)

第五节 穿、脱隔离衣

【案例】 谭某，男性，65 岁，退休职工。入院诊断：甲型肝炎。患者患慢性支气管炎多年，入院后咳嗽、咳痰明显增多，呼吸困难逐渐加重，日常活动时感气短。查体：T 37.9℃，P 88 次/分，R 20 次/分，BP 135/85mmHg。遵医嘱给予雾化吸入。护士进出病室前后进行穿、脱隔离衣。

【实训目的】 保护工作人员和患者,避免交叉感染。

【操作步骤】

1. 护理评估

(1) 评估患者的隔离种类。

(2) 了解所在隔离室布局、隔离设施设备情况。

2. 实施步骤

(1) 穿隔离衣

①备齐操作用物。

②护士穿工作服,卷袖过肘,戴圆帽,取下手表,洗手,戴口罩。

③手持衣领,取下隔离衣,清洁面朝自己。将衣领两端分别向外折,露出袖子内口,一只手持衣领,另一只手伸入衣袖,举起手臂至衣袖穿上,同法穿好另一衣袖,避免触及面部。

④双手由衣领前部中央顺着边缘向后将领扣扣好,避免袖口触及面部、衣领及帽子。

⑤将袖口系带扣好。

⑥将隔离衣一边(腰下约5cm)逐渐前拉,应用拇指、示指捏住隔离衣边缘,同法捏住另一侧边缘,避免触及隔离衣内面。双手在背后将两侧边缘对齐,向一侧折叠,手将腰带拉至背后交叉,回到腹部前打一活结。

⑦隔离衣必须完全遮盖工作服,准备操作。

(2) 脱隔离衣

①解开腰带,在前面打一活结。

②解开袖扣,将衣袖向上拉,在肘部将衣袖内面塞入工作服下,露出双手。

③消毒双手:流水湿润双手,用刷子蘸取肥皂液,按照前臂、腕部、手背、手掌、手指、指缝、指甲顺序彻底刷洗,换刷子刷洗另一只手,每只手刷洗半分钟,用流动水冲洗干净,再重复刷洗一次,共刷2分钟。用小毛巾自上而下擦干双手或用烘干机吹干。

④两手由衣领前部中央,顺边缘向后将领扣解开。

⑤一只手伸入另一只手的衣袖内拉下袖子盖住手,用有衣袖遮盖的手拉另一衣袖的外面,将衣袖向下拉,双手轮换握住袖子,逐渐退出衣袖。

⑥将衣领四折,对齐两衣边,挂在衣钩上(如挂在半污染区,清洁面向外;如挂在污染区,污染面向外);如脱下隔离衣不再使用,抓住衣的肩缝,将衣的清洁面向外翻,卷好投入污衣袋中。

⑦整理用物,洗手。

3. 护理评价

(1) 操作中遵循隔离原则。

（2）操作中隔离观念强，无污染。

（3）穿脱隔离衣操作熟练。

4. 注意事项

（1）隔离衣长短要合适，须全部盖住工作服，有破损则不可使用。

（2）隔离衣的衣领及内面为清洁面（保护性隔离内面为污染面），穿脱时不可污染。

（3）穿隔离衣后不得进入清洁区。

（4）隔离衣挂在半污染区，清洁面向外；挂在污染区，则污染面向外。

（5）隔离衣每天更换，如遇潮湿、污染或接触严密隔离患者，应立即更换。

（欧阳志萍）

第六节 口腔护理

【案例】 王某，男性，56岁，因咳嗽、咳痰1月余入院，诊断为左上肺叶中央型肺癌。患者于6天前在全身麻醉下行左上肺叶切除术，昨天出监护室回病房，患者可翻身侧卧。患者由于年老体弱、伤口疼痛而生活不能自理。医嘱：口腔护理，每天2次。

【实训目的】

1. 保持口腔清洁、湿润，使患者舒适，预防口腔感染等并发症。

2. 防止口臭，促进食欲，保持口腔正常功能。

3. 观察口腔黏膜及舌苔的变化，注意有无特殊的口腔气味，提供病情的动态信息。

【操作步骤】

1. 护理评估

（1）评估患者年龄、病情、意识状态等。

（2）评估患者口唇有无干裂及出血、了解患者口腔黏膜有无破损、口腔有无气味、有无活动义齿。

（3）观察患者心理状态及配合程度，了解患者有无自我进行口腔清洁的能力及口腔卫生知识水平。

[解释语] "您好，我是您的责任护士XXX，能告诉我您的名字吗?"……"王伯您好，现在感觉怎么样?"……"为了保持您口腔的清洁，等会儿由我来为您进行口腔护理，希望得到您的配合。请问您有假牙吗?"……"没有是吧，那您先休息一下，我去准备用物，马上就过来。"

2. 实施步骤

（1）备齐用物，携用物至患者床旁，核对患者床号、姓名、手腕带，解释操作目的并取得合作。

（2）按"七步洗手法"洗手。

(3) 协助患者侧卧或仰卧头偏向护士一侧。

(4) 铺治疗巾于患者颌下,置弯盘于患者口角旁。

(5) 湿润并清点棉球。

(6) 湿润患者口唇。

(7) 协助患者漱口,并将水吐至弯盘内。

(8) 嘱患者张口,一只手用压舌板撑开面颊部,另一只手用手电筒检查口腔黏膜有无溃疡、出血等。

(9) 一只手持弯血管钳夹取棉球,另一只手持镊子协助绞干棉球。

(10) 嘱患者咬合上下齿,用压舌板撑开左侧颊部,纵向由内向外擦洗牙齿左外侧面;同法擦右侧。

(11) 嘱患者张口,依次擦洗牙齿左上内侧面、左上咬合面、左下内侧面、左下咬合面、左侧颊部;同法擦右侧。

(12) 擦硬腭、舌面及舌下。

(13) 擦洗完毕再次清点棉球。

(14) 协助患者再次漱口,擦净口唇。

(15) 再次评估口腔情况。

(16) 口唇涂液状石蜡或润唇膏,酌情涂药于患处。

(17) 撤弯盘、治疗巾,协助患者取舒适体位,整理床单位,整理用物。

(18) 洗手、记录。

[解释语] "王伯,口腔擦洗好了,您现在感觉怎么样?"……"人在生病的时候抵抗力下降,容易发生口腔感染,请您平时多喝水,吃些清淡有营养的食物,多漱口对您的口腔卫生有好处。请问您还有其他需要吗?如果有需要请按床头铃呼叫我们,感谢您今天的配合。"

3. 护理评价

(1) 患者未出现黏膜损伤。

(2) 患者口腔清洁无异味。

(3) 患者感觉舒适。

(4) 关爱患者,沟通有效。

4. 健康宣教

(1) 口腔护理前,向患者解释目的和配合要点。

(2) 口腔护理后,介绍口腔护理相关知识,并根据患者存在的问题进行有针对性的指导。

5. 注意事项

(1) 棉球应包裹血管钳尖端,擦洗动作要轻柔,特别是对凝血功能差的患者,要防止碰伤黏膜及牙龈。

（2）昏迷患者禁忌漱口，需要用开口器时应从臼齿处放入；擦洗时血管钳夹紧棉球，每次一个，防止棉球遗留在口腔内；棉球不可过湿，以防止患者将溶液吸入呼吸道。

（3）长期使用抗生素者，观察口腔有无真菌感染。

（4）传染病患者用物按隔离消毒原则处理。

6. 知识链接　选择适当的口腔护理液，对保持口腔清洁、湿润及减少口腔定植菌数量至关重要。目前临床上口腔护理液种类繁多，在实际工作中，需根据患者具体情况和不同溶液的作用合理选择。常用口腔护理液如下。

（1）0.9%氯化钠溶液：清洁口腔，预防感染。口腔pH为中性时适用。

（2）朵贝尔溶液（复方硼酸溶液）：轻微抑菌，消除口臭。口腔pH为中性时适用。

（3）0.02%呋喃西林溶液：清洁口腔，有广谱抗菌作用。口腔pH为中性时适用。

（4）0.02%氯己定溶液：清洁口腔，广谱抗菌。口腔pH为中性时适用。

（5）1%~3%过氧化氢溶液：遇有机物对放出新生氧，有抗菌、防臭作用，用于口腔感染有溃疡、坏死组织者。口腔pH偏酸性时适用。

（6）1%~4%碳酸氢钠溶液：属碱性药物，用于真菌感染。口腔pH偏酸性时适用。

（7）0.08%甲硝唑溶液：适用于厌氧菌感染。口腔pH偏酸性时适用。

（8）0.1%醋酸溶液：用于铜绿假单胞菌感染时。口腔pH偏碱性时适用。

（9）2%~3%硼酸溶液：属酸性防腐剂，可改变细菌的酸碱平衡，起抑菌作用。口腔pH偏碱性时适用。

（王艳艳）

第七节　乙醇拭浴

【案例】　刘某，女性，40岁，1周前因受凉后出现咳嗽、咳痰，来院就诊。体检：T 40℃，P 140次/分，R 38次/分，BP 138/88mmHg。患者神志清楚，扁桃体化脓，颌下淋巴结肿大，双肺闻及痰鸣音。诊断：急性上呼吸道感染。医嘱：物理降温。

【实训目的】　为高热患者降温。

【操作步骤】

1. 护理评估

（1）患者年龄、病情、意识状态及治疗等。

（2）有无乙醇过敏史、皮肤状况。

（3）心理状态及合作程度。

[解释语]"您好，我是您的责任护士XXX，能告诉我您的名字吗？"……"刘女士您好，今天感觉怎么样？"……"您现在体温较高，遵医嘱给您进行乙醇拭浴。乙醇拭浴就是

用酒精为您在全身血管处拍拭,帮助降温。请问您对酒精过敏吗?"……"哦,没有过敏,拭浴时间有点长,您需要便器吗?"……"我去准备一下,请您先休息一会儿。"

2. 实施步骤

(1) 携用物至患者床旁,核对患者床号、姓名、手腕带,解释操作目的以取得合作。

(2) 关好门窗、拉好床帘以遮挡患者。

(3) 松开床尾盖被,协助患者脱去上衣。

(4) 置冰袋于患者头部,热水袋置于患者足底。

(5) 拍拭双上肢:将大毛巾垫于近侧上肢下,小毛巾浸入25%~35%乙醇溶液中,拧至半干,缠于手上呈手套状,以离心方式拭浴。先沿颈外侧、肩、上臂外侧、前臂外侧拍拭至手背,再沿侧胸、腋窝、上臂内侧、肘窝、前臂内侧拍拭至掌心,用大毛巾拭干皮肤;同法拍拭对侧。

(6) 拍拭腰背部:协助患者翻身侧卧,露出背部,垫大毛巾,拧、缠小毛巾方法同上,从颈下肩部拍至臀部,用大毛巾拭干皮肤。

(7) 协助患者穿上衣。

(8) 拍拭双下肢:协助患者脱裤子,将大毛巾垫于近侧下肢,拧、缠小毛巾方法同上,先沿髂骨、下肢外侧拍拭至足背,然后沿腹股沟、下肢内侧拍拭至内踝,再沿臀下、大腿后侧、腘窝拍拭至足跟,用大毛巾拭干;同法拍拭对侧。

(9) 协助患者穿裤子。

(10) 观察患者反应,询问其感受,交代注意事项。

(11) 撤热水袋,协助患者取舒适卧位,整理床单位,开窗,拉开床帘。

(12) 处理用物。

(13) 洗手,记录时间、效果、反应。

[解释语]"刘姐,我已经帮您用酒精拍拭了全身,您现在感觉舒服一些了吗?冰袋仍然要放在您头上帮助降温,请不要拿下来,30分钟后我会过来给您测体温。""您还有什么需要吗?没有的话您先好好休息,感谢您今天的配合。"

(14) 30分钟后测体温,体温低于39℃,取下头部冰袋,洗手,在体温单上记录降温后的体温。

3. 护理评价

(1) 患者体温下降,感觉舒适。

(2) 注意给患者保暖,减少暴露,操作熟练规范,动作轻快。

(3) 操作中及操作后能密切观察患者的反应。

(4) 乙醇溶液温度、浓度适宜,床铺无浸湿,拍拭方法时间正确。

4. 健康宣教

(1) 向患者及其家属解释乙醇拭浴的目的、作用、方法。

(2) 说明乙醇拭浴应达到的治疗效果。

5. 注意事项

(1) 拭浴过程中注意观察患者的反应。

(2) 腋窝、腹股沟、腘窝等血管丰富处应适当延长拍拭时间。

(3) 胸前区、腹部、后颈部、足底禁忌拍拭。

(4) 拭浴时，以拍拭（轻拍）方法进行，不用摩擦方式，因摩擦易生热。

（盖海洋）

第八节　生命体征的测量

【案例】　王某，女性，40岁，主诉发热、头痛、恶心3天。以"发热待查"收住院。入院后，护士给予生命体征测量。

【实训目的】

1. 判断体温、脉搏、呼吸、血压有无异常。

2. 动态监测生命体征变化。

3. 协助诊断，为预防、治疗、康复和护理提供依据。

【操作步骤】

1. 护理评估

(1) 患者年龄、病情、意识、治疗情况。

(2) 有无影响患者生命体征的因素，如运动、进食、情绪激动等。

(3) 患者心理状态及合作程度。

(4) 患者肢体功能和被测量部位皮肤情况。

［解释语］"您好，我是您的责任护士XXX，能告诉我您的名字吗？"……"王女士您好，您现在感觉怎么样？等会我给您测量体温、脉搏、呼吸和血压，了解一下您目前的身体情况，希望您能配合。"

2. 实施步骤

(1) 携用物至床旁，核对患者床号、姓名、手腕带，向患者解释并取得合作。

(2) 测量体温：根据患者情况选择腋下测量。擦干汗液，检查体温计是否在35℃以下，将腋表水银端放于腋窝正中，屈臂过胸，夹紧，保持10分钟。

(3) 测量脉搏：协助患者手腕伸直，手臂放于舒适位置，护士以示指、中指、环指的指端按压在桡动脉处，压力大小以能清晰触及脉搏搏动为宜，正常脉搏测量30秒，将所测得数值乘2。

（4）测量呼吸：保持触诊手势，观察胸廓的起伏，测量30秒，将所测得数值乘2。如有异常应测量1分钟。

（5）记录所测脉搏、呼吸结果。

（6）测量血压：患者取坐位或仰卧位，被测肢体应和心脏处于同一水平，卷袖露臂，手掌向上，肘部伸直，开启水银槽将袖带橡胶管向下正对肘窝，平整地缠于上臂中部，使袖带下缘距肘窝2～3cm，松紧以能放入一指为宜。先触摸肱动脉搏动，再将听诊器胸件置于肱动脉搏动最明显处，关闭气门，均匀充气至肱动脉搏动音消失再升高20～30mmHg，缓慢放气（每秒4mmHg的速度），注意肱动脉搏动声音和水银柱刻度变化，视线应与汞柱所指刻度保持同一高度，当听到第一声搏动音时水银柱所指刻度为收缩压；当搏动声突然减弱或消失，此时水银柱所指刻度为舒张压。取下袖带排净余气，关紧气门，整理后放入盒内，右倾血压计45°使水银全部流回槽内，关闭水银槽开关。盖上盒盖，平稳放置。

（7）记录测得血压。

（8）取出体温计，用纱布擦净，看明读数，将体温计放入污物盒，记录所测数值。

（9）告知患者结果，协助取舒适体位，整理床单位。

（10）洗手，将所测数值绘制在体温单上。

[解释语]"王女士，我已帮您测量好体温、脉搏、呼吸、血压了，血压120/86mmHg，是正常的。体温38.5℃，脉搏124次/分，呼吸30次/分，比正常值要高，不过不用担心，医生会马上来看您。"

3. 护理评价

（1）患者了解体温、脉搏、呼吸、血压测量的意义和目的，主动配合，操作顺利。

（2）患者了解体温、脉搏、呼吸、血压的正常值及测量过程中的注意事项。

（3）测量方法正确，测量结果准确，测量过程中患者有安全感。

（4）沟通有效，患者满意。

4. 健康宣教

（1）向患者及其家属解释体温、脉搏、呼吸、血压监测的重要性，使其学会正确监测的方法。

（2）介绍体温、脉搏、呼吸、血压的正常值及测量过程中的注意事项。

（3）提供体温、脉搏、呼吸、血压异常的护理指导。

5. 注意事项

（1）根据患者情况选择合适的测体温方法。

（2）发现体温与病情不相符时，应在床边监测，必要时测口温或肛温做对照。

（3）认真做好体温计的清洁消毒，防止交叉感染。传染病患者的体温计应固定使用。

(4) 测量脉搏勿用拇指诊脉,因拇指小动脉搏动较强,易与患者的脉搏相混淆。

(5) 呼吸受意识控制,因此测量呼吸前不必解释,在测量过程中不使患者察觉,以免紧张,影响测量的准确性。

(6) 测量血压前,常规检查血压计,包括玻璃管是否损坏,水银有无漏出,输气球与橡胶管有无老化、漏气,听诊器是否完好。定期校对血压计,以保证测量结果的准确性。

(7) 需长期严密观察血压的患者应做到四定:定时间、定部位、定体位、定血压计。

(8) 排除影响血压的因素。①导致血压偏高的因素:袖带过窄;袖带过松;肢体位置过低;视线偏低。②导致血压偏低的因素:袖带过宽;袖带过紧;肢体位置过高;视线偏高。

(9) 发现血压异常或听不清时,应重新测量。重测时,应先将袖带内空气放净,汞柱降至"0"点,稍待片刻后再测量,一般连续测量2~3次,取其平均值记录。

6. 知识链接 临床工作中应根据患者情况选择测量体温的方法。

(1) 不宜测口温:精神异常、昏迷、婴幼儿、口腔疾病、口鼻手术或呼吸困难及不能合作者,不宜测口温。进食或面颊部冷敷、热敷后,应间隔30分钟后测量。

(2) 不宜测腋温:腋下出汗较多、创伤、手术、炎症者,肩关节受伤或极度消瘦夹不紧体温计者不宜测腋温。

(3) 不宜测肛温:腹泻、直肠或肛门手术者禁忌测肛温;心肌梗死患者不宜测肛温,以免刺激肛门引起迷走神经兴奋,导致心动过缓;坐浴或灌肠者须等待30分钟后方可测肛温。

(郑泽钰)

第九节 吸痰法

【案例】 张某,女性,55岁,患慢性支气管炎8年,5天前因受凉后咳嗽、咳痰、痰液黏稠不易咳出,喘息症状加重来院就诊。查体:神志清楚,呼吸困难,口唇及甲床明显发绀,听诊双肺可闻及痰鸣音。护士现遵医嘱给予吸痰。

【实训目的】

1. 清除患者呼吸道分泌物,保持呼吸道通畅。

2. 防止窒息和吸入性肺炎等并发症。

3. 改善肺通气,促进呼吸功能。

【操作步骤】

1. 护理评估

(1) 患者年龄、病情、意识、治疗等情况。

(2) 患者心理状态及合作程度。

(3) 患者有无自主排痰能力。

[解释语]"您好,我是您的责任护士XXX,能告诉我您的名字吗?"……"您好,张阿姨,您现在感觉怎么样?"……"痰多又咳不出来?"……"不用担心我马上给您吸痰,吸痰的过程中可能有些不舒服,但是我会尽量轻柔一些的,请不要紧张。"

2. 实施步骤

(1) 携用物至床旁,核对患者床号、姓名、手腕带,说明操作目的,取得合作。

(2) 接通电源,打开开关,检查吸引性能,调节负压为40.0~53.3kPa(若为儿童则负压应<40.0kPa)。

(3) 检查患者口腔、鼻腔,取下活动义齿。

(4) 协助患者去枕仰卧,头偏向操作者。

(5) 戴手套,连接吸痰管,试吸检查吸痰管是否通畅。

(6) 吸痰:一只手反折吸痰管末端,另一只手用无菌血管钳(镊)或者戴手套将吸痰管插入口咽部(10~15cm),然后松开吸痰管末端,先吸净口咽部分泌物,再吸气管内分泌物。吸痰动作要轻柔、敏捷,左右旋转,边吸边退,边观察吸出液的性状,每次吸痰不要超过15秒。

(7) 吸痰管退出后,用治疗碗中的生理盐水冲洗吸痰管。

(8) 吸痰毕关闭吸引器开关,取下吸痰管置于医疗垃圾袋,将吸痰的玻璃接管插入消毒液瓶中浸泡,脱去手套,擦净面部。

(9) 观察患者气道、患者反应及吸出液的颜色、性状、量。

(10) 整理床单位,将患者安置于舒适卧位,用物归位,及时倾倒瓶内的液体并消毒。

(11) 洗手、记录。

[解释语]"张阿姨,痰液吸出来不少,您感觉怎么样?"……"您平时要注意多喝水,在床上时也要多翻身,这样有利于排痰。咳嗽时应先深吸一口气,然后用力咳出来。"……"请问您还有什么需要帮忙的吗?"……"那您好好休息。"

3. 护理评价

(1) 患者愿意配合,有安全感。

(2) 患者呼吸道痰液及时吸出、气道通畅、呼吸功能改善。

(3) 患者呼吸道黏膜未发生机械性损伤。

4. 健康宣教

(1) 教会患者吸痰时正确配合的方法,向患者及其家属讲解呼吸道疾病的预防保健知识。

(2) 指导患者呼吸道有分泌物时应及时清除,确保气道通畅,改善呼吸,纠正缺氧。

5. 注意事项

（1）严格执行无菌操作，吸痰管每次更换。

（2）每次吸痰时间<15秒，以免造成缺氧。

（3）吸痰动作轻稳，防止呼吸道黏膜损伤。

（4）痰液黏稠时，可配合叩击、蒸气吸入、雾化吸入，提高吸痰效果。

（5）储液瓶内的液体应及时倾倒，液体不得超过2/3，做好清洁消毒处理。

（6）如果患者在吸痰时有明显的血氧饱和度下降的问题，建议吸痰前提高氧浓度。

（聂丹丹）

第十节 吸氧法

【案例】 杨某，女，69岁，患慢性支气管肺炎15年，肺源性心脏病7年，3天前因受凉后咳嗽、喘息症状加重就诊。查体：神志清楚，呼吸困难，口唇发绀。PaO_2 65mmHg，$PaCO_2$ 45mmHg。医嘱：吸氧，2L/min。

【实训目的】

1. 纠正各种原因造成的缺氧状态，提高动脉血氧分压和血氧饱和度，增加动脉血氧含量。

2. 促进组织的新陈代谢，维持机体生命活动。

【操作步骤】

1. 护理评估

（1）环境安静、整洁、明亮、安全，符合"四防"要求。

（2）患者缺氧状态，鼻腔情况。

（3）患者对缺氧和吸氧的认知程度。

[解释语]"您好，我是您的责任护士XXX，能告诉我您的名字吗？"……"杨阿姨您好，您现在感觉怎么样？"……"呼吸有些困难是吗？不用担心，我马上给您吸氧，希望您能配合我。请问您以前吸过氧吗？"……"您不用担心，吸氧就是将一根软管插入您的鼻孔少许，插管时鼻腔只是有点发痒的感觉，不会引起其他不适，通过吸氧，补充您身体内的氧含量，这样您会觉得舒服些。"

2. 实施步骤（氧气筒给氧）

（1）吸氧

①核对患者床号、姓名、手腕带，解释操作目的，取得合作。

②装表：检查氧气筒的空满标志，开总开关冲去灰尘，迅速关闭总开关，将氧气表装在氧气筒上，使湿化瓶与氧气表连接，检查流量表是否关紧；开总开关，开流量表，检查有无漏气及是否通畅，关流量表。

③将用物推至床旁，再次核对患者床号、姓名、手腕带。

④检查并清洁双侧鼻腔。

⑤将鼻导管与氧气筒连接，开流量表，调节氧流量至2L/min，鼻导管前端放入灭菌蒸馏水中湿润并检查是否通畅。

⑥将鼻导管轻轻插入鼻腔，固定鼻导管，查看给氧时间。

⑦询问患者感受，做好健康宣教，安置患者，整理床单位，正确处理用物。

⑧洗手，记录给氧时间、氧流量。

[解释语]"杨阿姨，现在氧气已经给您用上了，您有没有觉得呼吸顺畅一些？"……"氧气流量的大小是根据您的病情调节的，请您和您的家人不要随意调节，氧气是易燃、易爆的气体，所以请您和您的家人都要注意安全，在这里不能吸烟，不能摇晃氧气筒，以免发生危险，如果您有什么不适或需要帮助，请您呼叫我们，我把床头铃放您枕边了，谢谢您今天的配合，请问您还有其他需要吗？"……"那您好好休息。"

[情景导入] 3天后，患者胸闷、气促明显缓解，口唇、面色红润，血气分析：PaO_2 90mmHg，$PaCO_2$ 40mmHg。医嘱：停止吸氧。

(2) 停氧

[解释语]"杨阿姨，您现在看上去脸色红润了不少，呼吸也顺畅多了，根据您的检查结果医师认为您可以拔出氧气管了，一会儿我就帮您拔管了，好吗？"

①核对解释，取得合作。

②取下鼻导管，使其与氧气表分离，将其放入医疗垃圾桶中，擦净患者鼻腔周围皮肤，关总开关，放出余氧，再关流量开关。

③卸氧气表。

④询问患者感受，进行健康宣教，协助患者取舒适卧位，整理床单位。

⑤洗手，记录停氧时间及效果。

[解释语]"杨阿姨，现在氧气管已经给您拔出了，有没有觉得舒服一些？"……"您现在还有什么需要吗？没有的话请好好休息。"

3. 护理评价

(1) 患者愿意配合、有安全感。

(2) 患者及其家属了解用氧的相关知识。

(3) 患者缺氧症状改善。

(4) 未见呼吸道损伤及其他意外发生。

4. 健康宣教

(1) 向患者及其家属解释氧疗的重要性。

(2) 指导患者正确使用氧疗的方法及注意事项。

（3）宣传呼吸道疾病的预防保健知识。

5. 注意事项

（1）用氧前，检查氧气装置有无漏气，是否通畅。

（2）注意用氧安全，做好"四防"，即防震、防火、防热、防油。在搬运氧气筒时，避免倾倒，勿撞击，以防爆炸；氧气筒应放在阴凉处，周围严禁烟火和放置易燃品，距明火至少5m、距暖气1m；氧气表及螺旋口上勿涂油，不可用带油的手装卸，以免引起燃烧。

（3）使用氧气时，先调流量后插管；停用氧气时，先拔导管，再关氧气开关；中途改变流量，先分离鼻导管与湿化瓶连接处，调好流量再接上。

（4）常用湿化液有灭菌蒸馏水。急性肺水肿用20%～30%乙醇湿化。

（5）氧气筒内氧气勿用尽，至少要保留0.5MPa压力（5kg/cm^2），以免灰尘进入筒内，再充气时引起爆炸。

（6）对未用完或已用尽的氧气筒，应分别悬挂"满"或"空"标志。

（7）用氧过程中注意观察患者缺氧改善情况及用氧装置是否完好。

（孙亚超）

第九章

临床常见疑难护理案例

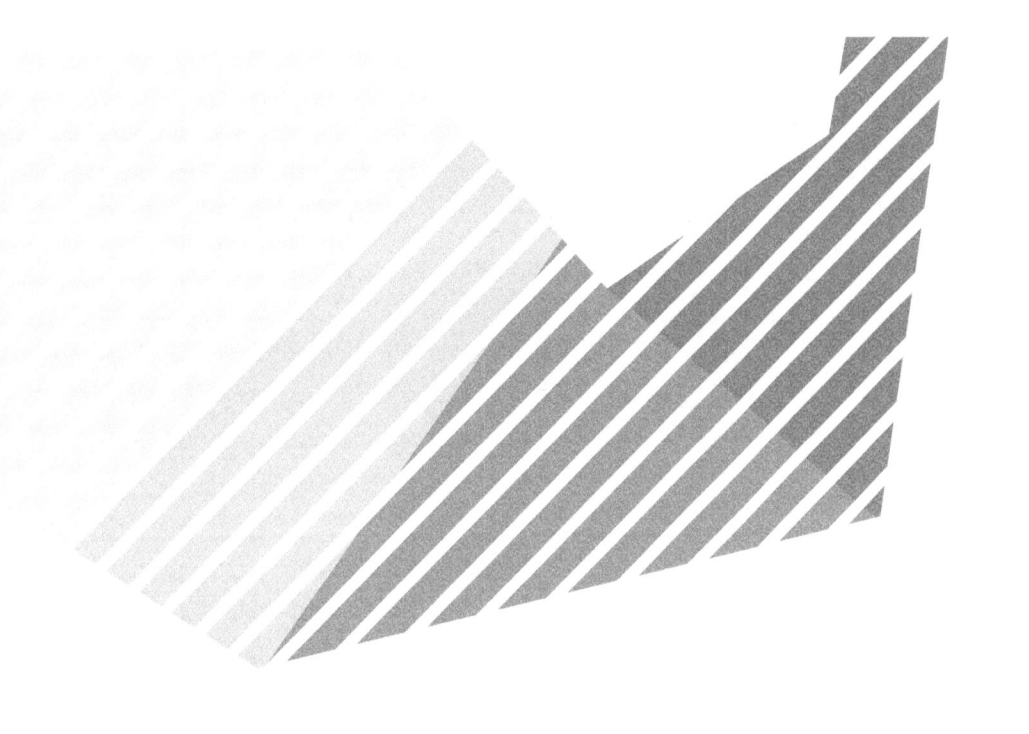

第一节 慢性阻塞性肺疾病伴Ⅱ型呼吸衰竭

慢性阻塞性肺疾病（COPD）是一种常见的以持续气流受限为特征的可以预防和治疗的疾病，气流受限进行性发展与气道和肺脏对有毒颗粒或气体的慢性炎性反应增强有关。此疾病主要症状是呼吸道分泌物增多，通气和换气功能受损，尤其是在晚期容易合并发生Ⅱ型呼吸衰竭。

Ⅱ型呼吸衰竭又称高碳酸性呼吸衰竭。患 COPD 时，由于换气功能严重障碍，以致不能进行有效的气体交换，导致缺氧伴二氧化碳潴留，从而引起一系列生理功能和代谢紊乱的临床综合征。血气分析特点是 $PaO_2 < 60mmHg$，同时伴有 $PaCO_2 > 50mmHg$。

一、基本资料

患者，男，82岁，"因反复咳嗽、咳痰、喘息20余年，加重伴发热3天"，于 2014-06-25 11：00 入住综合科。诊断：①慢性阻塞性肺疾病急性发作。②呼吸衰竭。③肺部感染。当天 23：00 予经鼻气管内插管后接呼吸机辅助通气转入 EICU 监护治疗。于 2014-06-27 9：30 带呼吸机及去甲肾上腺素升压治疗转入呼吸科隔离治疗。入科诊断：慢性阻塞性肺疾病急性加重期、低蛋白血症、肺结核、重症肺炎、心律失常、阵发性心房颤动、Ⅱ型呼吸衰竭、急性肝损伤、急性肠梗阻、低钾血症。经过治疗后，于 2014-08-11 康复出院。

二、主诉

反复咳嗽、咳痰、喘息20余年，加重伴发热3天。

三、既往史

否认有高血压、糖尿病、冠心病、肝炎、结核等病史，否认重大手术史，否认药物过敏史。

四、体格检查

T 36.8℃，P 114次/分，R 40次/分，BP 132/67mmHg，SpO_2 98%，神志清楚，双肺呼吸音粗，双下肺可闻及少许湿啰音，心律不齐，房颤律，腹稍膨隆，叩诊鼓音，未见肠型及蠕动波，肠鸣音活跃，无气过水声。全身皮肤完好，双下肢轻度浮肿。带入气管插管接呼吸机辅助呼吸，模式：SIMV，R 18次/分，VT 380mL，PEEP 3cmH_2O。吸氧浓度：45%。气管插管深26cm，留置胃管深60cm，胃管接负压瓶持续负压吸引，右锁骨下静脉留置管深14cm，留置尿管固定，留置肛管接负压引流瓶持续负压吸引。

五、治疗过程

1. 2014-06-25 入住综合科，入院后低热，呼吸表浅、微弱，腹胀明显，给予抗感染及祛痰、平喘、护肝、护胃等治疗，并给予无创通气、留置胃管胃肠减压、灌肠。患者气促症状改善不明显，SpO$_2$ 低，腹胀加重，给予经鼻气管插管接呼吸机通气后转入 EICU，转入 EICU 后，患者出现血压下降，腹胀明显，CT 及超声提示肠管扩张、胀气。当即给予右锁骨下静脉穿刺置管术，给予扩容、升压、灌肠等对症治疗，灌肠后腹胀稍缓解。

2. 2014-06-27 转入呼吸科，考虑患者基础血压低（95/60mmHg）暂停去甲肾上腺素，当日17：00血压 75/50mmHg，即给予多巴胺微量泵入升压，血压维持在 90～110/50～70mmHg，患者反复出现明显腹胀、伴轻度腹痛连续 2 天，灌肠通便及肠镜检查后能暂时稍缓解，但 2～3 小时后又再次出现明显腹胀。

3. 2014-06-29 全院大会诊建议：①继续于呼吸内科治疗。②间断暂停机械通气，观察腹胀症状变化，监测动脉血气变化。③予注射用亚胺培南西司他丁钠（泰能）、左氧氟沙星（可乐必妥）抗感染，停用异烟肼、利福平、阿米卡星联合抗结核治疗。④完善腹部、胸部 CT 检查。⑤加强补钾、监测电解质变化。

4. 2014-06-29 经灌肠后，腹胀不能缓解，给予吸痰用连接短管改良后插入肛门后当即排出渣样便约 500mL，腹胀消失，并持续改良的肛管接负压引流袋排气排便。之后几天每天排气 3 000～5 000mL。腹胀好转。

5. 2014-06-30 晚上及 2014-07-01 上午，患者均出现呼吸急促，喘息，给予机械通气及镇静治疗。

6. 2014-07-04 粪及尿均检出真菌，加用大扶康抗真菌治疗。

7. 2014-07-08 因多次痰检出抗酸杆菌，再次加用异烟肼、利福平及可乐必妥三联抗结核治疗。

8. 2014-07-16 拔除气管插管，持续面罩无创通气治疗。

9. 2014-07-20 起间断无创通气（每天上下午鼻导管给氧）。

10. 2014-07-21 夜间起，患者主诉腹痛，既往有胆囊多发结石，结合 B 超等检查，疑有胆囊炎诱发胰腺炎，给予生长抑素抑制腺体分泌，并改用泰能、替硝唑等抗炎治疗及禁食。

11. 2014-07-24 病情好转，只有夜间睡眠时予无创通气。

12. 2014-07-25 连续 3 天痰抗酸涂片均阴性，抗结核治疗有效，血生化血常规、肝功等各项指标正常，无腹胀、腹痛，消化科会诊后给予大黄水口服促进排便排气，2014-07-26 进食。

六、实验室及其他检查

1. 2014-06-27 白细胞 $9.86×10^9$/L，PLT $98×10^9$/L，超敏 C 反应蛋白 58.8mg/L，N-末端脑钠肽 2 933pg/L，白蛋白 24.6g/L，钾 3.1mmol/L，钙 1.82mmol/L。

2. 2014-06-28 白蛋白 28.1g/L，钾 3.1mmol/L，PCO_2 47.8mmHg，PO_2 65.4mmHg，pH 7.47。

3. 2014-06-29 PLT $84×10^9$/L，中性粒细胞 $6.64×10^9$/L，白蛋白 30.6g/L，钾 2.0mmol/L，D-二聚体 3.67mg/L。

4. 2014-06-30 PLT $121×10^9$/L，PCO_2 52.9mmHg，PO_2 77.7mmHg，N-末端脑钠肽 766pg/L，白蛋白 30.5g/L，钾 3.2mmol/L，粪便真菌（+）。

5. 2014-07-02 pH 7.490，PCO_2 70.1mmHg，PLT $103×10^9$，白蛋白 29.3g/L，粪便真菌（+）、隐血试验弱阳性。

6. 2014-07-03 白细胞 $9.98×10^9$/L，PLT $98×10^9$/L，白蛋白 29.7g/L。

7. 2014-07-04 PLT $84×10^9$/L，超敏 C 反应蛋白 31.4mg/L，D-二聚体 1.69mg/L，白蛋白 30.7g/L，PCO_2 46.7mmHg，痰涂片抗酸杆菌（+）。

8. 2014-07-05 白蛋白 37.2g/L，PCO_2 45.3mmHg，粪便真菌（+）。

9. 2014-06-27 床边胸片检查示右肺感染，右侧胸腔少量积液，主动脉硬化；床边超声检查提示右侧胸腔少量积液，胆囊结石。

10. 2014-07-01 床边心电图示窦性心动过速，左前分支阻滞，肢体导联 QRS 波群低电位，偶发室性早搏，V_2 导联异常波；床边胸片检查示慢性支气管炎、肺气肿及左下肺感染，双肺陈旧性结核，主动脉硬化，右侧胸膜增厚，少量胸腔积液。

11. 2014-07-03 床边支气管镜检查示右上叶肿物，右下叶炎性改变；床边超声检查示腹腔少量积液，胆囊多发结石，胆囊肿大；右上肺病理结果示炎性改变；支气管冲洗液结果示结核分枝杆菌 DNA 2.52e+7。

七、护理

（一）护理评估

1. 一般评估

（1）生命体征：严密监测患者生命体征变化，评估患者有无呼吸频率增快，有无心动过速、血压下降、心律失常等情况。

（2）评估患者意识情况：有无精神错乱、躁狂、昏迷、抽搐等急性缺氧症状，或可出现嗜睡、淡漠、扑翼样震颤等急性二氧化碳潴留症状。

（3）评估患者有无发绀及呼吸困难程度。

（4）评估患者有无出现呕血、黑便等上消化道出血症状。

2. 身体评估

（1）视诊：胸廓前后径增大，肋间隙增宽，剑突下胸骨下角增宽。有无发绀等缺氧体征；有无皮肤温暖潮红，有无球结膜充血水肿等二氧化碳潴留体征。

（2）触诊：外周皮肤温湿度情况。外周体表静脉充盈、皮肤充血、温暖多汗是慢性呼吸衰竭二氧化碳潴留的表现。如出现皮肤湿冷，考虑病情加重，进入休克状态。

（3）叩诊：肺部过清音，心浊音界缩小，肺下界和肝浊音界下降。

（4）听诊：双肺呼吸音是否减弱或消失，有无闻及干、湿啰音。

3. 心理-社会评估　患者在疾病治疗过程中的心理反应与需求，家庭及社会支持情况，引导患者正确配合疾病的治疗与护理。

4. 症状与体征评估

（1）COPD起病缓慢、病程较长：①慢性咳嗽随病程发展可终身不愈。常晨间咳嗽明显，夜间有阵咳或排痰。②咳痰一般为白色黏液或浆液性泡沫性痰，偶可带血丝，清晨排痰较多。急性发作期痰量增多，可有脓性痰。③气短或呼吸困难早期在劳力时出现，后逐渐加重，以致在日常活动甚至休息时也感到气短，是COPD的标志性症状。④喘息和胸闷，部分患者特别是重度患者或急性加重时可出现喘息。

5. 辅助检查阳性结果评估

（1）肺功能检查：判断气流受阻的主要客观指标，对COPD诊断、严重程度评价、疾病进展、预后及治疗反应等有重要意义。

（2）血气分析：分析氧分压与二氧化碳分压情况，有无 $PaCO_2<60mmHg$ 和/或 $PaCO_2>50mmHg$，评估患者呼吸衰竭的类型；综合分析血 pH、HCO_3^-、碱剩余等情况，评估患者有无酸碱失衡及失衡的类型。

（3）影像学检查：评估X线拍片、肺部CT和放射性核素肺通气/灌注扫描、肺血管造影等结果，协助医生找出呼吸衰竭的病因。

6. 治疗效果评估　①神志、生命体征正常。②评估血气分析、肺功能检查指标。③呼吸困难、发绀等症状缓解情况。④右心衰的症状，无食欲减退、腹胀、恶心等。⑤肺部体征变化。

（二）护理诊断

1. 气体交换受损　由于肺气肿，排痰不畅，不能正确掌握呼吸方式所致。

2. 低效性呼吸型态　由于呼吸道阻塞，气体交换受损，呼吸中枢抑制，不能自主呼吸，建立人工气道，实施机械通气来改善患者缺氧状态。

3. 清理呼吸道无效　由呼吸道分泌物黏稠、咳嗽无力所致。

4. 语言沟通障碍　由于患者听力障碍，气管插管后，气流不能通过声门失去发音能力，导致医患之间语言沟通障碍。

5. 营养失调　低于机体需要量，长时间禁食，低蛋白，低钾，低氯，低钠。二氧化碳潴留造成呼吸性碱中毒，水、电解质失调。

6. 舒适度改变　腹胀，腹痛，气管插管机械通气，留置胃管、尿管、肛管。

7. 皮肤完整性受损　长期卧床，活动无耐力，皮肤受压影响。

8. 自理缺陷　当脑组织缺氧及受到二氧化碳潴留的影响，患者智力受损，肢体运动功能障碍，不能自理日常活动，需他人帮助和监护。

（三）护理措施

1. 病情观察　监测患者神志，生命体征，SpO_2 的变化；观察患者咳嗽咳痰情况，痰液的性质、颜色、量；呼吸的频率、节律、幅度及其变化特点；正确记录24小时出入量；严密监测中心静脉压，定期监测动脉血气分析变化；密切观察患者有无烦躁、昼睡夜醒、意识状态改变等肺性脑病表现，严密观察腹痛、腹胀、有无呕吐及腹部体征情况，胃肠减压期间注意观察和记录引流液的颜色、性状和量。有无肛门排气排便，灌肠和留置肛管接负压期间注意观察和记录引流液的颜色、性状和量。

2. 呼吸道护理　抬高床头30°，室温维持在18～20℃，湿度50%～60%，每天进行紫外线空气消毒，保持通风。患者气管内插管，接呼吸机辅助呼吸，应保持有效通气，识别呼吸机报警，及时排除故障。定时更换密闭式吸痰管呼吸机管道，防止感染，使用人工鼻保持呼吸道湿化。及时清理呼吸道分泌物，保持呼吸道通畅，防止误吸。

3. 肠道护理　患者胃肠功能较差，进食后易腹胀，给予了胃肠减压和留置肛管接负压吸引，并予热敷腹部30分钟，3次/天，顺时针按摩腹部，遵医嘱给予生理盐水（NS）90mL+开塞露30mL+硫酸镁30mL灌肠，2次/天，刺激肠道，软化粪便，促进肠蠕动进行排便排气，留置肛管后定时调整肛管位置，保证有效吸引。

4. 饮食护理　患者禁食期间，给予静脉营养。患者排气、排便，腹痛、腹胀缓解后，给予进流质饮食，从少量逐渐增加到多量，一种食物逐渐增加到多种食物，以给予高热量、高蛋白、高维生素、清淡易消化饮食为主，忌易产气的甜食和牛奶等。

5. 用药的护理　合理安排输液顺序，使用多种抗感染药时注意药物配伍禁忌，根据患者病情调节输液速度，特殊药物使用输液泵、微量泵进行控制速度，观察用药后的反应，如口服利福平后告知患者服药后代谢物会成橘红色，属正常现象。

6. 皮肤护理　保持皮肤和床单清洁干燥，每天清洁皮肤，每2小时翻身按摩皮肤一次，在骨突处予痊愈妥保护，尽量避免受压，建立压疮风险评估单。

7. 心理护理　患者为听力障碍的患者，常因不能有效沟通容易导致不良情绪，运用非语言沟通技巧。应用积极的文字向导、鼓励患者，并予陪伴和安抚，体贴、理解和开导患者。

8. 康复功能锻炼　呼吸功能锻炼，指导有效咳嗽，深呼吸，口咽操 2～3 次/天，5～10 分/次。肢体锻炼分被动运动和主动运动，被动运动是进行床上被动操的锻练。大关节至小关节；运动幅度（屈、伸、旋）从小到大；各关节各方向运动 3～5 遍，1～2 次/天；循序渐进同时配合按摩，并使用压力裤按摩 1～2 次/天进行被动运动。主动运动内容：上、下肢各关节，按照生理活动范围，鼓励患者积极活动；手关节，用力握拳和充分伸展手指；足关节，踝用力背屈，足趾伸屈活动。鼓励患者进行坐起、站立、行走等。护理结局：患者心态平稳乐观，积极应用文字进行有效沟通，进食良好，减少发生呛咳，每天早上规律进行排便，能进行自主有效咳嗽、咳痰，保持口腔清洁，掌握正确呼吸方式。肢体功能锻炼，2 次/天。

八、小结

（一）维持呼吸道通畅

1. 及时清理痰液　对神志清者，可鼓励自行咳嗽、咳痰，要指导有效的咳痰，减少不必要的体力消耗。对痰液黏稠易于结痂者，应及早给予雾化吸入化痰，也可双使用药物化痰或化痰药直接雾化吸入，必要时应用纤维支气管镜呼吸道内吸痰。对卧床患者，应及时协助更换体位、叩背，1 次/2 小时。

2. 及时留取痰标本　尤其在应用抗生素之前留取痰标本对指导抗生素选择有重要意义，留取痰标本时，要掌握正确方法，以免痰液污染影响检查结果。正确留痰方法：清水漱口 3 遍，第一口痰弃去，深咳，使气管深部的痰咳出。痰标本留取后，要立即送检。如经鼻或气管插管吸痰时，应严格执行无菌操作，防止污染痰标本。

3. 应用支气管扩剂　可扩张气管，有助于排痰通畅。

（二）心理护理

应针对患者的心理问题，给予正确的心理疏导，及时解除其焦虑的心理状态。

（三）指导正确用药

1. 指导患者正确使用受体激动药，M 受体阻滞药的定量吸入气雾剂及其辅助装置的应用。

2. 应用支气管扩张剂要注意输液过快可引起不良反应，如恶心呕吐、心慌、气短等症状。

3. 应用糖皮质激素吸入药后，要及时漱口，以防止口腔炎症等发生。

4. COPD 需患者长期坚持治疗，要指导用药依顺性，并需与患者建立长期伙伴关系。

（四）指导正确氧疗

1. 通常给予 1～2L/min，吸氧后 $PaO_2 > 55mmHg$（7.32kPa），$PaCO_2 < 20mmHg$

(2.66kPa)，即达到了吸氧的目的。

2. 长期氧疗问题　有研究表明，COPD 患者每天吸氧≥19 小时效果最明显，每天吸氧<12～15 小时效果则不明显。其适应证包括：①氧分压<55mmHg（7.32kPa），病情稳定，3 周内血气指标、体重、的变化不大。②氧分压 55～60mmHg（7.32～8kPa），伴有肺源性心脏病或肺动脉高压所致的慢性右心衰，血细胞比容>0.55，活动后明显气促。③FEV_2 低于 1.2L 的慢性支气管炎和肺气肿患者。④夜间氧分压<60mmHg（8kPa）的患者。⑤运动性低氧血症或缓解期 COPD 患者欲作短途旅行时。

3. 长时间高浓度氧（大于 50%）易引起氧中毒，要尽量避免高浓度吸氧。

4. 指导深呼吸锻炼，如有二氧化碳潴留时，指导患者缩唇呼吸锻炼。方法：取仰卧位，缓慢吸气，使腹壁隆起，呼气时，收缩嘴唇，用双手慢慢下压腹部，注意腹直肌的收缩。熟练后可在坐位或站立时重复以上动作。

要以细致的观察，掌握病情变化第一手资料，积极运用护理手段，解决患者实际护理问题，落实各项护理措施。

（杨文静）

第二节　乳腺癌术后化学治疗

乳腺是由皮肤、纤维组织、乳腺腺体和脂肪组成的，乳腺癌是发生在乳腺腺上皮组织的恶性肿瘤，是女性最主要的恶性肿瘤之一，多发生于 40～60 岁绝经前后的妇女中。病因常不明确，雌激素的作用、遗传因素、生育、哺乳等因素可能参与乳腺癌的发生。乳腺癌是女性常见恶性肿瘤之一，在我国占全身各种恶性肿瘤的 7%～10%，仅次于宫颈癌，但近年来乳腺癌的发病率有不断呈上升的趋势。部分大城市报告乳腺癌占女性恶性肿瘤之首位，其治疗一般采用手术治疗和化学治疗的方式为主。

化学治疗（简称化疗）是利用化学药物阻止癌细胞的增殖、浸润、转移，直至最终杀灭癌细胞的一种治疗方式。

但这种方式会给患者的生理、心理及运动均带来很大影响，由于乳腺肿瘤经综合治疗及生活方式的改变后，预期寿命增加，因此，积极配合治疗很重要，但是在治疗过程中由于术后并发症、心理、化疗的毒副反应等，往往使这类人群拒绝进行治疗，所以积极采用合理、科学的护理干预及护理方法，对使患者安全、有效顺利完成治疗非常重要。

一、基本资料

患者，女，32 岁，因"左乳肿物性质待查"于 2014-03-07 入住我院甲乳外科。

二、主诉

发现左乳肿物 3 个月。

三、既往史

无。

四、体格检查

入院体格检查触及左乳 3 点处发现约 15mm×10mm 肿块，触及质中、活动度差，与周围无粘连，腋下淋巴无肿大；化疗后 1 周查体见口腔多处溃疡，最大约 20mm×20mm，左侧上肢无肿胀，外展、上举、后伸等不受限。

五、治疗过程

患者入院后行术前准备工作，于 2014-03-08 行左乳穿刺，病理示左乳浸润性癌，完善血常规、凝血四项、乙肝、梅毒、艾滋病、肿瘤标志物，全身性 B 超、肺、脑检查，未发现远处转移，于 2014-03-11 在全身麻醉下行"保留乳头乳晕的左乳癌改良根治术+Ⅰ期假体置入术"术后给予指导康复操练习，首先做第一部分前臂运动，如握拳、屈腕、旋腕、屈肘运动，3 次/天，每个动作做 4 个八拍。若前臂有胀感、麻木等减少运动量及次数。于 2014-03-25 由个案管理师收集患者的相关信息，齐全后经多学科（MDT）讨论制定方案：化疗 LEC×4-T×4，共 8 次，即注射用盐酸表柔比星（EC，法玛新）90mg/m² 和环磷酰胺 600mg/m² 共 4 个疗程，多西他赛（T，泰素帝）100mg/m² 共 4 个疗程+放射治疗（简称放疗）+内分泌治疗。2014-03-26 行化疗，2014-04-03 患者诉全身无力，口腔疼痛，查体见左侧上肢活动欠佳。

六、实验室及其他检查

白细胞 $0.8×10^9$/L，钾 3.2mmol/L，钠 130mmol/L。

七、护理

（一）护理评估

1. 一般评估　T 36.5℃，P 102 次/分，R 24 次/分，BP 128/65mmHg，发现左乳肿物 3 个月入院。

2. 身体评估　查体触及左乳 3 点处发现约 15mm×10mm 肿块，触及质中、活动度差，与周围无粘连，腋下淋巴无肿大；化疗后 1 周查体见口腔多处溃疡，最大约 20mm×20mm，左侧上肢无肿胀，外展、上举、后伸等不受限。

3. 辅助检查阳性结果评估　白细胞 $0.8×10^9$/L，钾 3.2mmol/L，钠 130mmol/L。

4. 治疗效果评估　左上肢功能恢复。

(二) 护理诊断

1. 疼痛　与口腔溃疡、术后植入的假体摩擦皮肤有关。
2. 身体意象紊乱　与乳腺癌切除术造成乳房缺失和瘢痕有关。
3. 有组织完整性受损的危险　与留置引流管、患者上肢淋巴引流不畅、头静脉被结扎、腋静脉栓塞或感染有关。
4. 知识缺乏　缺乏有关术后患者功能锻炼的知识。
5. 焦虑、抑郁　与担心疾病痊愈有关。
6. 有感染的风险　与白细胞低下、术后化疗有关。

(三) 护理措施

1. 针对左侧上肢功能恢复欠佳　每天责任护士亲自督导患者进行康复操的练习,告知其恢复手功能的重要性及不配合练习的后果;进行患者间的集体练习,不断鼓励患者战胜疾病的信心与勇气。

2. 口腔溃疡、疼痛无法进食　首先解决白细胞低下问题,遵医嘱给予粒细胞集落刺激因子以提高自身免疫力,促进骨髓造血功能恢复。给予皮下注射重组人粒细胞刺激因子300μg,口服维生素B族药物,溃疡面外喷西瓜霜,补充电解质等对症支持治疗;缓解疼痛,促进进食,给予自配含漱液(询问过敏),利多卡因200mg+NS 250mL,利用利多卡因表面麻醉作用,口含自配含漱液5~10分钟,通过黏膜吸收起到止痛效果;注意事项:含漱切记勿吞下,含漱结束后用冷开水再次漱口,最后进食。

(1) 饮食指导:以清淡易消化的流质、半流质食物少量多餐,避免食用刺激性强或者粗糙生硬的冷热食物;改变食谱,适当搭配色、香、味增加食欲,多采用煮、炖、蒸等方法加工食物,不吃油煎的食物;饭前、饭后及睡前刷牙或漱口,去除口味和异物;创造一个愉快舒适的进食环境,尽可能与家人共同进餐。

(2) 环境的保护:病房每天用紫外线消毒2次,每次30分钟;定时开窗通风,保持空气清新。患者间减少接触,减少外出及探视,家属及患者出入应戴口罩,以降低交叉感染的机会。

(3) 促进溃疡面愈合配制漱口液:自配漱口液(地塞米松5~10mg、庆大霉素8万U、NS 250mL),地塞米松具有抗炎、免疫抑制作用,庆大霉素为氨基糖苷类抗生素,具有消炎、抗炎作用,配合维生素B族药物,参与体内生物氧化作用,联合使用具有消炎、止痛、抑菌效果,促进溃疡愈合。

(4) 口腔内可能存在厌氧菌感染的情况,溃疡面给予6~8L/min吹氧,20~30分/次,2~3次/天。目的使溃疡面保持清洁,防止厌氧菌的继续生长,减轻水肿(利用氧破坏厌氧菌的生长环境,提高创面组织中氧的供应量,使坏死组织氧化分解促进正常细胞的氧合,从而抑制创面厌氧菌的大量滋生和繁殖,并防止溃疡面加重,提高创面组织中氧的供应量，改善局部组织中的血液循环降低毛细血管血压，加快消除水肿。局部能保持创面干燥，减少渗出，氧流吹干创面后形成薄痂，利于愈合）。

促进溃疡面愈合使用保护胃黏膜药：予磷酸铝凝胶外涂（原理：磷酸铝能形成胶体保护性薄膜，能隔离并保护损伤的部位，起到收敛溃疡的作用）。

（5）心理护理：鼓励患者学会倾诉、学会放下、懂得取舍。

八、小结

1. 病室　空气新鲜，温湿度适宜。
2. 体位　术后麻醉清醒，血压平稳后取半卧位，利于呼吸和引流。
3. 氧气吸入　遵医嘱氧气吸入。
4. 饮食指导　患者清醒胃肠蠕动恢复后，进食要少食多餐，食高蛋白、高维生素、高热量食物，以增强机体的抵抗力，促进伤口愈合，预防术后并发症。
5. 病情观察　术后严密观察生命体征的变化，观察切口渗血、渗液的情况，患者若感胸闷、呼吸困难，应及时报告医师协助处理。
6. 心理护理　正确对待手术引起的自我形象改变，消除紧张情绪，以良好的心态面对疾病和治疗。
7. 加强伤口护理

（1）保持皮瓣血供良好：①手术部位加压包扎，使皮瓣紧贴胸壁，防止积液积气。包扎松紧度以能容纳一手指、以能维持正常血运、不影响患者呼吸为宜。②观察皮瓣颜色及创面愈合情况、观察患侧上肢远端血液循环情况，若手指发麻、皮肤发绀、皮温下降、动脉搏动不能触及，提示腋窝部血管受压，应及时调整绷带的松紧度。

（2）维持有效引流：①保持有效的负压吸引。②妥善固定引流管。引流管的长度要适宜，患者卧床时将其固定于床旁，起床时固定于上身衣服。③保持引流通畅，防止引流管扭曲受压。④观察引流液的颜色和量。术后1～2天，每天引流血性液50～200mL，以后颜色及量逐渐变浅、减少。⑤协助医师拔管。术后4～5天，每天引流液转为淡黄色，量少于10～15mL，创面与皮肤紧贴，手指按压伤口周围皮肤，无空虚感，即可考虑拔管。

8. 预防患侧上肢肿胀

（1）勿在患侧上肢测血压、抽血、做静脉或皮下注射。

（2）指导患者保护患侧上肢，平卧时患肢下方抬高10°～15°，肘关节轻度屈曲；半卧时屈肘90°放于胸腹部；下床时用吊带托或用健侧手将患肢抬高于胸前，需他人扶持时只能扶健侧，以防腋窝皮瓣滑动而影响愈合；避免患肢下垂过久。

（3）按摩患侧上肢或进行握拳屈伸肘运动，以促进淋巴回流。

9. 指导患者做患侧肢体功能锻炼

（1）术后24小时内活动手指及腕部，可做伸指、握拳、屈腕等锻炼。

（2）术后1～3天进行上肢肌肉的等长收缩，利用肌肉的泵作用促进血液、淋巴回流；他人协助患侧上肢进行屈肘伸臂等锻炼，逐渐过渡到肩关节的小范围前屈、后伸运动（前屈小于30°，后伸小于15°）。

（3）术后4～7天患者可坐起，鼓励患者用患侧手洗脸、刷牙、进食等，并做以患侧手触摸对侧肩部以及同侧耳朵的锻炼。

（4）术后1～2周。术后1周皮瓣基本愈合后开始做肩关节活动，以肩部为中心前后摆臂，循序渐进地做抬高患侧上肢、手指爬墙、梳头等锻炼。

（张　霞）

第三节　突发意识丧失

突发意识丧失指患者无自发运动，对任何刺激都不产生反应，此时，许多反射如吞咽、防御，甚至瞳孔对光反应均消失，并可引出病理性反射。癫痫是一种脑部的慢性疾病，以脑部神经元过度同步放电所致的突然反复和短暂的中枢神经系统功能失常为特征的综合征，分为原发性和继发性两种。即俗称的"羊角风"或"羊癫风"。癫痫发作一般分为大发作、小发作、局限性发作和精神运动性发作。据中国最新流行病学资料显示，国内癫痫的总体患病率为7.0‰，年发病率为28.8/10万，1年内有发作的活动性癫痫患病率为4.6‰。据此估计中国约有900万左右的癫痫患者，其中500万～600万是活动性癫痫患者，同时每年新增加癫痫患者约40万，在中国癫痫已经成为神经科仅次于头痛的第二大常见病。

一、基本资料

患者，男性，39岁，于2015-06-16 15：00来急诊科就诊。16：00至输液区输液治疗，16：08静脉穿刺，16：10发现肿针，到注射台拔针进行再次穿刺，过程中突发抽搐，意识丧失，向后倒地，头部受伤。

二、主诉

发热伴咳嗽咳痰3天。

三、既往史

既往癫痫病史。

四、体格检查

生命体征平稳，T 37℃，BP 130/72mmHg，P 83次/分。

五、治疗过程

患者于 2015-06-16 16：11 在注射台静脉穿刺时主诉不适，脸色苍白，呼吸急促，几秒后即发生抽搐，输液区护士立即拉住患者的手，想阻止患者向后倒地，但患者体重较重，未能阻止成功，随即患者意识丧失，后仰倒地。护士立即呼叫平车，检查患者瞳孔、生命体征。16：13 平车送抢救室进行后续治疗，予监护、吸氧、开通静脉通道，头部外伤初步处理。查患者神志已清醒，对答切题，生命体征平稳。16：39 行急诊 CT 诊断为右侧颞部硬膜外血肿，蛛网膜下隙出血，左额叶挫裂伤可能。17：40 收入神经外科 ICU 治疗。

六、护理问题

1. 患者为什么会突发意识丧失，是癫痫发作，是晕针，还是其他？
2. 事件发生时护士处理是否得当？怎样做会更好？

七、答疑解惑

（一）晕针与癫痫的区别（表 9-1）

表 9-1　晕针与癫痫的区别

区别	晕针	癫痫
病因	体质、心理、病理、刺激、体位、环境	遗传因素、脑部疾病、全身或系统性疾病
表现	突然出现精神疲倦，头晕目眩，面色苍白，恶心欲吐，多汗心慌，四肢发凉，血压下降，脉象沉细。甚至神志昏迷，仆倒在地，唇甲青紫，二便失禁，脉细欲绝	全面强直-阵挛性发作、失神发作、强直发作、肌阵挛发作、失张力发作

（二）应急处理如何做得更好

1. 患者发病时立即上前扶住患者，尽量让其慢慢倒下，以免跌伤。迅速让患者仰卧，不要垫枕头，头偏向一侧，使分泌物流出，同时，趁患者嘴巴未紧闭之前，迅速将手绢、纱布等卷成卷，垫在患者的上下齿之间；解开患者衣领及腰带，保持呼吸道通畅；发作时要注意观察患者的血压、脉搏、呼吸、瞳孔的变化；了解癫痫发作的诱因，及时发现发作先兆，并观察癫痫发作症状、持续时间等；做好建立静脉通道、吸氧等抢救工作，必要时进行心肺复苏。

2. 评估患者的意识状态、生命体征、头颈四肢的位置、瞳孔大小、眼球偏向、病程持续时间、诱发因素等。癫痫发作停止立即评估定向力，记忆力，判断力，语言能力，有无皮肤损伤、大小便失禁，瞳孔大小及对光反射。因癫痫患者常有呼吸循环功能异常，止痉药对呼吸肌有抑制作用，随时有呼吸停止的危险，故必须密切监测生命体征，严密观察患者神态及抽搐情况，做好危重病情记录。

八、小结

(一) 病情观察

癫痫发作期观察：发作时间、意识状态、瞳孔变化、发作起始部位、持续时间、伴随症状。癫痫发作后观察：意识状态、瞳孔恢复情况，有无头痛、疲乏等。癫痫发作间歇期观察：有无情感和认知改变；有无发作先兆的表现。

(二) 痫性发作期护理

保持呼吸道通畅，防止窒息，卧床、头偏向一侧，取下义齿和眼镜，松开衣领裤，使用牙垫防止舌咬伤；备吸痰用物；吸氧、予心电血氧监测；防止受伤，加床栏，专人守护，勿用力按压，出现躁动时，防止自伤或伤人；控制发作，遵医嘱缓慢静注抗癫痫药，同时密切观察患者意识、呼吸、心率、血压的变化。

(三) 癫痫发作后期护理

保持病室安静，减少操作与打扰，使患者得到充分休息。

(四) 用药护理

使用地西泮静脉注射或静脉滴注时，速度不宜过快，以免抑制呼吸；服药须在医师指导下规范用药，不可突然停药或换药，以免诱发癫痫持续状态；缓释片不要研碎或嚼碎服用；注意观察用药疗效和不良反应。

(五) 心理护理

1. **加强沟通** 耐心讲解相关知识，消除顾虑，增强信心。
2. **重视主诉** 接触患者时，患者会在第一时间将其最痛苦的症状告诉你，即为主诉，作为医务工作者要高度重视患者的主诉。
3. **改善输液区设备，加强保护作用** 把输液区给患者输液时坐的小圆凳改成圈椅。

(赵云娥)

第四节 青霉素过敏性休克

青霉素过敏反应为速发型Ⅰ型超敏反应。表现为数分钟内发作的过敏症、荨麻疹、血管性水肿、皮肤瘙痒、变应性鼻炎、哮喘及喉头水肿、腹痛、腹泻，严重时发生休克。过敏性休克是一种既罕见又严重的全身性过敏性反应，它可造成呼吸道缩窄和压力的突然下降。若不马上治疗，过敏性休克可引起死亡。常发生在用药后数分钟到半小时之间。过敏性休克是青霉素过敏反应中最严重、最常见的反应，可发生于使用青霉素的整个过程中，多见于20～40岁的成年人，女性多于男性，老人及儿童少见，婴儿罕见。青霉素的各种剂型和给药途径均可引起过敏性休克，反应的发生与剂量无关。过敏性休克发生一般极为迅速，大多数在注射后15分钟内出现，甚至在注射针头尚未拔出时就会发生。少数病例可于给药后数小时或连续给药过程中出现，一般临床表现可分为以下几部分：呼吸道阻塞症状、循环衰竭症状、中枢神经系统症状、皮肤过敏反应、消化道症状等。

一、基本资料

患者，女，63岁，因"牙周不适"于2016-08-26号约10：10来我分院口腔科就诊。医生检查后诊断其为牙周炎，需要先消炎后再做进一步处理。

二、主述

牙齿周围疼痛。

三、既往史

无。

四、体格检查

生命体征无异常，牙周红肿，诊断为牙周炎。

五、治疗过程

医嘱替硝唑0.4g，NS 250mL加青霉素800万U。10：40患者在家属的陪同下到输液区做PG皮试，PG结果（-）。11：30患者开始输液，输液过程中无异常。13：45患者突发心搏骤停，无法触及颈动脉波动，小便失禁，立即停输青霉素，更换输液器改NS维持通道，置患者于座位前地板就地胸外按压，心电监护示一条直线，吸氧，肾上腺素0.5mg静脉注射两次，甲泼尼龙琥珀酸钠40mg静脉注射两次。13：50分患者恢复意识，出现窦性心律，血压80/60mmHg，心率86次/分，患者由救护车接至总院做进一步救治。

六、实验室及其他检查

中性粒细胞6.63×10^9/L，葡萄糖8.17mmol/L，肌红蛋白160ng/mL，血氧分压172mmHg，血氧饱和度99.2%，D-二聚体9.74mg/L。

七、护理

（一）护理问题

存在呼吸道阻塞、循环衰竭、脑缺氧。

（二）护理措施

平卧中凹位，头偏向一侧，畅通呼吸道，吸氧，行心脏胸外按压。首选盐酸肾上腺素，收缩血管，增加外周阻力，提升血压。喉头水肿，行气管插管。应用抗组胺药。监测记录，抢救同时密切观察患者体温、脉搏、呼吸、血压、尿量及其他病情变化，做好病情动态记录。

（三）护理结局

患者苏醒，恢复意识和自主呼吸，血压回升。

八、小结

1. 立即停药，使患者平卧、保暖、给氧气吸入。

2. 即刻皮下注射0.1%盐酸肾上腺素0.5～1mL，小儿酌减。如症状不缓解，可每20～30分钟皮下或静脉再注射0.5mL。同时给予地塞米松5mg静脉注射，或用氢化可地松200～300mg加入5%～10%葡萄糖溶液500mL中静脉滴注。

3. 抗组胺药　如盐酸异丙嗪25～50mg或苯海拉明40mg肌内注射。

4. 针刺疗法　如取人中、内关等部位。

5. 经上述处理病情不见好转，血压不回升，需扩充血容量，可用右旋糖酐。必要时可用升压药，如多巴胺、重酒石酸间羟胺、去甲肾上腺素等。

6. 呼吸受抑制可用呼吸兴奋药，如尼可刹米等。必要时行人工呼吸或行气管切开术。

7. 心搏骤停时，心内注射强心药，并行胸外心脏按压。

8. 肌肉张力减低或瘫痪时，皮下注射新斯的明0.5～1mg。

在抢救同时应密切观察病情，如意识状态、血压、体温、脉搏、呼吸、尿量和其他一般情况等，根据病情变化采取相应的急救措施。用药前一定要详细询问过敏史、家族史，并做药物过敏试验，阴性时方可使用。药液要现配现用，不宜空腹进行皮试或药物注射，在皮试和用药过程，严密观察有无过敏反应，配备急救药物和设备。

（孙　英）

参考文献

[1] 杨琳,王琳琳,熊燕.实用临床护理操作技术[M].南昌:江西科学技术出版社,2020.

[2] 谢小华.急诊急救护理技术[M].长沙:湖南科学技术出版社,2020.

[3] 钟印芹,叶美霞.基础护理技术操作指南[M].北京:中国科学技术出版社,2020.

[4] 郭锦丽,王香莉.专科护理操作流程及考核标准[M].北京:科学技术文献出版社,2017.

[5] 曾夏杏,岳利群,谢小华.护理技术操作流程图解[M].北京:科学出版社,2016.

[6] 赵佛容,温贤秀,邓立梅.临床护理技术操作难点及对策[M].北京:人民卫生出版社,2016.

[7] 李亚敏.急危救治护士临床工作手册[M].北京:人民卫生出版社,2018.

[8] 吴惠平,付方雪.现代临床护理常规[M].北京:人民卫生出版社,2018.

[9] 叶文琴,王筱慧,李建萍.临床内科护理学[M].北京:科学出版社,2018.

[10] 孙宏玉,范秀珍.护理教育理论与实践[M].北京:人民卫生出版社,2018.

[11] 李庆印,陈永强.重症专科护理[M].北京:人民卫生出版社,2018.

[12] 谢萍.外科护理学[M].北京:科学出版社,2018.

[13] 王建英,王福安.急危重症护理学[M].郑州:郑州大学出版社,2018.

[14] 赵艳伟.呼吸内科护理工作指南[M].北京:人民卫生出版社,2016.

[15] 沈翠珍.内科护理[M].北京:中国中医药出版社,2016.

[16] 孟共林,李兵,金立军.内科护理学[M].北京:北京大学医学出版社,2016.

[17] 陆一春,刘海燕.内科护理学[M].北京:科学出版社,2016.

[18] 王骏,万晓燕,许燕玲.内科护理学[M].大连:大连理工大学出版社,2016.

[19] 刘玲,何其英,马莉.泌尿外科护理手册[M].北京:科学出版社,2015.

[20] 李卡,许瑞华,龚姝.普外科护理手册[M].北京:科学出版社,2015.